Asociación Española Vojta

Morata

Al Prof. Václav Vojta
en agradecimiento

Heidi Orth

El niño en la terapia Vojta

Manual para acompañar a padres y terapeutas

Traducido y revisado por:

Dra. Paloma SÁNCHEZ de MUNIAIN

Ediciones **Morata** S.L.
Fundada en 1920
Nuestra Señora del Rosario, 14, bajo
28701 San Sebastián de los Reyes - Madrid - ESPAÑA
morata@edmorata.es - www.edmorata.es

Título original de la obra:
Das Kind in der Vojta-Therapie. Praxisbegleiter für Eltern und Therapeuten 3er edition

Coeditan:

AEVO (Asociación Española Vojta)
Miguel Servet, 6. 28224 Pozuelo de Alarcón. Madrid
www.vojta.es - info@vojta.es

© EDICIONES MORATA, S. L. (2019)
Nuestra Señora del Rosario, 14
28701 San Sebastián de los Reyes (Madrid)
www.edmorata.es - morata@edmorata.es

Derechos reservados
ISBNpapel: 978-84-7112-899-7
Depósito Legal: M-22.014-2019

Compuesto por: Ana Peláez Sanz
Printed in Spain - Impreso en España
Imprime: Nemac Comunicación
Diseño de la cubierta: Equipo TARAMO

El que conoce el objetivo, puede decidir;
El que decide, encuentra la paz;
El que encuentra la paz, está seguro;
El que está seguro, puede reflexionar;
El que reflexiona, puede mejorar.

Confucio

Prólogo

Desde hace más de 50 años el diagnóstico y la terapia Vojta están proporcionando beneficios a los lactantes. La terapia es ante todo eficaz, pero también exigente. La base del diagnóstico y del tratamiento es la comprensión de la dinámica del desarrollo motor en el primer año de vida. En ese tiempo, el niño consigue de forma sistemática habilidades que le posibilitan llegar a realizar una prensión propositiva y una marcha independiente. Entender la conexión entre todo esto conduce al tratamiento específico de las alteraciones en esa esfera, y posibilita, en no pocas ocasiones, prevenir una discapacidad permanente.

La terapia Vojta no solo se utiliza con éxito en la edad infantil, sino que tiene también aplicación en la rehabilitación de jóvenes y adultos.

La autora pone en manos de los padres y terapeutas un manual que acompaña el proceso terapéutico. En él transmite de forma comprensible los conocimientos necesarios, responde a las preguntas que surgen con frecuencia e invita a mantener un diálogo confiado. Desde su enorme experiencia práctica y sus muchos años de actividad docente, la autora conoce muy bien la extraordinaria utilidad de la terapia Vojta, pero también las dificultades y los problemas que tienen que asumir y superar los afectados en su aplicación. Esta 3ª edición será de gran ayuda para ellos. En esta edición revisada y actualizada se han incluido los resultados del trabajo conjunto en numerosos encuentros con otros terapeutas.

Mi gratitud y reconocimiento a la autora. Deseo mucho éxito al libro y que los lectores puedan encontrar en él motivación y fuerza para mantenerse en la terapia. Muchos pacientes le estarán agradecidos.

Erfurt, en la primavera de 2017

Dr. med. Friedemann Schulze

Médico especialista en Neurología, Pediatría /Neuropediatría

Exdirector del Centro de Pediatría Social HELIOS-Klinikum de Erfurt (Alemania)

Presidente de la Sociedad Vojta Internacional (IVG e.V.)

Introducción

El presente libro está pensado como apoyo a los padres y terapeutas que aplican la terapia Vojta. Tiene que servir para releer y confrontar los fundamentos teóricos de la terapia y su aplicación.

El neurólogo Václav Vojta desarrolló el principio que lleva su nombre a partir de observaciones realizadas durante el tratamiento de jóvenes con parálisis cerebral. Descubrió que, en determinadas posiciones de partida y al estimular determinadas regiones corporales, se provocaba una actividad muscular involuntaria y coordinada que mostraba los componentes de una locomoción. Al aplicarlo en recién nacidos aparecía el mismo efecto. También en estos niños aparecían movimientos que, de forma espontánea, aparecen en una etapa posterior del desarrollo, cuando el niño se yergue contra la gravedad y se desplaza. Este descubrimiento significa que el enderezamiento y la locomoción están en cierto modo preestablecidos. Estas predisposiciones, seguramente genéticas, condicionan las propiedades estructurales y funcionales de los complejos circuitos sensomotores.

El núcleo de la terapia Vojta es la observación de la conducta: se observan los patrones motores espontáneos y, especialmente, aquellos que son provocados como respuesta a la terapia Vojta. Puesto que los circuitos neuronales son plásticos, se modifican, aprenden y se adaptan a los nuevos datos, por ej., también en la terapia. Sobre esta base, Vojta ha observado cada uno de los pasos del desarrollo motor del lactante (motricidad ideal) y los ha explicado y descrito.

Ese patrón ideal sirve como orientación y escala de medida tanto en el diagnóstico como en la terapia. Según mi opinión, hay que diferenciar en los pacientes esa orientación (ideal) de los objetivos terapéuticos. El ideal puede marcar la dirección para la terapia, pero el objetivo terapéutico tiene que establecerse de forma individual para cada paciente. Cada niño es único con sus capacidades y talentos, y en los niños sanos también se observan desviaciones de lo ideal como variables que no se pueden equiparar con enfermedad. Tampoco todos los individuos están predeterminados sensomotrizmente para llegar a ser deportistas, por mucho que se entrenen para ello. El objetivo del entrenamiento no tiene que ser, por tanto, ser mejor que otro, sino adecuarse a las dotes que cada cual tiene.

Para los padres no es fácil tratar a su hijo con la terapia Vojta. Supone un trabajo intenso para ellos y el niño, y además una enorme exigencia en el día a día. Además, seguramente no es fácil entender por qué no se entrena de forma sencilla lo que no funciona bien, sino que se intenta acceder a ello a partir del "rodeo" que suponen las posiciones de partida. Por eso el objetivo de este libro es motivar para aplicar la terapia con una mejor comprensión de estos "rodeos".

El libro es el resultado de muchos años de experiencia en el trabajo con niños y padres, así como de intercambio con otros terapeutas y médicos. Fue especialmente enriquecedor trabajar con el Prof. Vojta, como miembro de su equipo de terapeutas instructores.

Agradezco a muchos padres y colegas su estímulo para escribir este libro. A través de su visión crítica constructiva durante el proceso de la terapia pude analizar y precisar sus comentarios. Fue su curiosidad por conocer más la terapia lo que me impulsó especialmente a escribir este libro, y a sus preguntas recurrentes: "¿Dónde podemos consultar sus explicaciones técnicas y lo que nos enseña al acompañarnos en la terapia?". La respuesta a la primera edición del libro me han obligado a reelaborarlo completamente para facilitar al lector una mejor comprensión de toda la materia.

La transmisión del contenido de la terapia en muchos cursos y seminarios, dentro y fuera de mi país, me ha agudizado la mirada para los contenidos más esenciales. Y ensayar, desviándome en ocasiones de las pautas rígidas, me ha posibilitado un mayor desarrollo.

Lübeck, en la primavera de 2017
Heidi Orth

Agradecimientos

Mi agradecimiento se dirige a todos los padres, pacientes, colegas y médicos que con sus sugerencias me han aportado informaciones importantes, y especialmente a Frauke Mecher, a Iris von der Lippe y a Iris Ginsberg.

Agradezco especialmente a la Dra. Anja Willbrandt su lectura crítica y constructiva del manuscrito, y también a mi hijo que, como neurólogo, ha sido un valioso apoyo especializado.

A Elisa Imbery y a Dorothee Kamel les agradezco la primera planificación del libro. A Cornelia von Saint Paul le agradezco de corazón su decidido apoyo en las modificaciones del proyecto.

A la redactora, Christel, le envío un agradecimiento especial. Ella tuvo que familiarizarse con la difícil materia de esta terapia. Su experiencia, sus ideas y su dedicación infatigable contribuyeron decisivamente a la forma actual del libro.

Y quiero dar las gracias especialmente a mi marido, quien con su análisis, lectura crítica y discusión del texto, consiguió que encontrara una formulación más clara.

Mi agradecimiento a mi familia y a todos los que me han apoyado y alentado.

Lübeck, primavera 2017
Heidi Orth

La Asociación Española Vojta dedica la edición de éste nuevo libro traducido al español a aquellos padres que han elegido como forma de tratamiento de fisioterapia a la Terapia Vojta. Una Terapia de base, con un enfoque global, que no sólo les ayudará a mejorar el desarrollo neurocinesiológico de sus hijos, sino que influirá en los aspectos cognitivos, mentales y sociales. Espero que este libro les proporcione la comprensión y ayuda necesaria para integrar la Terapia Vojta en el ambiente familiar.

Agradezco a Ediciones Morata su colaboración y a todos aquellos que lo han hecho posible.

Ana María Pérez Gorricho
Presidenta de AEVO
Madrid, Junio 2019

La autora

Heidi Orth es fisioterapeuta e instructora de la terapia Vojta, y trabaja en su consulta privada. Desde sus inicios se dedicó especialmente al tratamiento de las alteraciones del desarrollo infantil. Se formó en las distintas técnicas fisioterapéuticas, interesándose especialmente por la terapia Vojta. Recibió el diploma como terapeuta Vojta, realizó la formación como instructora Vojta, y formó parte del equipo terapéutico del Prof. Vojta. Ha impartido cursos para terapeutas y médicos sobre el tema dentro y fuera de su país, Alemania.

Sus estudios y su trabajo de final de curso como profesora de Higiene Pública versó sobre "La cooperación de los padres en la terapia Vojta".

Es miembro fundador de la Sociedad Vojta Internacional, y ha creado el grupo específico de terapia Vojta en la Federación de Fisioterapeutas de Alemania (ZVK). Ha comunicado su experiencia en la aplicación de la terapia y en el trabajo con los padres en distintas publicaciones, seminarios y en el trabajo de supervisión de otros fisioterapeutas.

Indicaciones de uso

RECUERDE

Aquí encontrará en forma resumida información importante sobre las bases teóricas y prácticas de la terapia Vojta.

SUGERENCIAS PRÁCTICAS

Aquí se encuentran sugerencias e indicaciones respecto a los problemas y cuestiones planteadas de la terapia. La secuencia de tratamiento que se presenta podrá ayudarle a aplicar el tratamiento. También en las Tablas (>Anexo) se resumen algunas recomendaciones.

Desde la Práctica

Los ejemplos de tratamiento que se describen aquí permiten entender la práctica diaria. Muestran posibles soluciones a los problemas que pueden aparecer en situaciones concretas del tratamiento. También puede ser de gran ayuda para los padres y terapeutas el capítulo sobre *El trabajo conjunto de terapeutas, padres y niños* (> 9.1 hasta > 9.6).

Índice

Identificación de las figuras

La referencia de la fuente de cada figura se encuentra, entre paréntesis, al final del texto al pie de cada una de ellas.

[E152–2] Vojta V, Bauer H, Ernst WK, Gerke M, Schulz P (Hrsg.) Lagereaktionen. München: Medimont, 1997

[E190] Zukunft-Huber B. Die ungestörte Entwickling des Säuglings. Stutgart: Trias, 1990

[G099] Tittel K. Beschreibende und funktionelle Anatomie des Menschen. 14ª edic. München: Urban & Fischer, 2003

[G324] McMinn R. Colour Atlas of Human Anatomy. Wiesbaden: Mosby, 1993

[G461] Myers TW. Anatomy Trains: 3ª ed. München: Elsevier, 2014

[L146] Heike Hübner, Berlin

[L157] Susanne Adler, Lübeck

[L190] Gerda Reichle, Ulm

[L286] Irene Warnke, Berlin

[P236] Heidi Orth, Lübeck

[R117] Ambühl-Stamm, D. Früherkennung von Bewegungstörungen beim Säugling. München: Urban & Fischer, 1999

[S007-3-23] Paulsen F, Waschke J (eds.). Sobotta. Atlas der Anatomie des Menschen. Tomo 3, München: Elsevier, 2010

[S010–17] Benninghoff A, Drenkhahn D. Anatomie. 17ª ed. München: Elsevier, 2008

[W986] Museum für Natur und Umwelt, Lübeck

I

Fundamentos

CAPÍTULO

1 La terapia Vojta: desarrollo y principios

1

1.1 El desarrollo

Los comienzos de la terapia Vojta (22, 23) se remontan al año 1950. Václav Vojta (1917- 2000), del que toma el nombre la terapia, era neurólogo y pediatra y trabajaba entonces en la Universidad Karl de Praga. En 1954 fue nombrado médico consultor del Centro para Minusválidos de Zeleznice, en la actual República Checa, que estaba vinculado a la Universidad de Praga. En ese centro asumió la atención médica de los niños y jóvenes con parálisis cerebral. En 1968 emigró a Alemania y desarrolló su trabajo clínico y de investigación en la Clínica Ortopédica Universitaria de Colonia y en el Kinderzentrum München (Alemania). A partir de 1990 volvió a enseñar en la Universidad Karl de Praga.

1.1.1 Funciones musculares y tono muscular

Vojta observó que los niños y jóvenes que presentaban secuelas de parálisis cerebral podían, mediante **determinados estímulos específicos** y en ciertas **posiciones de partida,** utilizar sus músculos de forma distinta a como lo hacían espontáneamente. Con esta estimulación se modificaba el funcionamiento muscular y este se acercaba más al del sujeto sano. Además, mediante esos estímulos se reducía también el tono muscular típicamente aumentado de los espásticos.

Ante estos cambios, Vojta dedujo que la intensidad del tono muscular de los niños y jóvenes dependía de la situación en la que los músculos eran utilizados. Observó, por ejemplo, que un paciente espástico que normalmente se mantenía de pie en extensión rígida, con el pie en punta (equino) y con un elevado tono muscular, de repente se derrumbaba al pedirle que empujara hacia arriba contra una presión que se ejercía sobre sus hombros. Esa pérdida de tono, que afectaba aparentemente a todo el aparato postural a la vez, se conoce en neurología como fenómeno en navaja : desde una situación de rigidez, de un "exceso" de tono (hipertonía), aparece lo contrario, un "déficit" de tono muscular (hipotonía). Este fenómeno de cambio de tono de la musculatura se pudo observar también en otras posiciones. Por ejemplo, el tono muscular en las pantorrillas, que en la parálisis espástica provoca el pie equino, cede al oponer una resistencia al sujeto en contra de la elevación de la cabeza. Con ello estaba claro que el exceso o el defecto de tono muscular no era un fenómeno localizado en el pie o en la pierna, sino que debía ser un efecto secundario a la **falta de control de la función muscular** por parte del sistema nervioso central (SNC). El **tono muscular** parece, pues, estar influido por la postura y por el movimiento de todo el cuerpo y, al parecer, también se podía influir sobre él desde regiones distantes del cuerpo.

1.1.2 Postura y movimiento. Nivel de enderezamiento

Lo importante en esta observación de Vojta fue que el tono muscular era dependiente de la postura y de los movimientos de todo el cuerpo. La postura y el movimiento debían considerarse como un proceso activo, como un cuadro global en el que ningún elemento aislado funciona independientemente del conjunto. Vojta designó a esta relación funcional, tanto en el individuo sano como en el que tiene una alteración motora, como "patrón corporal global" o "patrón global" (> Fig. 3.2), ya que en el mantenimiento de cualquier postura están implicados el cerebro y la médula, los nervios periféricos y toda la musculatura.

En su intento por sistematizar el significado de estos hallazgos empíricos, y antes de que fueran utilizados como terapia, Vojta pudo observar:

- **Un efecto positivo a nivel general:** sus intervenciones tenían un efecto favorable sobre el paciente. Aparecía una normalización transitoria, mayor o menor, del tono muscular, que estaba elevado al comienzo. Y ese efecto se mantenía no solo mientras se aplicaba la resistencia, sino que se prolongaba algunas horas. Además, tras varias repeticiones, el paciente incorporaba a su motricidad espontánea la mejoría producida en su funcionamiento muscular, y la utilizaba de forma autónoma.
- **Paralelismos en el desarrollo del enderezamiento:** Vojta observó también paralelismos entre el nivel de enderezamiento de los jóvenes con parálisis cerebral explorados por él y el en-

derezamiento alcanzado por los **lactantes sanos**. Por ejemplo, había pacientes que no podían apoyarse en los codos en decúbito ventral, y por tanto no podían mantener la cabeza centrada voluntariamente. Sus posibilidades estatomotoras correspondían al nivel de enderezamiento del recién nacido. Este tipo de comparaciones se podían establecer también con respecto a otras etapas del desarrollo del lactante, dependiendo de la severidad de la afectación de la parálisis cerebral. La suposición de que esas similitudes están basadas en causas fisiológicas llevó a Vojta a buscar el principio (la norma) que las relacionaba entre sí. Y encontró ese principio al analizar las condiciones generales que se observan en la motricidad durante el desarrollo del enderezamiento humano, desde el lactante hasta la adquisición de la marcha libre.

1.1.3 Unidad entre postura, enderezamiento y movimiento

Vojta reconoció la existencia de un **proceso de diferenciación progresiva** que, partiendo del apoyo en los brazos y de la prensión, se continúa hasta la bipedestación y la marcha. Este desarrollo motor, si no está alterado, conduce al niño desde una situación primitiva de imposibilidad de realizar movimientos selectivos hacia grados de mayor libertad de movimiento. Estos exigen el desarrollo de una coordinación muscular cada vez más compleja. Y constató que la actividad muscular necesaria para realizar esos movimientos selectivos depende de la actividad muscular –no perceptible a primera vista–, que proporciona un apoyo seguro al movimiento (**fondo postural**). Esta observación esencial de que la postura, el enderezamiento y el movimiento constituyen una unidad, y que solo pueden ser entendidas en una dependencia mutua, fue decisiva para el desarrollo de la terapia.

1.1.4 El principio de enderezamiento como programa evolutivo

Ese principio de enderezamiento fue entendido por Vojta como un programa evolutivo que se instala en el desarrollo del individuo humano (ontogénesis) siempre que es posible. Ese desarrollo conduce al niño en condiciones normales hasta **la marcha libre en los primeros dieciocho meses**. Vojta se dio cuenta de que en las lesiones cerebrales se alteraba el desarrollo espontáneo de ese programa innato, pero se conservaba su principio. En la motricidad anormal de la parálisis cerebral se puede reconocer que el programa motor intenta realizar lo mejor posible la "tarea de enderezamiento", con respecto a la expresión y al desarrollo temporal del movimiento. Porque la coordinación inconsciente de la musculatura produce un patrón motor que, en comparación con el del desarrollo motor normal, sigue las mismas leyes, aunque de forma alterada.

El individuo con patología percibe esa movilidad suya alterada como algo normal y –lo mismo que el individuo sano– la interioriza como su esquema corporal normal. Para Vojta, entonces estaba claro que el enderezamiento y el movimiento propositivo, dirigido a un fin, están íntimamente relacionados. Dedujo de ello que el impulso para el desarrollo humano procede del esfuerzo por conseguir un objetivo deseado movilizando para ello todos los medios disponibles (mentales y motores). Por tanto, el nivel de enderezamiento alcanzado es el resultado de ese esfuerzo continuado y progresivo por alcanzar un objetivo.

1.1.5 El patrón básico del enderezamiento y del movimiento

Vojta buscó entonces de forma sistemática los medios motores que están al servicio del enderezamiento y del movimiento propositivo. Descubrió dos tipos básicos de movimiento (patrones motores):

- **el volteo.**
- **la reptación.**

En estos dos patrones básicos reconoció un proceso cíclico, es decir repetible. Este proceso podía ser desencadenado de forma específica al estimular determinadas zonas del cuerpo (puntos trigger), tal como mostraron las exploraciones de los pacientes con parálisis cerebral. Con la estimulación de esas zonas, y desde distintas posiciones de partida, se podía reproducir el patrón básico de un modo análogo y siempre de nuevo.

Locomoción

Con el desencadenamiento de ambos patrones motores, el volteo y la reptación, fue posible disponer terapéuticamente del principio de locomoción. En las décadas siguientes se investigó con detalle los movimientos espontáneos y el desencadenamiento de las secuencias motoras previstas. De forma empírica se fue optimizando la localización de los puntos trigger (puntos de desencadenamiento) y de las posiciones de partida.

Vojta había reconocido que en el complejo principio de locomoción (complejo de locomoción), el volteo y la reptación, se contienen los "materiales básicos" de todos los movimientos que el ser humano puede realizar. Formulado de otra manera: en el complejo de locomoción que se desencadena al aplicar la terapia se ponen de manifiesto todos los elementos motores de que dispone el individuo. Al principio, utilizar este conocimiento como una terapia tenía como objetivo identificar las secuencias motoras alteradas que el paciente utilizaba como "motricidad compensatoria" para el enderezamiento. Las posiciones de partida empleadas entonces formaron más tarde parte de la terapia.

A través de una estimulación selectiva ejercida a través de la **posición de partida**, y desde las **zonas de estimulación**, se transmiten al sistema nervioso central experiencias sensoriales específicas. Con el efecto motor resultante se podía hacer que el paciente con parálisis cerebral accediera a experiencias motoras que están predeterminadas genéticamente en él como "posibilidad", pero que hasta ahora no las había podido realizar debido a su funcionamiento alterado. En el proceso terapéutico posterior se intentó disponer de esa mayor competencia de forma más permanente. Se encontraron distintas zonas de estimulación. Combinándolas entre sí de distintas maneras en una misma intervención terapéutica, se provocaba una mezcla específica de distintas aferencias que provocaban el acceso al patrón global. Como resultado, aparecía una respuesta muscular directa que se podía ver y percibir en la región de la zona corporal directamente estimulada, pero también en lugares más alejados del cuerpo. Si se estimulaba, por ej., el talón, se producía una contracción muscular no solo en esa pierna y en la hemipelvis de ese lado, sino también en el brazo del lado contrario. Los **patrones de funcionamiento muscular** originados eran **desencadenables y reproducibles** siempre de la misma manera.

Locomoción refleja

La respuesta muscular, coordinada y selectiva se manifestaba en el paciente de forma inconsciente y, en cierto modo, "automática". Porque las distintas reacciones/movimientos eran desencadenadas por el terapeuta al estimular distintas zonas del cuerpo y a partir de unas posiciones de partida establecidas. Vojta las denominó **locomoción refleja**.

En analogía con el desarrollo motor espontáneo del niño, que se evalúa desde el decúbito dorsal y el ventral, aparecieron dos formas de esta locomoción:
- desde el decúbito ventral, la **reptación refleja**
- y desde el decúbito dorsal, el **volteo reflejo**.

Con el paso del tiempo se precisaron más las posturas de partida y las zonas de desencadenamiento y con ello se consiguió una mejor activación del patrón motor.

1.1.6 Aplicación en el lactante

Después de las experiencias con estos adolescentes con parálisis cerebral, Vojta indagó qué ocurría al aplicarla en lactantes. Partiendo de la hipótesis de que las opciones para que se desarrolle una locomoción normal son innatas, intentó activar esta en el recién nacido. Pudo estimular su motricidad de tal manera que se activaron patrones motores que solo aparecen de forma espontánea más tarde en el desarrollo infantil. Vojta supuso que de este modo se posibilitaba el tratamiento de las alteraciones motoras cerebrales, porque, comenzándolo precozmente, se podría llegar a prevenir la estructuración de movimientos compensatorios, o al menos reducirlos. Esto fue lo que impulsó el tratamiento precoz de los lactantes.

Han pasado muchas décadas desde esas primeras observaciones hasta la aplicación terapéutica actual del principio Vojta, y durante este tiempo se ha seguido realizando un trabajo de observación, análisis y adaptación.

1.2 El principio Vojta

Ya en Zeleznice, sin estar todavía clara la indicación terapéutica, Vojta observó que los jóvenes con alteraciones motoras tratados regularmente durante un tiempo podían utilizar mejor sus manos, y con mayor habilidad, en sus actividades en el centro asistencial; también que podían andar con mayor seguridad, y que hablaban de forma más clara. Aparentemente, al activar regularmente, aunque aún de forma inespecífica, los patrones motores del volteo y de la reptación había mejorado la motricidad fina – un componente especialmente diferenciado del patrón global. Esta mayor competencia motora aportó a los jóvenes una mejor calidad de vida.

La regularidad de las observaciones empíricas están en la base del principioVojta, se encuentran en tres áreas y sirven como línea de orientación para:

- el **desarrollo motor** (en el 1º año), especialmente la ontogénesis postural (> 1.2.2, > 3.1)
- el **diagnóstico,** especialmente el diagnóstico precoz hasta el 3º mes de vida
- la **terapia,** especialmente el tratamiento precoz en los primeros 6 meses.

Los patrones motores que son normativos para el desarrollo del enderezamiento están descritos en su contenido cinesiológico, y ordenados temporalmente. Reflejan el momento de maduración y de diferenciación de los circuitos neuronales. Su descripción en el desarrollo sigue la distribución normal, porque en casi la mitad de los niños se establecen en el tiempo adecuado dentro de los primeros doce meses de vida. Dado que su contenido cinesiológico se puede describir en detalle, son adecuados para medir la calidad del patrón motor del paciente. Con ellos se puede valorar la situación del desarrollo o el nivel de desarrollo alcanzado, tanto en el diagnóstico como en la terapia. El relacionarlos con esa "motricidad ideal" facilita su clasificación.

La terapia utiliza el dinamismo del SNC en formación (plasticidad). Persigue el objetivo de reconstruir la entrada al patrón global alterado en su estructura, "bloqueado", y de ese modo minimizar la fijación de una motricidad patológica. Utilizando una metáfora actual, se podría describir este proceso como la corrección de un fallo del "hardware" (alteración estructural) mediante la instalación y formateo de un nuevo "software" utilizando la plasticidad del SNC.

1.2.1 El patrón de movimiento sensomotor

Vojta ha descrito el desarrollo motor anclado genéticamente. Según él, el desarrollo se realiza en una secuencia regular, e incluye patrones específicos de la especie para la postura y el movimiento. Estos patrones tienen distintas propiedades. Estabilizan la postura corporal en el espacio, permiten el enderezamiento contra la gravedad y aseguran el movimiento propositivo. En el marco de este desarrollo aparece la diferenciación de las funciones musculares ajustadas a las distintas situaciones.

Los patrones motores señalados en el principio Vojta son indispensables para que el hombre se pueda expresar, ya que la conducta de la persona está siempre unida al movimiento. Los patrones motores, utilizando señales sensoriales, están coordinados y controlados por el sistema motor del SNC, y por ello deben denominarse patrones sensomotores. Puesto que la motricidad, como medida de valoración todo el proceso sensomotor, es fácilmente asequible, se empleará en este libro el concepto más común y frecuente de motricidad.

RECUERDE

Votja entiende por patrones motores las funciones comunes, coordinadas y complementarias del sistema esquelético y miofascial, con las cuales el cuerpo:

- se mantiene (mantenimiento postural),
- se endereza contra la gravedad,
- se desplaza y realiza movimientos propositivos.

Tipos de movimiento

Se dispone de tres tipos de movimientos[13]:

- **Reacciones reflejas:** Son las conductas motoras más sencillas. Se trata de reacciones rápidas, estereotipadas e involuntarias, por ej., la retirada de la mano de un objeto muy caliente.
- **Movimientos rítmicos:** A ellos pertenecen, por ej., la masticación, la respiración, el gateo, la

marcha, la carrera. En ellos se asocian conductas motoras reflejas y voluntarias. Conscientemente se controla, sobre todo, el comienzo y el final de la secuencia motora. Una vez desencadenada esta, los movimientos se repiten casi de forma automática y refleja.
- **Movimientos propositivos:** Están dirigidos a un objetivo y en su mayoría son aprendidos. Su ejecución mejora al aumentar su ejercicio. Cuanto más mejoran estos movimientos aprendidos, menos necesitan de un control consciente. Por ej., una vez que se aprende a conducir, no se necesita pensar en cada uno de los movimientos necesarios para cambiar las marchas o frenar.

Todos estos movimientos reflejan la capacidad de coordinación del SNC.

Control muscular

Estas tres formas de movimiento se diferencian entre sí por su complejidad y por el grado del control voluntario. Cada una de estas categorías motoras depende de la combinación de dos tipos de control muscular:
- **control fásico:** por medio de él se activan especialmente los músculos para realizar movimientos cerrados, como la prensión de una taza o tirar un balón. En los movimientos repetitivos, como por ej., la marcha, los músculos se activan de forma rítmica.
- **control tónico:** los músculos se activan para una contracción mantenida, por ej., para mantener una postura determinada.

Estos distintos tipos de control muscular se pueden combinar entre sí casi de infinitas maneras a las que puede recurrir el niño, y también el adulto, en su sensomotricidad, o se les puede hacer accesibles con ayuda de la terapia.

El sistema nervioso y el control del movimiento

El SNC es un circuito neuronal complejo cuyo funcionamiento coordinado todavía no se conoce totalmente. Lo que se expone a continuación explica una parte de esa complejidad. El SNC tiene tres niveles de control para la coordinación del sistema motor:
- **La médula espinal:** Representa el nivel inferior del control motor. Contiene circuitos neuronales que permiten una enorme cantidad de patrones motores automáticos y estereotipados y de reflejos. Organizan el comportamiento de los reflejos y también participan en los movimientos voluntarios. Los mecanismos del nivel medular son esenciales para la locomoción. Están localizados en un sistema neuronal definido, el generador de locomoción [8].
- **El tronco cerebral:** Juega un papel importante en el control postural y, además, controla los músculos de las extremidades. Por ello es importante para los movimientos cerrados y propositivos, especialmente del brazo y de la mano. Dispone de determinadas zonas de núcleos para el control del movimiento de los ojos y de la cabeza.
- **La corteza motora:** Representa la instancia más alta de control motor. Sus áreas motoras inician y controlan los complejos movimientos voluntarios.

Los tres niveles trabajan tanto de forma jerárquica como en paralelo.

Cada una de las tres instancias de control está provista de la información sensorial relevante para ella. El sistema motor recibe continuamente informaciones del exterior, por ejemplo, sobre la posición y orientación del cuerpo y de las extremidades en el espacio, y también sobre el grado de contracción de la musculatura (feedback). También recibe información interna, por ej., la decisión de alcanzar una lápiz y escribir (feedforward). Mediante la elaboración de esas informaciones le es posible al sistema motor elegir la reacción adecuada y hacer los ajustes necesarios durante la ejecución del movimiento. Las diferentes partes del sistema motor cumplen su propia tarea, que discurre en paralelo con las funciones que están coordinadas entre sí.

Son importantes los inputs sensoriales aferentes provenientes de los receptores, por ej., la propiocepción. En la terapia Vojta, este tipo de estímulos son decisivos para provocar la reptación refleja y el volteo reflejo desde las zonas de estimulación y a partir de las posiciones de partida.

Además de los tres niveles del control sensomotor descritos intervienen también otras áreas cerebrales en la regulación de las funciones motoras.

- **El cerebelo:** aumenta la exactitud del movimiento y asume la coordinación del ajuste temporal de las actividades que se realizan. Compara el output motor con la información sensorial retrógrada que recibe permanentemente, actuando en consecuencia sobre el tronco cerebral y la corteza motora, los cuales se proyectan hacia la médula.
- **La corteza sensorial, los ganglios basales:** se trata de regiones importantes para la integración sensomotora. Los ganglios de la base reciben información de todas las zonas de la corteza cerebral y la proyectan predominantemente a las regiones de la corteza cerebral encargadas de la planificación del movimiento, como es la corteza motora.

En general se trata de complejos circuitos sensomotores en los que están involucradas muchas regiones cerebrales.

RECUERDE

- La organización paralela del sistema motor permite a los centros superiores ajustar los circuitos del nivel medular y, a la vez, controlar de forma relativamente autónoma otras funciones.
- Cada componente del sistema motor contiene proyecciones de la cabeza, del cuerpo y de las extremidades, lo que posibilita la representación del propio cuerpo (esquema corporal
- Estas representaciones son ajustadas en cada una de las instancias de control. Además, cada una de las regiones comparten entre sí información permanente, por ej., sobre los movimientos de las extremidades o la postura del tronco.

1.2.2 Bases genéticas de la conducta motora

La dotación genética del ser humano es el resultado de una larga evolución (filogénesis). Dispone de programas motores que hacen que el ser vivo pueda enderezarse contra la gravedad y desplazarse hacia un objetivo (conducta). La función cerebral que está en la base del enderezamiento y de la locomoción presupone, a su vez, el desarrollo de circuitos sensomotores. Esos circuitos necesitan para poderse desarrollar, además de la dotación genética, inputs propioceptivos y sensitivos del entorno para el enderezamiento. En la terapia Vojta se aportan esos **inputs propioceptivos** a partir de las **zonas de estimulación** de la reptación refleja y del volteo reflejo.

Para la descripción y valoración en el diagnóstico y en la terapia se conoce el estímulo (input) y la respuesta al estímulo provocado (output = conducta, Fig. 1.1). Se desconoce todavía cómo se elabora el estímulo.

En realidad, esta elaboración del estímulo está en la base de cualquier cambio funcional espontáneo de las redes neuronales, provocado en alguna de sus partes por cualquier estímulo (por ej., una enfermedad o también por la terapia). En la terapia se actúa sobre los circuitos neuronales a través de la integración sensomotora, por ej., a través de la estimulación propioceptiva en las zonas de estimulación.

Dado que se conoce poco el funcionamiento de las redes neuronales, solo se puede decir que la conducta motora anormal es la consecuencia de una disfunción. Lo que no se puede decir es exactamente dónde y cómo está alterada la función cerebral (= el funcionamiento de la red neuronal). Es decir, de la observación de la conducta motora (patrones motores) se deduce el funcionamiento del cerebro.

Para poder valorar el patrón motor es de gran ayuda saber cómo depende de la edad el comportamiento ideal, pero sobre todo qué configuración tiene el patrón motor. Esto no significa que el objetivo de la terapia sea reconstruir la situación ideal. Sin embargo se necesita una medida de valoración segura para determinar el grado de desviación respecto al patrón ideal.

Aspectos filogenéticos

El desarrollo filogénico del ser humano (también conocido como filogénesis, Fig. 1.2) se remonta a un periodo de unos 20 millones de años, y quizá aún más. En ese tiempo el hombre evolucionó desde la posición cuadrúpeda a la posición bípeda (➤ Fig. 1.3). La dotación genética específica permitió al hombre, desde hace unos 4,5 millones de años –o quizá todavía más tiempo, según presuponen los nuevos hallazgos–, alcanzar, entre otras cosas, la

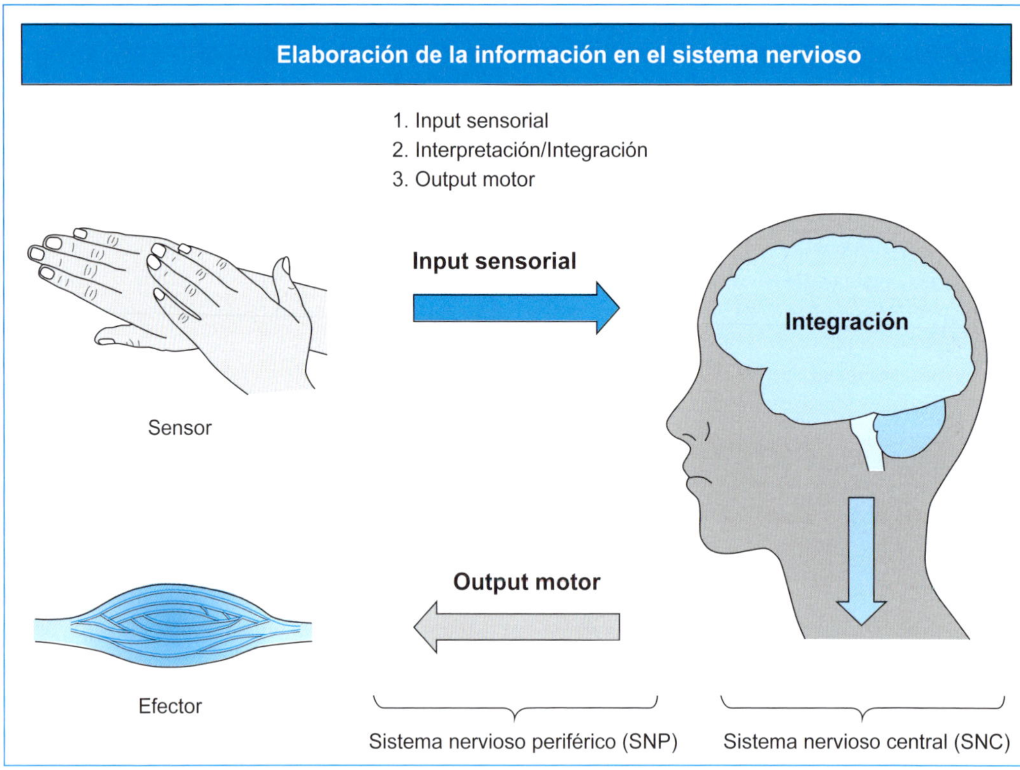

Fig. 1.1 Ejemplo de Input-Output [L146]

marcha bípeda (5). La marcha bípeda aumentó de forma considerable el grado de libertad en el uso de los brazos y estimuló con ello el desarrollo de las manos, por ej., para el uso de instrumentos. Además, el enderezamiento aumentó el campo visual y la orientación visual en el espacio.

- **Columna vertebral y pelvis:** El enderezamiento a la vertical y la diferente utilización de las extremidades cambió la forma del esqueleto. Esto se comprueba muy claramente en la pelvis y la columna (> Fig. 1.3). La función de la columna también se ha modificado al andar con el cuerpo enderezado.
- **Fuerza de gravedad y equilibrio:** Vencer a la gravedad fue necesario para los seres vivos que vivían sobre la Tierra. También los cuadrúpedos tenían que vencer la gravedad, enderezar el cuerpo sobre las extremidades y mantenerlo en equilibrio. Y los antepasados directos del hombre pudieron recurrir a esa experiencia.
- **Postura y enderezamiento:** La postura y el enderezamiento constituyeron las condiciones para la locomoción y para los movimientos propositivos, por ej., en la búsqueda de alimento o en la huida.

El enderezamiento, el movimiento propositivo y la locomoción necesitaban no solo de la función postural de la musculatura sino también de su constante regulación, para que la función muscular necesaria pudiera ejecutarse de manera óptima. En este constante intercambio, la postura y el movimiento eran elementos que se necesitaban mutuamente. La postura se convirtió en condición básica para el movimiento. La calidad del movimiento fue, y es, dependiente de la seguridad del apoyo.

Cada nueva demanda a la que el cuerpo era expuesto en la filogénesis obligaba al SNC a ampliar su control y a adaptarse a ella continuamente.

Aspectos ontogénicos

Durante la ontogénesis –el desarrollo de cada ser humano desde el momento de la fecundación–, la secuencia del desarrollo está predeterminada genética-

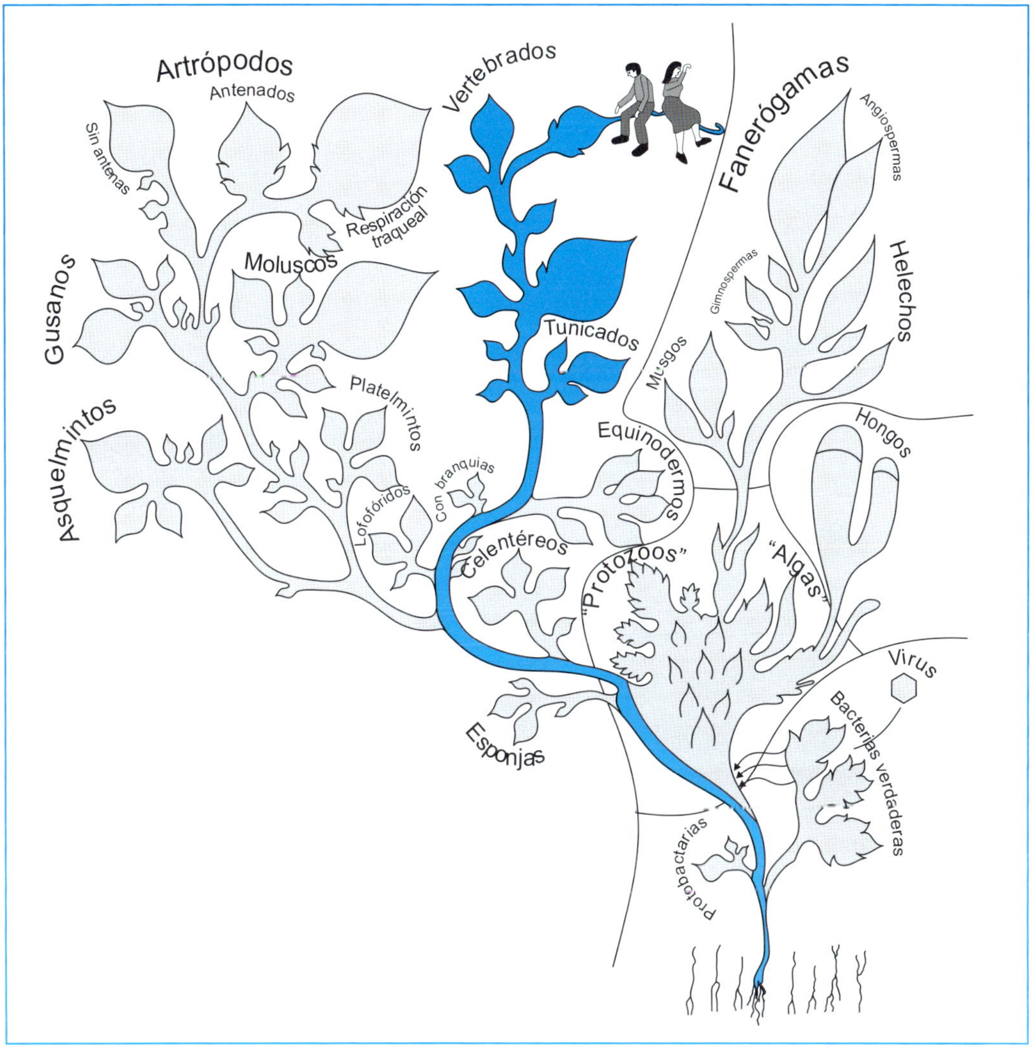

Fig. 1.2 Árbol de la vida: El desarrollo evolutivo del hombre [W986]

mente ya en el periodo intrauterino y también después del nacimiento. Se realiza en sentido cráneo-caudal, en estadios flexores y extensores, y desde movimientos inespecíficos, en masa, hasta una movilidad fina, diferenciada.

El desarrollo de la postura –**la ontogénesis postural**– y con ello de la capacidad de enderezarse contra la gravedad, así como moverse y desplazarse de forma selectiva, tiene una importancia fundamental, sobre todo después del nacimiento, ya que a partir de ese momento el niño tiene que enfrentarse en cada movimiento a la fuerza de la gravedad (3.1). El principio Vojta, con el diagnóstico precoz y el tratamiento precoz, está especialmente enfocado a la ontogénesis postural.

Aspectos filogénicos y ontogénicos

El desarrollo motor del ser humano contiene aspectos filogénicos y ontogénicos. Los patrones motores preformados de la filogénesis se siguen manteniendo en la ontogénesis. Así, las siguientes señales después del nacimiento apuntan al desarrollo filogénico:

- Una fuerte flexión anterior de la pelvis en las primeras 4 semanas postnatales

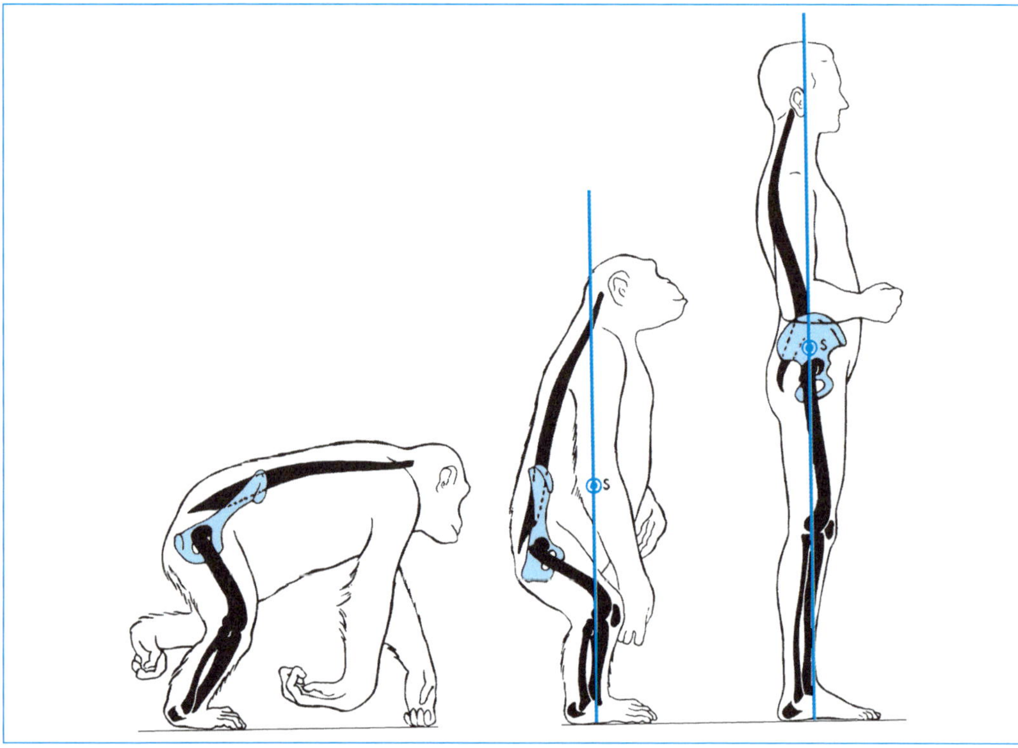

Fig. 1.3 Postura del chimpancé y del hombre (S= gravedad). Observar el cambio de la columna por el enderezamiento sobre las dos piernas. [S010–17]

- Los reflejos primitivos, hasta las cuatro a seis semanas después del nacimiento (> 3.1.3)

La flexión de la pelvis y los reflejos primitivos son eliminados por patrones motores diferenciados. El niño con desarrollo normal utiliza estos patrones para satisfacer su curiosidad. Estos patrones están ya grabados desde el nacimiento (> 3.1.2), pero su aparición espontánea depende de la madurez del SNC y de la coordinación de su excitabilidad.

Ante estímulos adecuados, la capacidad del SNC de controlar y coordinar la postura, el enderezamiento y la locomoción es un relicto de la filogénesis, y a lo largo de la evolución se pudo integrar en las diferentes y nuevas situaciones de forma variable. Estas conexiones, que posibilitan que se forme un patrón motor como reacción al correspondiente estímulo, fueron "grabadas" en el programa genético. Esos patrones motores se individualizan, por así decir, en la ontogénesis. Con esta construcción genética básica el niño conoce su cuerpo y su entorno, y puede desarrollar habilidades especiales. Para la "cartografía" en el SNC (> Fig. 1.4) es indispensable un desarrollo sensomotor normal y con las mayores capacidades de variación, ya que si no, solo se graba una imagen limitada de sí mismo. Las experiencias en el primer año de vida forman la base para el desarrollo posterior, y son utilizadas de forma inconsciente para la actividad voluntaria.

1.2.3 El comienzo de la locomoción

Generalmente al hablar de locomoción se piensa en la marcha, la carrera, el gateo o el salto, y sobre dos o cuatro extremidades El observador registra sobre todo la amplitud y la rapidez del movimiento. Pero todo ello es solo el resultado visible, no el comienzo.

Si se analizan los patrones motores con los que se desplaza el ser humano y con los que realiza movimientos propositivos, por ej., la prensión, surge enseguida la pregunta: ¿qué se entiende por locomoción? Si se supone que el movimiento se realiza desde un

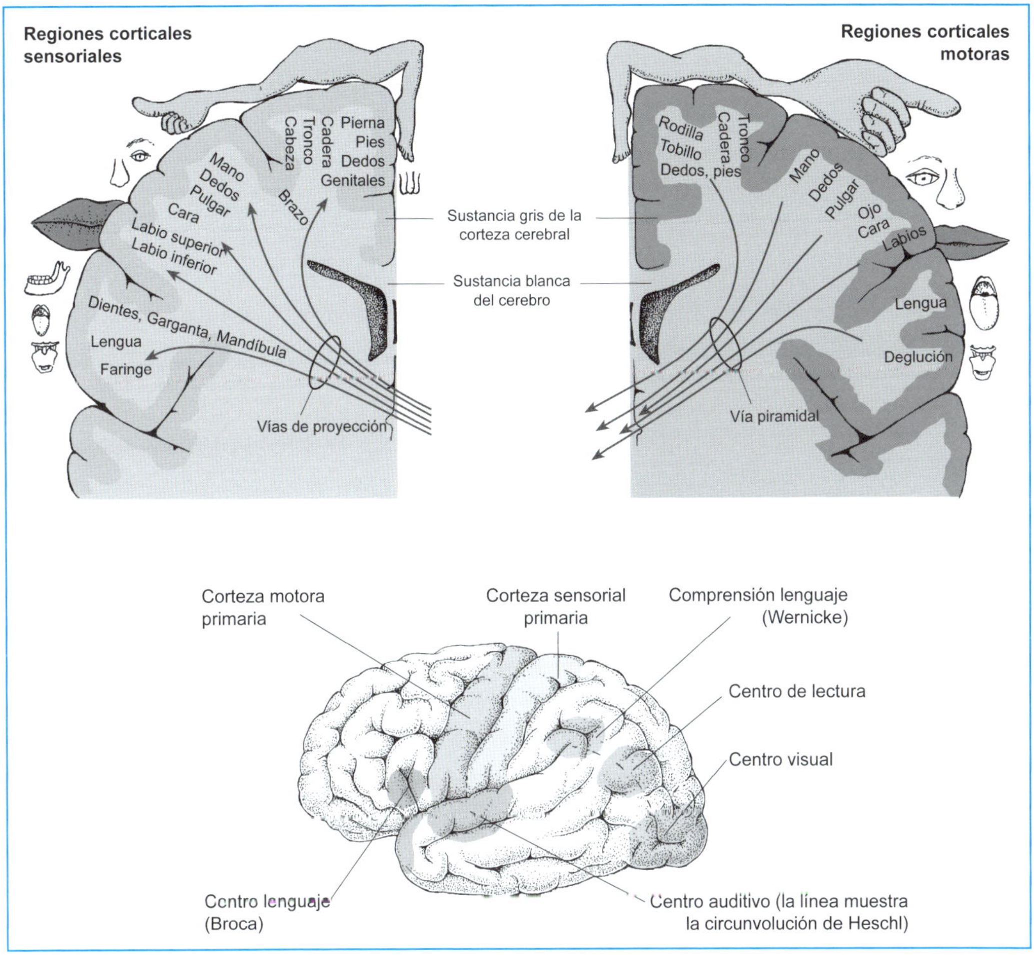

Fig. 1.4 Homúnculo: regiones sensitivas y motoras en la corteza cerebral [L190]

punto de partida A a un punto final B, independientemente de la distancia entre ellos, ya se puede observar locomoción en los pequeños movimientos de la columna, por ej., al comienzo del volteo de dorsal a ventral. O al comienzo del movimiento de paso, cuando la columna y el tronco tienen que asegurar la postura adecuada para que pueda desplazarse el peso de una pierna a la otra.

El movimiento de la columna se compone de muchos movimientos en cada una de las vértebras, de los cuales es responsable fundamentalmente la musculatura profunda del tronco (> Fig. 1.5). Esos movimientos de extensión y de rotación son muy pequeños y lentos y, por ello, apenas se perciben. Sin embargo son indispensables para el análisis y la valoración de los patrones motores del tronco, por ej., en los niños o adultos durante la terapia.

Los movimientos de las vértebras entre sí, y de todo un segmento vertebral, están interrelacionados y en una relación de dependencia con los movimientos de las extremidades, pues solo cuando hay un movimiento libre de la columna es posible el movimiento total de los hombros y de las caderas. Con la locomoción refleja del principio Vojta se activa la movilidad de la columna vertebral (> 4.1.2).

1.2.4 El patrón motor como patrón global

El principio Vojta trabaja con patrones de movimiento que incluyen a todo el cuerpo, por eso se los denomina patrones globales.

La acción coordinada de todos los patrones parciales

Estos patrones motores, que engloban a todo el cuerpo, se componen de muchos elementos individuales (patrones parciales). Esa denominación hace referencia a que el movimiento de una parte del cuerpo (patrón parcial) tiene que ser vista en relación con los otros patrones parciales, es decir, en una coordinación motora de todo el cuerpo. Por ej., los movimientos de los brazos o de las piernas dependen de la postura del tronco en sus grados de libertad de movimiento.

RECUERDE

- El cuerpo solo se puede enderezar y desplazar cuando todas las partes del cuerpo actúan de forma coordinada.
- Si una parte del cuerpo modifica su relación con las demás, éstas reaccionan a ese cambio y se "ajustan" de otra manera.

Este nuevo "ajuste" es necesario si se piensa que el equilibrio del cuerpo tiene que estar regulado en cada movimiento, por pequeño que sea. Esto se podría comparar con una balanza. Si se carga un platillo de balanza con un material, hay que colocar el mismo peso en el otro platillo para que se restituya el equilibrio entre la masa de ambos lados. El cuerpo humano presenta las mismas dependencias mutuas, aunque en una forma mucho más compleja y complicada. En situación de equilibrio las partes del cuerpo están distribuidas de forma nivelada, y el centro de masa (gravedad) se encuentra sobre los puntos de apoyo o entre ellos. Además, ante cada pequeño cambio corporal que suponga un desplazamiento del peso, todo el sistema sensomotor del cuerpo tiene que reaccionar para mantener el equilibrio.

Muchos de los mecanismos de regulación de los movimientos inconscientes se controlan directamente al nivel de la médula espinal, es decir, por el camino más corto. El cerebro, como "central", coordina los patrones parciales para restaurar el equilibrio.

RECUERDE

Para la evaluación motora de un niño o adulto hay que tener en cuenta la acción coordinada y complementaria de cada uno de los patrones parciales. Es decir, de qué manera se realiza el movimiento en las extremidades, en la cabeza y en el tronco. Así, por ej., el movimiento de prensión de la mano es parte del movimiento del brazo, y es también dependiente de la postura del cuerpo. Por ello, la calidad del movimiento de esa prensión depende de la postura básica del tronco y de la columna

Un patrón global se origina por la acción coordinada de todos los patrones parciales del cuerpo.

Desde la práctica

Ejemplo: El movimiento de gateo de un niño que, por ejemplo, quiere alcanzar un vaso rojo que ha visto encima de un sofá tiene que mostrar claramente esas relaciones anteriormente descritas a grandes rasgos: el niño tiene la idea (anticipación) de adueñarse de ese vaso y, para alcanzar ese objetivo, tiene que movilizar toda su motricidad. A partir del patrón motor del gateo tiene que modificar la función de uno de sus brazos para poder alcanzar el objeto colocado por encima de su cabeza. Durante ese movimiento su cuerpo tiene que mantenerse enderezado, para lo cual el peso del cuerpo tiene que cambiar: de estar apoyado en las cuatro extremidades a hacerlo solo en tres. La columna se inclina algo hacia un lado, se extiende y gira, para asegurar al brazo el espacio suficiente. Si al extender el brazo no consigue alcanzar el objeto, el niño tendrá que traccionar hacia arriba con los brazos apoyados en la mesa y enderezarse sobre las piernas. Para ello, en un primer momento utiliza para levantarse y apoyarse la mano con la que intentaba al principio agarrar el objeto. En el instante en que su cuerpo está seguro mantenido sobre sus piernas y apoyado en una mano, vuelve a extender el primer brazo y la mano hacia el objeto, y si está lo suficientemente cerca de él, lo agarra (Figs. 1.6 y 1.7). La secuencia del movimiento descrito se convierte en un práctico patrón global propositivo si los brazos, las piernas y la columna actúan de forma coordinada y "ajustada" entre sí.

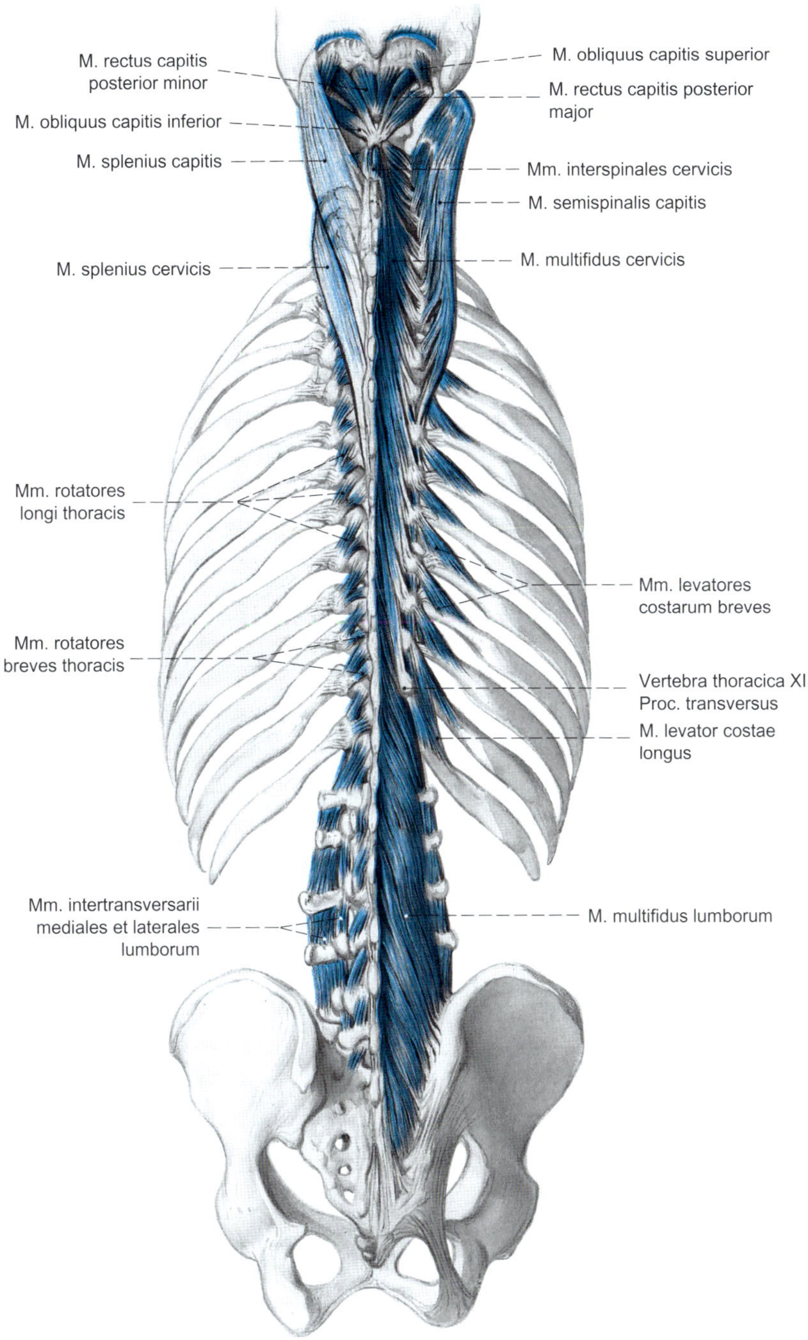

Fig. 1.5 Capa profunda de la musculatura autóctona del tronco [S010–17]

El movimiento activo y la exploración del entorno

El acceso al cuerpo como un todo proporciona al niño experiencias fundamentales. Solo ocupándose de sí mismo, y relacionándose con su cuerpo y con el entorno, puede ampliar su experiencia y su percepción. El niño tiene que realizar la prensión de objetos para comprender, tiene que oír para entender, tiene que palpar objetos con la boca y la lengua para encontrar la idea del habla. Cuando el niño, a los 8 - 9 meses, arroja constantemente un juguete para cogerlo de nuevo y volver a tirarlo, necesita esa actividad para valorar las distancias. Los diferentes patrones motores posibilitan esa experiencia. El niño todavía no se imagina cómo es su entorno, a qué sabe y qué se esconde detrás de lo que ve. No conoce cómo saben sus pies, ni que se hace daño cuando se choca con algo.

La marcha le es tan desconocida como el salto o trepar. Pero la posibilidad de realizarlas es una capacidad que tiene a su disposición, en parte, de forma innata. El utilizar esas capacidades complementarlas y sustituirlas por otras acciones aprendidas es una tarea especialmente intensa en el primer año de vida.

Desde la práctica

El niño todavía no tiene una imagen de su cuerpo, y lo descubre a través del movimiento activo. Al principio lo palpa de forma casual y después intencionada. Se mete las manos y los pies en la boca y los reconoce. No sabe cómo es su entorno, cómo sabe, qué se esconde detrás de lo que ve, y que duele cuando se choca con algo. Su curiosidad es lo que le impulsa para sus descubrimientos y su reconocimiento. Tiene que prender para comprender. Palpa los objetos con la boca para encontrar la noción del habla. Arroja los juguetes, los coge de nuevo y los vuelve a arrojar, y de ese modo experimenta la distancia.

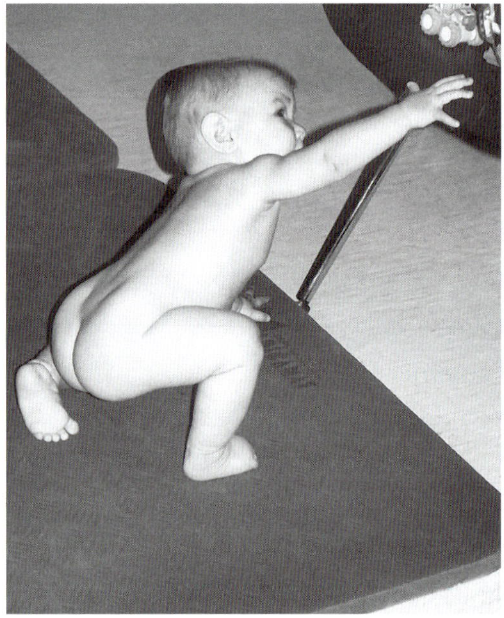

Fig. 1.6 Ejemplo de integración visomotora: el niño que gatea ve un objeto encima de la silla y lo quiere coger. Pone en acción todos sus medios motores para conseguir su objetivo. [P236]

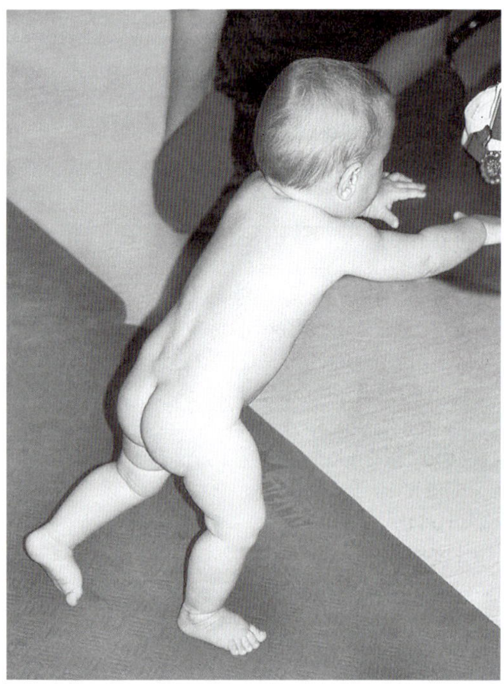

Fig. 1.7 El niño se levanta sobre la silla y se acerca a su objetivo, alcanzar el juguete. [P236]

SUGERENCIAS PRÁCTICAS

- El potencial mental de un niño se manifiesta, en el primer año, en su curiosidad por el entorno, en cómo lo descubre, lo modifica, y con qué ingenio utiliza la motricidad que tiene a su disposición.
- Los niños con deficiencia mental muestran, generalmente, retraso en su desarrollo motor, no lo utilizan de forma tan creativa y desarrollan movimientos estereotipados.

1.2.5 La postura como soporte del movimiento

La postura es, tanto en el niño como en el adulto, el elemento fundamental para poder dirigir el movimiento en el campo gravitatorio de la Tierra. La postura es el soporte del movimiento, sin postura no puede realizarse ningún movimiento propositivo. Esto requiere un constante ajuste de la musculatura postural para mantener el equilibrio del cuerpo. El conocido neurólogo R. Magnus lo describió de forma muy expresiva: "Cada movimiento comienza en una postura y termina en una postura. La postura sigue al movimiento como su sombra" (17). La postura no es estática, sino que es un acompañante dinámico de cualquier movimiento.

Desde la práctica

Si, por ejemplo, se extiende un brazo para agarrar con la mano una taza y llevarla a la boca, es imprescindible una postura estable del tronco para desplazar el brazo fuera del cuerpo y dirigirlo de forma directa y tranquila a la taza. Los músculos del brazo tienen que ajustar tanto las fibras posturales como las motoras. Solo entonces aparece el movimiento fluido de alcanzar la boca con la taza. Si todos estos componentes de los músculos que realizan el movimiento no están bien ajustadas, el objetivo se realizará, por ej., con un movimiento exagerado. En el ejemplo del brazo que se mueve hacia la taza, la actividad postural empieza en el tronco, manteniendo el tronco enderezado contra la gravedad, y realizando el movimiento del brazo hacia fuera del cuerpo. Además, la musculatura del brazo lo sostiene en contra la gravedad y lo mueve, a la vez, hacia la taza. Ese movimiento del brazo se asegura, por ej., en posición sentada, desde la pelvis, con las piernas y los pies apoyados.

Estabilidad postural

Si se observa a un lactante en los primeros 6 meses de vida se ve que lo que prima respecto al movimiento es conseguir la estabilidad postural del tronco, mostrándose tanto en decúbito dorsal como ventral. Si a los 5 meses, por ej., el niño en decúbito dorsal agarra un objeto con las manos y se lo lleva a la boca, parece que el movimiento de los brazos y de las piernas es lo está en primer término en comparación con la regulación postural del tronco. Pero sin el ajuste postural del tronco mediante el apoyo de la espalda en el plano, los brazos y las piernas no podrían elevarse del mismo.

Más tarde, en posiciones más enderezadas, el movimiento se hace aún más patente a los ojos del observador. En el gateo, o en la marcha, aparece sobre todo el movimiento de los brazos y de las piernas que impulsan el cuerpo hacia adelante. Se podría pensar que la postura ha perdido importancia. Al contrario: para desplazar el cuerpo de esa manera se necesita un ajuste dinámico de la postura del tronco y también de las extremidades. Cuanto más enderezado esté el cuerpo menor es la base de apoyo, y también es más difícil mantener el equilibrio. Para que el cuerpo no se balancee, o se derrumbe, y pueda moverse de forma selectiva, la postura tiene que estar regulada mucho más finamente que en las posiciones más bajas del decúbito dorsal o ventral.

Vencer la gravedad es una tarea básica y permanente. Con cada movimiento se desplaza el peso del cuerpo, y el equilibrio tiene que volver a recuperarse. El movimiento exige un apoyo, porque solo un punto de apoyo estable permite que el movimiento se dirija hacia ese punto, o se separe de él. Por ello se le exige a la musculatura que mantenga el equilibrio postural, pero que permita el movimiento. Esto se observa en la situación desvalida del recién nacido, que todavía no puede regular de forma adecuada su postura y no se puede apoyar. La gravedad descansa con su cuerpo y recae sobre el plano, pero esa superficie de contacto todavía no la puede utilizar como superficie de apoyo. Solo en un momento posterior del desarrollo podrá, por ej., utilizar la espalda como verdadera superficie de apoyo.

RECUERDE

- En el primer trimestre, el niño consigue una superficie de apoyo estable en el decúbito dorsal, a partir de una superficie de contacto insegura. Los brazos y las piernas pueden moverse sin que aparezcan movimientos desviados del tronco.
- La necesidad de regulación de la postura aumenta con el desarrollo del enderezamiento del niño.
- La superficie de apoyo se hace cada vez menor. En el volteo, en el 2° trimestre se localiza en el hombro y la cadera del lado sobre el que se realiza el volteo. En el gateo del 3° trimestre está en las manos y las rodillas. En la bipedestación y la marcha del 4° trimestre se encuentra localizada solo en las plantas de los pies (➢ 2.2.1).

Desde la práctica

Ejemplo: En los bailarines de ballet o en el patinaje sobre hielo, nos asombran sus saltos y piruetas; nos parecen fáciles y elegantes. Para el sistema muscular y esquelético supone un cambio fluido, enormemente fino y ajustado continuamente, entre postura y movimiento. Esto requiere un enorme grado de control central coordinado.

El observador apenas nota esta especial capacidad de regular la postura, para hacer posibles estos movimientos asombrosos. Para poder dar un salto sobre el hielo es necesario apoyarse sobre una superficie mínima y en condiciones dificilísimas, puesto que el hielo ofrece una superficie extremadamente lisa que apenas ofrece fricción, incluso para la marcha normal. Supone una enorme exigencia de ajuste postural dinámico para hacer posible el movimiento preciso.

El apoyo del pie del patinador no se realiza directamente sobre el hielo, sino sobre la estrecha cuchilla del patín. Esto requiere el más fino y cuidadoso control postural de la musculatura para mantener el equilibrio en esa situación tan lábil, porque solo entonces es posible realizar el movimiento del salto. El observador poco avezado puede no darse cuenta del trabajo de regulación postural de fondo y de la actividad muscular necesaria para ello, que son condiciones previas para poder realizar el salto.

Pero sí llama la atención del observador el movimiento de una persona cuando se desvía de lo que se considera normal, por un fallo del control postural adecuado. Es lo que se ve en determinadas formas de la parálisis cerebral: la espasticidad o la distonía. Aquí el déficit del control postural se nota en los movimientos rígidos o alterados en su ejecución.

- La espasticidad muestra una postura rígida y mantenida que impide un movimiento fluido.
- En la distonía falta el control postural que conduce, y sirve de apoyo, al movimiento, produciéndose movimientos exagerados que sobrepasan el objetivo propuesto.

El fondo postural

La calidad del movimiento se construye sobre el fondo postural correspondiente. Por ello el análisis de la postura informa sobre la calidad del movimiento. Como se muestra en los ejemplos, se modifica la función de cada músculo para organizar las distintas posturas corporales y los movimientos. El mismo músculo puede actuar en un momento con una función de apoyo y enderezamiento, y en el momento siguiente realizar un movimiento. Estos cambios son los que aseguran la postura y posibilitan el movimiento. Cuanto más equilibradamente se realicen, más fluido será el movimiento y facilitará una mayor flexibilidad fisiológica.

Desde la práctica

Un pequeño experimento: Para imaginarnos lo complejo que es mantenerse contra la gravedad, enderezarse y moverse hacia un objetivo, lo más adecuado y eficaz es ejecutarlo de forma práctica.

- Túmbese en el suelo sobre la espalda y gire despacio hacia un lado para enderezarse hasta ponerse de pie y andar hacia adelante para, por ejemplo, abrir una ventana.
- Realice cada uno de los pasos motores despacio, casi a cámara lenta. Sienta su cuerpo y observe cómo van cambiando las superficies de apoyo. Son las zonas en las que se apoya el cuerpo para ir hacia arriba.

- Pruébelo sobre ambos lados, y así podrá notar quizás que uno de sus lados es dominante, aquel sobre el que es más fácil enderezarse. Si observa con detenimiento verá que a lo largo de todo el movimiento, las zonas de apoyo son cada vez más pequeñas, el equilibrio cada vez es más lábil, y que para vencer la gravedad para enderezar el cuerpo usted tiene que realizar un gran esfuerzo.
- En posición tumbada, dispone usted de una gran superficie de apoyo en el tronco, la cual se hace más pequeña al girarse hacia un lado, quedándose reducida al apoyo sobre el hombro, la cara lateral del tronco y la cadera. Para no complicar todo el proceso y no limitar demasiado el movimiento espontáneo, no se ha tenido en cuenta el movimiento de paso de las piernas y los brazos.
- Al seguir el proceso apóyese en el antebrazo del lado de abajo para ir hacia arriba y poder desplazar el peso del cuerpo hacia la pelvis. La cara lateral del cuerpo que queda abajo se apoya sobre la cadera, la parte externa del muslo, la pierna y la cara externa del pie.
- Después el apoyo se desplaza a la mano del brazo de arriba y después a la de abajo. Gire ahora el tronco hasta que apoye la rodilla de arriba.
- Flexione la pierna que quedaba abajo al principio y apóyese en la rodilla o, si usted es muy flexible, apoye directamente el pie. Entonces apoye el otro pie.
- Separe las manos del suelo y enderece el cuerpo. Ahora se encuentra usted apoyado en los dos pies y puede caminar hacia delante para ir hacia el objetivo propuesto de abrir la ventana.

Se ha descrito de forma muy simple el paso desde la posición de decúbito dorsal hasta la puesta en pie y la marcha. Se trataba solo de hacerse una idea, a partir de un pequeño ejemplo práctico, de cómo se puede sentir de forma consciente lo que significa el vencer la fuerza de la gravedad, y cómo se realiza el desplazamiento del peso del cuerpo y el cambio de la superficie de apoyo en el paso hacia la verticalidad.

Si repite con frecuencia este proceso de enderezarse, notará que ambas partes del cuerpo han adoptado diferentes funciones de apoyo y de tracción, o de mover el cuerpo, en cada uno de los pasos sucesivos del enderezamiento. Esto se debe a que siempre ambas partes del cuerpo se complementan de forma recíproca en el movimiento selectivo al pasar del decúbito dorsal hasta la marcha bípeda. El constante desplazamiento del peso del cuerpo produce un cambio de los elementos de apoyo y de movilidad. La permanente regulación del equilibrio está asociada a estos cambios.

Habrá podido observar, además, que el tronco y la columna estaban interviniendo con su función de mantenimiento postural y de rotación. Los brazos y las piernas actuaban como palancas en el proceso de enderezamiento.

En este proceso, aparentemente fácil, ya ha podido usted percibir los tres elementos relacionados inseparablemente entre sí y nombrados más arriba:

- el ajuste de la postura del cuerpo
- el enderezamiento contra la gravedad
- el movimiento hacia un objetivo

Para ello, además, se utilizaron los patrones motores y posturales del tronco que normalmente ya están disponibles hacia los 3 meses de edad en el decúbito dorsal, los que intervienen en el volteo a los 4,5 meses, y los utilizados en la puesta en pie a los 9-10 meses (> Fig. 1.8, > Fig. 1.9).

Ahora usted podría objetar que no es nada especial la utilización de los movimientos descritos arriba. De hecho, la persona con una función postural y motora normal no piensa qué condiciones tienen que darse para ejecutar los movimientos que se dan por supuestos. Sin embargo, para personas que no disponen de esos patrones motores, este proceso puede ser una barrera insuperable.

Los cambios de posición del cuerpo, como acontece normalmente en cualquier persona normal de forma constante, requieren un ajuste permanente de la postura, porque en cada cambio postural el SNC recibe una gran cantidad de nuevos estímulos desde la piel, la musculatura, los tendones, las fascias (el sistema miofascial) y los órganos internos. La elaboración de esos estímulos y la respuesta a ellos se realiza en el sistema sensomotor, debiendo ajustarse los patrones motores a esos cambios de postura.

Tal como se explicó en el ejemplo práctico propuesto, se requiere también una regulación permanente tanto en el decúbito dorsal y lateral, como en la sedestación lateral, en el apoyo en las manos, y en la bipedestación.

Cada enderezamiento y cada movimiento necesitan de la **postura**, y también del movimiento espontáneo del niño: la motricidad espontánea. Esta postura se analiza y describe de forma minuciosa al hacer la valoración de la motricidad espontánea. En ella se relaciona el movimiento que realiza el niño con la postura correspondiente del tronco.

El análisis y la **valoración de la motricidad espontánea** de un niño sirven para determinar **su edad de desarrollo motor**. Para ello la atención se centra no en la valoración cuantitativa (¿qué hace el niño?), sino en la calidad del movimiento y de la postura (¿cómo lo hace?) (> Fig. 2.1).

Para poder indicar la aplicación de la terapia Vojta en niños con alteraciones motoras en el primer año de vida, el explorador tiene que conocer estos patrones motores, porque los necesita como referencia permanente (medida de comparación) para realizar la valoración y determinar el grado de desviación.

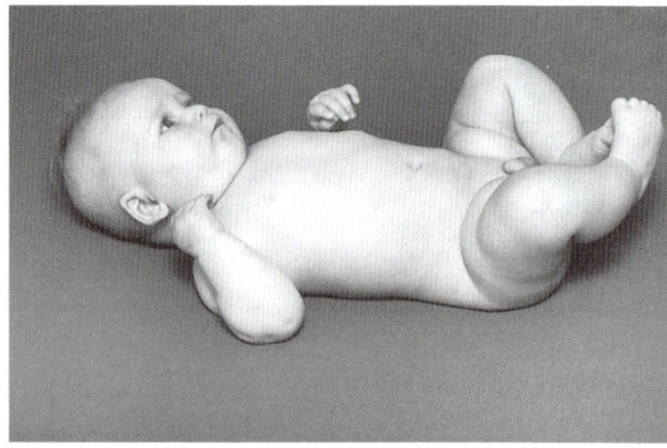

Fig. 1.8 Control postural en decúbito dorsal: el tronco está extendido, la cabeza puede mantenerse en el eje de la columna. Los brazos y las piernas pueden moverse libremente debido a ese control postural del tronco. [P236]

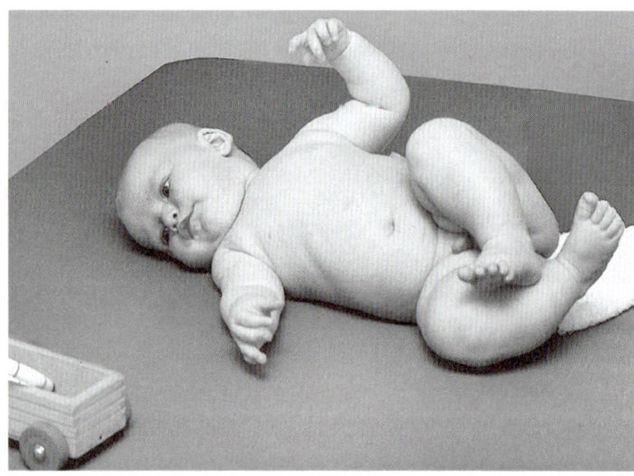

Fig. 1.9 Volteo: el niño ve el camión y quiere tenerlo. El control postural del tronco acompaña al proceso del volteo, que le acerca a su objetivo. [P236]

Desde la práctica

Ejemplo: Un niño muy motivado de 10 meses, que desea alcanzar los objetos colocados en un nivel por encima de su cabeza, pondrá en marcha todas sus posibilidades motoras para enderezarse y alcanzar esos objetos deseados. Lo intentará aunque supere a sus capacidades motoras, porque la curiosidad predomina sobre los patrones motores que él todavía no puede utilizar. Este niño muestra unas competencias motoras esperables a los 10 meses.

Si solo se tiene en cuenta la cantidad del desarrollo motor, lo que se valora es la edad del niño. Pero si se analiza la calidad del patrón postural, se puede ver que este niño todavía se encuentra, por ej., dentro de los 3 primeros meses de edad, porque ha compensado su enderezamiento con una clara lordosis. El ejemplo muestra cómo pueden darse discrepancias entre las capacidades motoras cuantitativas y cualitativas.

Seguramente este niño podrá seguir adelante en su evolución hacia la locomoción. Pero es probable que ese déficit en su postura, que ya se puso aquí de manifiesto, le acompañe en su desarrollo. Así podrían explicarse muchos de los dolores de espalda y los problemas de columna frecuentes en el adulto por el déficit de la función de enderezamiento en el primer año de vida.

Esto aclara también por qué es efectivo el tratamiento en el adulto al aplicarle las posiciones de partida de la locomoción refleja en decúbito dorsal, ventral o lateral. Con la terapia se accede al nivel de enderezamiento en el que se produjo el déficit.

CAPÍTULO

2 El desarrollo motor del niño en el primer año de vida

2.1 Los patrones motores como base del desarrollo motor

Los patrones motores son la base de la conducta motora. La maduración de los circuitos neuronales se refleja en la conducta motora del niño.

En este capítulo se describe el desarrollo motor del niño desde el nacimiento hasta alcanzar la marcha bípeda desde el punto de vista de la ontogénesis postural. Ese desarrollo dura normalmente hasta el 12º mes, y puede prolongarse hasta el 18º mes. Los programas motores están previstos en el programa genético del hombre, son específicos de la especie y son la base para el desarrollo de la conducta motora. El niño consigue en ese tiempo una base fundamental para su desarrollo motor a partir de la cual se podrán construir nuevas habilidades. A ese desarrollo pertenece también el enderezamiento sobre los brazos y las piernas, así como la rica y variada actividad de la motricidad oral, que es condición para adquirir el lenguaje. La marcha corona el final del proceso.

Aproximadamente en la mitad de los niños estos patrones se establecen a su tiempo en los distintos estadios del enderezamiento, y los niños consiguen con ellos la marcha en el duodécimo mes de vida.

Vojta ha descubierto que en el fondo de esta sincronización y de la activación precoz existe una regularidad preprogramada genéticamente para la conducta motora en cada uno de los estadios del desarrollo. Están descritos los contenidos cinesiológicos de los patrones motores desde el punto de vista cualitativo, es decir, cómo es la configuración de esos patrones. Se los denomina también "patrones ideales", y están considerados como medida de valoración en el diagnóstico del desarrollo, pero también para valorar la conducta motora de un adulto. Solo si se tiene como referencia el patrón ideal, se puede efectuar una valoración adecuada y establecer el grado de desviación respecto a ese patrón.

2.1.1 El patrón sensomotor

El niño nace normalmente con un sistema motor bien organizado y funcional y con programas motores innatos (> 1.2.2). El recién nacido todavía está desvalido respecto al establecimiento de los patrones motores que posibilitan el enderezamiento y la locomoción. Solo entre los doce y los dieciocho meses el sistema miofascial y el sistema esquelético pueden asumir esa tarea. Dependiendo de la madurez del SNC y en etapas del desarrollo más o menos avanzadas, el niño adquiere la capacidad de emplear su cuerpo de forma propositiva.

Durante ese tiempo del desarrollo el niño experimenta su cuerpo y su entorno a través de su sistema motor. Las impresiones sensoriales, su elaboración y la reacción a ellas están estrechamente unidas a la motricidad y no se pueden separar de ella. Se constituye una unidad funcional: la **sensomotricidad.**

RECUERDE

- Sensomotricidad: un proceso nervioso y motor en el cual mediante la elaboración de percepciones sensoriales se produce una respuesta motora.
- Patrón global: al mover una parte del cuerpo, por ej., un brazo, reacciona todo el cuerpo. A esta acción coordinada de todo el cuerpo, de los distintos grupos musculares, de las articulaciones y de los órganos sensoriales, se la denomina patrón global o patrón motor global

2.1.2 El fondo postural y los movimientos compensatorios

Todo movimiento, por muy pequeño que sea, necesita una estabilidad postural. El grado de libertad del movimiento de los brazos solo es posible si hay una estabilidad postural en el tronco, y especialmente en la columna, aunque el observador no lo perciba a primera vista. Por este motivo tiene que valorar también el **fondo postural del tronco y de la columna**, aunque se describan solo los patrones motores de una parte del cuerpo, por ej., de un brazo o de una pierna. Se designa como fondo postural a esa postura que adoptan la columna y el tronco para que pueda realizarse un movimiento coordinado y dirigido hacia un objetivo. Para ello es necesario el equilibrio entre las porciones móviles (fásicas) y las estabilizadoras (posturales) en todo el sistema miofascial.

Además hay que valorar si aparecen **movimientos compensatorios** (patrones de compensación) del tronco al realizar el movimiento del brazo.

RECUERDE

Fondo postural: postura que adoptan la columna y el tronco para que pueda realizarse un movimiento coordinado y dirigido a un objetivo.

Influencia de la postura del tronco

La columna vertebral forma el eje funcional en el que, y alrededor del cual, se realizan todos los movimientos de las extremidades y de la cabeza. También se denomina eje del esqueleto. El tronco es el órgano axial que, junto con la columna, proporciona la estabilidad postural necesaria para la motricidad fina y grues.

Niño de seis semanas

El 75% de los niños de seis semanas son ya capaces de fijarse en un objeto que se le coloque delante de los ojos durante un tiempo muy corto. Es decir, para esta fijación de tan corta duración ya necesita de un fondo postural momentáneo. El dirigir la mirada depende, a esta edad, del giro de la cabeza, porque todavía no es posible un movimiento aislado de los ojos.

Niño de dos meses

En el decúbito dorsal se observan muy claramente los movimientos de los brazos y las piernas a partir de los 2 meses. En ese tiempo el niño dirige las manos juntas por delante del cuerpo (coordinación mano-mano). El descubrimiento del propio cuerpo empieza al dirigir ambas manos y palpar y sentir los dedos en el centro del cuerpo por delante del pecho. Se produce una maduración central en la acción coordinada de ambos hemisferios hacia el centro del cuerpo.

Poco tiempo más tarde, las manos aparecen por casualidad en el campo visual cerca de los ojos (miopía fisiológica) cuando el niño juega con los dedos y se los toca. Por primera vez el niño percibe visualmente su cuerpo (coordinación ojos-manos). Una vez que cada mano ha sido descubierta al sentir la otra y por la percepción óptica, sigue una nueva percepción al reconocerlas con la boca. Ha aparecido un nuevo patrón: la coordinación mano-mano-ojos-boca. Esta experiencia fundamental con las manos se graba en el esquema corporal y se mantiene disponible para la interacción mano-boca en otras situaciones.

El tronco empieza a estabilizarse cada vez más claramente en el eje del cuerpo, y ya no se desvía del eje longitudinal, como ocurre todavía en la postura del esgrimista en la sexta a octava semana (> Fig. 2.6).

El niño de tres meses

A lo largo del 3º mes el niño puede mantener el tronco de forma segura en el eje longitudinal del cuerpo, tanto en decúbito dorsal como ventral.

- En el **decúbito dorsal** la musculatura autóctona ofrece la condición para el movimiento libre de los brazos, de las piernas y de la cabeza (órgano efector), al colocar y enderezar la columna en el eje longitudinal. El niño puede agarrar un objeto que se le ofrece desde un lado con la mano de ese lado, y si se le presenta en la línea media, con las dos manos a la vez. Todavía no puede realizar la prensión más allá de la línea media.
- En el **decúbito ventral** puede realizar el enderezamiento sobre los codos (apoyo simétrico en codos) para el movimiento libre de la cabeza.

La designación de la cabeza como órgano efector se refiere a que el movimiento libre de la cabeza depende de la estabilidad postural previa en la columna y en el tronco.

El niño de seis meses

Al final del sexto mes aparecen los pies por vez primera en el campo visual del niño, los agarra con las manos y se los mete en la boca. También en este patrón motor de la coordinación manos-pies-boca (> Fig. 2.16) es condición previa la estabilidad postural del tronco, y muestra claramente el ajuste selectivo de todo el cuerpo. De este modo el niño conoce sus pies.

2.1.3 La experiencia motora se graba en el esquema corporal

Desde la Práctica

El niño todavía no tiene ninguna idea de los objetos de su alrededor. Por ej., no conoce la distinta sensación al tacto de los diferentes materiales, cómo saben, o lo que se esconde detrás de lo que ve. Pero los niños son curiosos y escudriñan e investigan su entorno. Investiga el mundo con la boca y con las manos. Aprende de ese modo a conocer los diferentes sabores, y se va haciendo una representación y comprensión de las cosas de su entorno. Las experiencias motoras que va realizando se graban y se almacenan como esquema corporal.

El esquema corporal es la representación mental del cuerpo y de sus límites respecto al entorno a través de la superficie corporal. Para su total formación es necesario un movimiento repetido y activo en un entorno constantemente cambiante. Es la base para que pueda formarse la individualidad subjetiva y pueda desarrollarse la autoconciencia. La formación del esquema corporal no se termina hasta el final de la pubertad.

El esquema corporal funciona sobre todo de forma inconsciente, y es un importante factor de relación para todas las acciones y reacciones. Sin embargo, en los niños que nacen con la falta de algún miembro, por ej., tras una embriopatía por talidomida, también se forma el esquema de todo el cuerpo, lo que indica que se trata de una predisposición genética (10). Se necesita la intervención de los programas motores innatos para poder llevar a cabo una acción (movimiento) repetida. No se percibe cada músculo aislado. Se registra y se almacena la imagen de todo el movimiento. La función en su conjunto se graba entonces en distintas regiones del SNC como un mapa del cuerpo.

Cuando el niño incorpora nuevos patrones motores, los movimientos son aún torpes, pero a medida que los repite se hacen más elegantes. El trabajo conjunto de los distintos grupos musculares se realiza de muy distintas maneras. Una misma musculatura cumple entonces diferentes tareas. Los patrones formados de este modo pueden ser grabados en el SNC, y pueden ser utilizados más adelante o modificados con nuevos aprendizajes.

2.1.4 Experiencia motora intrauterina y postnatal

El embrión se encuentra flotando en el líquido amniótico, sin apenas gravedad y por ello es el movimiento lo que está en primer plano, no la estabilidad postural. Al aumentar el tamaño del cuerpo del niño, el espacio para moverse se hace más pequeño y las paredes del útero que lo limitan ofrecen resistencia al movimiento del niño, pero a la vez apoyo.

Las experiencias motoras intrauterinas se almacenan sin que la estabilidad postural tenga que acoplarse a esos movimientos. En la 8ª semana del desarrollo embrionario ya se han desarrollado los músculos de la cabeza, del tronco y parte de la musculatura de las extremidades, y en ese momento empiezan a encargarse del movimiento (> Fig. 2.1). A partir de la 4º-5º mes del embarazo la madre ya nota los movimientos del niño. Los estímulos para el movimiento llegan tanto desde el embrión como desde la madre, y de ese modo se establece una comunicación entre ambos.

Esas experiencias motoras se completan después del nacimiento de forma continuada durante el desarrollo sensomotor, aunque ahora se necesita una estabilidad postural.

Después del nacimiento la fuerza de la gravedad actúa sobre el niño sin la protección del útero; falta, por tanto, en estas nuevas condiciones la regulación de la postura. El niño reacciona con movimientos en masa (holocinesia) a los estímulos del entorno, tales como un ruido alto, o a estímulos de su cuerpo, como el llanto, el dolor, el hambre, etc. El lactante se encuentra en las cuatro primeras semanas en la transición de la marcada fase filogénica a la verdadera fase ontogénica.

A partir de la 4ª semana de vida va apareciendo en el tronco una postura cada vez más simétrica, y al final del 3º mes el niño puede, por ejemplo, estabilizar el tronco en decúbito dorsal y balancearse. Para ello se apoya en una base triangular formada por ambas escápulas y la charnela tóraco-lumbar. Con ello consigue libertad de movimientos para los brazos, las piernas y la cabeza.

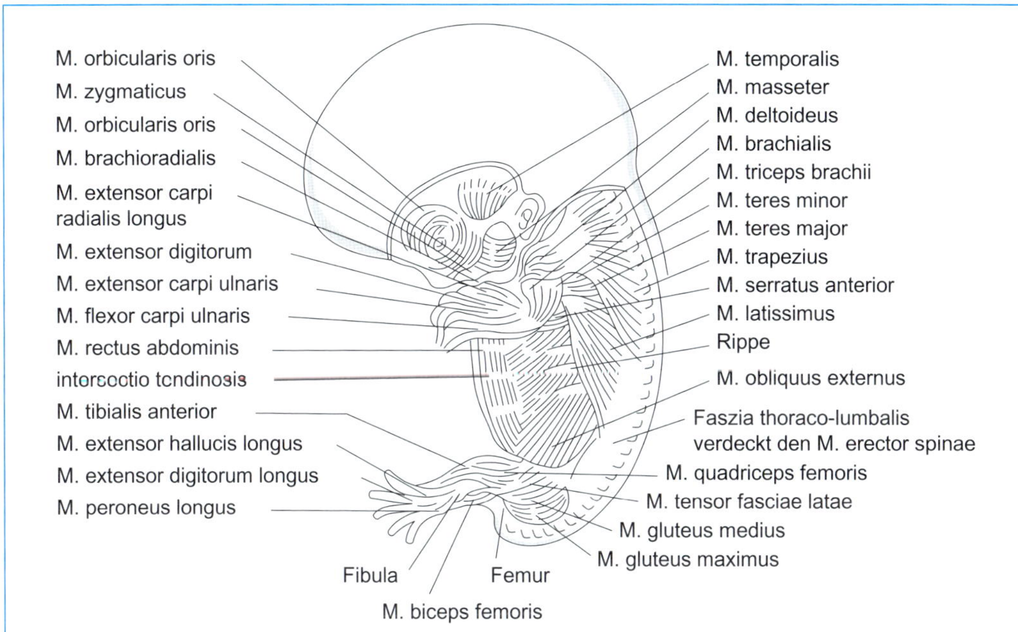

Fig. 2.1 Embrión en la octava semana embarazo: es notable la musculatura orofacial y del tronco ya formadas (L157)

2.1.5 Posturas y superficies de apoyo

El niño desarrolla sus funciones motoras desde el decúbito ventral, dorsal y lateral. Desde el nacimiento hasta la marcha bípeda se va enderezando su cuerpo hacia posiciones más altas. Para ello tiene que mantenerse y moverse de diferente manera, en contra o con la gravedad, y adecuarse a ella con distintos grados de dificultad y con bases de apoyo cada vez más pequeñas.

Posturas

- En el **decúbito ventral** los movimientos del recién nacido son tranquilos debido a la mayor estabilidad que encuentra en esa postura. No se irrita tan fácilmente. A partir de esa postura el niño se endereza sobre los codos (apoyo simétrico en codos) a los tres primeros meses.
- En el **decúbito dorsal** la postura del recién nacido es al principio muy inestable e insegura. Se irrita fácilmente y reacciona con movimientos en masa desordenados y erráticos. La causa de esa inseguridad es la falta de regulación postural (control postural). El recién nacido todavía no se puede apoyar con su espalda en la superficie de contacto. Solo al final del tercer mes esa superficie de contacto se convertirá en una superficie de apoyo segura.
- En el segundo trimestre el niño se voltea de dorsal a ventral sobre el **decúbito lateral** y al revés. La maduración de los circuitos neuronales permiten en esta edad un trabajo coordinado entre ambos hemisferios cerebrales, de modo que se puede apoyar sobre un lado el cuerpo, y con la otra mano puede alcanzar un objeto apetecible sobrepasando la línea media.

El decúbito dorsal y lateral son posturas lábiles y se mantienen como tales, lo que supone una gran dificultad para el control de la postura.

Superficies de apoyo

Las superficies de apoyo van cambiando durante el enderezamiento y la locomoción y son cada vez más pequeñas. A partir de estímulos ópticos, y cada vez con mayor alegría por descubrir el entorno, el niño se endereza más hacia arriba desde el decúbito ventral, dorsal y lateral. Finalmente, la base de apoyo se reduce a la formada entre las manos y la pelvis, por ej., en la sedestación oblicua, o entre las manos, rodillas y muslos en el arrastre. Al proseguir el enderezamiento, al final del cuarto trimestre, todo el peso del cuerpo se apoya y equilibra sobre la pequeña superficie de los pies.

RECUERDE

Las superficies de apoyo cada vez más pequeñas suponen una gran exigencia para todo el sistema sensomotor; el equilibrio del cuerpo es cada vez más vulnerable y el enderezamiento en el tronco más difícil de mantener.

Estabilidad postural

Para estabilizar la postura durante el enderezamiento, el niño ya conoce el diferente funcionamiento de su musculatura del tronco de los primeros doce o dieciocho meses de vida. Esto ocurre cuando consigue el apoyo del tronco en decúbito dorsal, al apoyarse sobre los brazos en el decúbito ventral, en el volteo, en la puesta en pie y la marcha, y también cuando realiza la prensión de un objeto. Todos estos movimientos diferentes exigen una regulación postural diferenciada en el tronco y en la columna. Muestran que el niño ya en el primer momento del desarrollo experimenta lo que es la base para otras actividades individuales, como en el deporte o en otras áreas.

2.1.6 Diferenciación de los patrones motores

Generalmente, el sistema esquelético y muscular del niño necesita entre doce y dieciocho meses para sostener el cuerpo de forma segura en las distintas fases del enderezamiento. En ese tiempo el funcionamiento diferenciado de cada uno de los músculos se realiza de forma totalmente inconsciente y dependiente de la situación, apareciendo cada vez nuevas combinaciones para organizar los distintos patrones, los cuales se entrenan por repetición. Solo entonces se le abre al niño el espacio horizontal y vertical, porque puede voltearse, sentarse, gatear y ponerse en pie. Las fuerzas impulsoras que ponen en marcha los **patrones sensomotores innatos** residen en la curiosidad y en las ganas de descubrir el entorno. Si aparece o no el patrón y cómo lo utiliza el niño, informa sobre su desarrollo mental.

A medida que se produce un mayor enderezamiento del cuerpo, se exige un mayor y más variado control postural para reaccionar de forma ajustada a esa situación. Se va afinando cada vez más el mantenimiento postural del tronco, como base postural para cualquier movimiento de las extremidades y del tronco, incluyendo la motricidad fina. Y con ello el niño tiene experiencias en todas las áreas del desarrollo de su personalidad.

Con la edad, y al aumentar sus intereses, el niño consigue patrones motores más variados y diferenciados. El sistema motor experimenta así de formas muy diversas que puede ser utilizado de diferentes maneras, y que está muy finamente sintonizado. Tiene ya un amplio espectro de **imágenes almacenadas (esquema corporal)**. Si el niño ha desarrollado su propio esquema corporal individual recurrirá también a él en su vida adulta, cuando necesite aprender nuevas funciones, por ej., en el deporte, al conducir o al tocar un instrumento. El aprendizaje en edad temprana de un instrumento es especialmente efectivo en la formación del esquema corporal.

Si en el primer año de vida el niño solo puede acceder de forma limitada a los programas motores genéticos y a los patrones motores disponibles, es de esperar déficits en su desarrollo motor, psíquico y social. Los déficits en la calidad del patrón postural del tronco se manifiestan con frecuencia más tarde como alteraciones posturales. El niño con una alteración de la coordinación central no puede reaccionar a los estímulos del entorno que atraen su atención y curiosidad, pues su SNC no puede poner a su disposición la motricidad necesaria. Puesto que tiene alterado el control de la postura y del movimiento, corre el peligro de persistir en la repetición de patrones motores estereotipados, que son perjudiciales para el desarrollo del enderezamiento.

2.1.7 Enderezamiento y locomoción en el desarrollo infantil

Hay ventanas temporales fisiológicas en las que el sistema sensomotor es especialmente sensible y receptivo para el desarrollo postural. Esta ventana está ampliamente abierta en los primeros tres a seis meses.

Los doce primeros meses del desarrollo se dividen, en la terminología médica, en cuatro trimestres. Estas secciones temporales pasan de una a otra de manera fluida. En cada trimestre el niño muestra un desarrollo típico de ese periodo, que a su vez constituye la base para el desarrollo del siguiente trimestre. Cada trimestre muestra determinadas características en cuanto al desarrollo del enderezamiento y de la locomoción.

- En el **primer trimestre**, es decir, hasta el final del tercer mes, el niño desarrolla una postura simétrica del tronco, con la columna extendida en el eje longitudinal, tanto en decúbito dorsal como ventral. Puede mover la cabeza hacia ambos lados de forma libre, sin participación del tronco. Los estímulos ópticos y la curiosidad son los desencadenantes de este enderezamiento. En el decúbito ventral el niño consigue el apoyo simétrico en los codos, y puede mantener la cabeza por primera vez fuera de la base de apoyo. Si se tiene en cuenta que el peso de la cabeza supone un tercio del peso total del cuerpo, podemos imaginar el trabajo postural que se le exige al tronco.
- En el **segundo trimestre** aparece, a través del volteo de dorsal a ventral, el decúbito lateral sobre el que, al principio, el niño se voltea hacia ventral, y unas seis semanas después desde ventral hacia dorsal.
- En el **tercer trimestre y en el cuarto** el niño se endereza, tanto desde el decúbito dorsal como desde el ventral, hacia la vertical, pasando por el decúbito lateral. Este momento del desarrollo se ve en el niño que se sienta de lado (sedestación oblicua) y realiza la prensión hacia arriba para alcanzar un objeto interesante que le ha llamado la atención. De esa manera descubre el espacio superior. El niño gatea, se apoya en los brazos para ponerse de pie y marcha a lo largo de los muebles. Va descubriendo el entorno en un radio cada vez mayor, el mantenimiento postural del tronco se hace cada vez más necesario y cada vez más integrado en las distintas posturas. Con esta estabilidad postural aumenta el espacio libre, así como la amplitud del movimiento de las extremidades y de la cabeza. La posesión de un objeto genera curiosidad y avidez.

2.2 Los estadios del desarrollo

A continuación se muestran las principales características del desarrollo del enderezamiento en los distintos estadios del desarrollo, que sirven para la valoración de la motricidad espontánea. Junto a ellos se describirá el desarrollo de la motricidad óptima/ideal como medida de comparación. Alrededor de la mitad de los niños presentan esas características en el tiempo adecuado (motricidad ideal) en el primer año de vida. Los patrones motores ideales se describen teniendo en cuenta la calidad del movimiento, y sirven como medida para la valoración del desarrollo motor individual tanto en el diagnóstico como en la terapia (> 2.1).

Dado que los patrones ideales están claramente descritos, ofrecen una medida de valoración con la que el explorador puede reconocer el grado de desviación del patrón ideal. De este modo es posible una valoración cualitativa de la motricidad. En la terapia, los patrones ideales sirven como orientación en el proceso terapéutico.

Se pondrá una especial atención a la descripción de la postura del tronco y de la columna. La valoración de la motricidad espontánea informa sobre el acceso a la dotación genética preprogramada y sobre la madurez de las redes neuronales. La comparación de los patrones que presenta el niño (conducta) con los patrones ideales muestra si el niño tiene limitadas sus disponibilidades motoras, o si se desvía de los patrones básicos.

Cada trimestre muestra señales características en cuanto al desarrollo del enderezamiento y de la locomoción. El niño consigue, de este modo, un ancho espectro de imágenes almacenadas (esquema corporal). Graba de forma inconsciente, por la repetición frecuente, los patrones básicos individuales y recurre a ellos inconscientemente a lo largo de su vida al aprender nuevas funciones, por ej., en el deporte, o al tocar un instrumento.

RECUERDE

Los movimientos rítmicos, las reacciones reflejas, así como los movimientos propositivos, colocan al niño en su primer año en el camino hacia el enderezamiento vertical. Están relacionados con la edad cronológica, se describen como patrones motores y se manifiestan en etapas del desarrollo con dependencia temporal.
Pueden ser activados ya en el lactante en los primeros tres meses para el diagnóstico y la terapia (> 2.2.1). Además informan sobre la capacidad de coordinación del SNC de un lactante (> 3.1, > 3.2).

2.2.1 Los tres primeros meses: de los movimientos indiferenciados al apoyo en los codos

El desarrollo motor

En los primeros tres meses el niño empieza a conocer su cuerpo y a utilizarlo de forma propositiva. Por ello se denomina a este tiempo el **comienzo de la diferenciación motora**. En estos tres meses se forman patrones motores que son la base para el desarrollo motor posterior.

En las primeras cuatro semanas el lactante se encuentra en el paso de la filogénesis a la verdadera ontogénesis. En esas primeras cuatro a seis semanas dominan los **reflejos primitivos** (> 3.1.3). Tienen que estar presentes, y muestran, entre otras cosas, la madurez del recién nacido. Disminuyen cuando el niño tiene un mejor acceso a los patrones innatos, los cuales le ofrecen una mayor posibilidad para comunicarse de forma más selectiva con su cuerpo.

Sin embargo, al principio, el niño reacciona a los estímulos del entorno, tales como los ruidos, o a los de su propio cuerpo como el llanto, el dolor, el hambre, etc., con movimientos en masa (holocinesia, Fig. 2.2). Todos esos movimientos indiferenciados producen un cambio permanente de la superficie de contacto de su cuerpo. Si el niño gira la cabeza, el cuerpo la sigue y se produce una postura asimétrica. Los brazos, las piernas y la cabeza solo se pueden mover a la vez que el cuerpo y todavía no de forma independiente. A pesar de esa postura tan inestable, el 75% de los niños ya pueden fijar un objeto con la mirada por un momento.

RECUERDE

Los reflejos primitivos de las primeras semanas disminuyen su intensidad entre la cuarta y la sexta semana.

El desarrollo desde el decúbito ventral

En el decúbito ventral domina, al principio, una **fuerte flexión de la pelvis**, de la cadera y de las rodillas. El niño está volcado hacia un lado y se apoya sobre una mejilla, sobre el esternón y sobre los antebrazos, cerca de las muñecas. Las manos están en puño relajado y desviadas hacia fuera. Los brazos se encuentran pegados al cuerpo y los codos quedan por detrás de la línea de los hombros. Las articulaciones de hombros y caderas están en rotación interna. Las piernas se apoyan solo sobre las rodillas, debido a la fuerte flexión de la pelvis (> Fig. 2.3).

Enderezamiento momentáneo

Ya en la octava semana el niño puede seguir un **estímulo óptico y eleva momentáneamente la cabeza** de la base de apoyo para ver más. El apoyo en los antebrazos recae cerca de la muñeca. Las manos están en puño relajado y dirigidas hacia fuera. Los codos están todavía colocados por detrás de los hombros (> Fig. 2.4). Ha cedido la fuerte flexión de la pelvis y el centro de gravedad se desplaza del esternón hacia la parte superior del abdomen. Se establece una base de apoyo triangular: entre la parte superior del abdomen-ombligo y los antebrazos Este enderezamiento transitorio del cuerpo supone el primer enfrentamiento a la gravedad.

RECUERDE

En el decúbito ventral la cintura escapular puede enderezarse primero sobre los antebrazos y luego sobre los codos.

Cintura escapular y brazos

En el paso hacia el cuarto mes la cintura escapular puede enderezarse sobre los brazos, los codos se colocan para ello debajo de los hombros, desaparece en

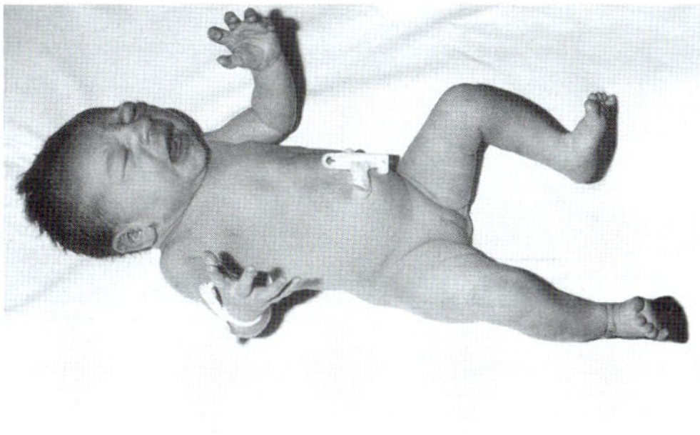

Fig. 2.2 Recién nacido en decúbito dorsal: muestra movimientos en masa ante un estímulo (P236)

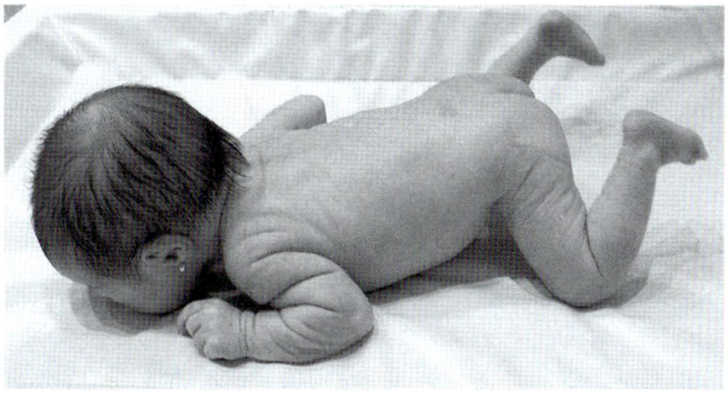

Fig. 2.3 Recién nacido en decúbito ventral: se ve claramente la postura en flexión de la pelvis. (P236)

ellos la rotación interna y están preparados para mantener la cintura escapular. Las manos pueden mantenerse alineadas en el eje longitudinal del brazo. Están abiertas y pueden juntarse en el centro sobre la superficie de apoyo. La flexión de la pelvis ha cedido tanto que la pelvis y la sínfisis se han acercado a la superficie de apoyo y las piernas están levemente extendidas. Con ello las caderas están en rotación externa (➢ Fig. 2.5).

RECUERDE

- Al final del tercer mes el niño puede desplazar normalmente el peso del cuerpo hacia la pelvis. Los dos codos y la sínfisis forman una base de apoyo triangular. La cabeza puede mantenerse elevada fuera de este triángulo.
- La musculatura ventral y torácica mantienen el cuerpo contra la gravedad. En el principio Vojta se designa a este patrón motor *apoyo simétrico en los codos* (➢ Fig. 2.5).

El desarrollo desde el decúbito dorsal

Entre la sexta y séptima semanas el niño puede, en decúbito dorsal, mantener la mirada sobre un objeto –un juguete– de forma consciente y durante más tiempo. Esa fijación óptica se muestra en un patrón motor que incluye a todo el cuerpo y que recuerda la postura de un esgrimista, por eso se le denomina **patrón del esgrimista** (➢ Fig. 2.6). En ella, el brazo del lado hacia el que el niño mira está levemente extendido y la mano en puño relajado. La pierna de ese lado se extiende, incluido el pie. En el lado que queda fuera de la mirada el brazo está relajado en flexión, la mano en puño relajado y la pierna en leve flexión.

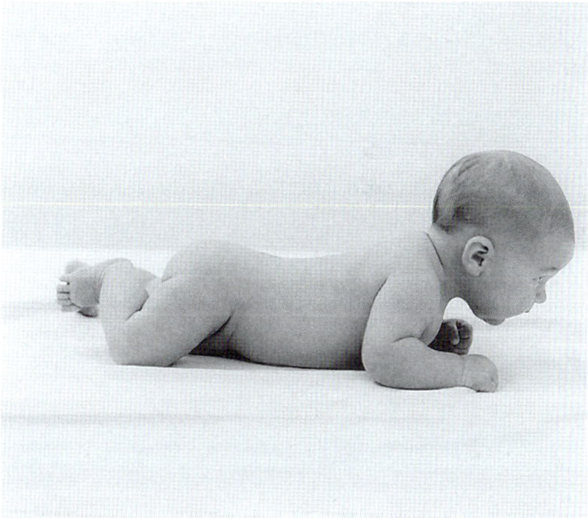

Fig. 2.4 Decúbito ventral a las ocho semanas: el niño sigue un estímulo óptico, levanta transitoriamente la cabeza apoyándose en los antebrazos, cerca de la muñeca. (R117)

Las piernas y los brazos están en rotación externa de hombros y caderas.

RECUERDE

Los ojos fijan y persiguen un objeto. Cerca del 75% de los lactantes pueden realizarlo ya a las seis semanas.

Descubrimiento de las manos como órganos de prensión

A partir de la octava semana el niño descubre sus manos en decúbito dorsal. El tronco es ya tan estable que la cabeza puede mantenerse en el centro y puede girar del todo hacia ambos lados libremente. Eso es posible debido a que la columna cervical, y hasta la mitad de la columna dorsal, están ya mantenidas en extensión y a su movilidad segmentaria. Las manos se juntan cerca del cuerpo y se tocan. Este encuentro de una mano con otra se denomina **contacto mano-mano**, o también **coordinación mano-mano**.

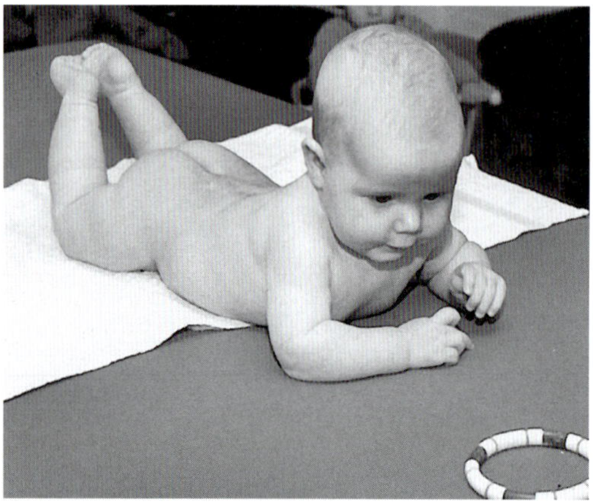

Fig. 2.5 Apoyo simétrico en los codos a los tres meses. Una ampliación de la orientación óptica. (P236)

De este modo las manos entran por casualidad en el campo visual, se las mira y las lleva a la boca. La función de prensión de las manos empieza, por tanto, con la percepción de las manos a través de sentirlas, verlas y gustarlas.

RECUERDE

- La coordinación de las manos con los ojos y la boca es condición importante para la posterior prensión manual propositiva, porque la prensión dirigida a un objeto va acompañada generalmente por los ojos. El patrón motor se designa como coordinación ojos-manos-boca. Al juntar las manos delante del cuerpo el niño eleva a la vez las piernas. Esto significa que todo el cuerpo está incluido en ese patrón.
- Cuando, desde el decúbito dorsal, el niño realiza la prensión en el centro del cuerpo y lleva las manos a la boca, se trata de la llamada coordinación mano-mano-boca.

Condición para una prensión propositiva

Al final del primer trimestre, en la transición hacia el segundo, se ha desarrollado en el decúbito dorsal, a partir de la superficie de contacto del recién nacido, una **base de apoyo** formada por el triángulo: **escápulas - charnela toracolumbar**, lo cual posibilita al niño realizar una fijación selectiva con los ojos y una prensión selectiva con las manos. Desde este decúbito dorsal seguro el niño puede mantener más tiempo lo ojos fijados en un objeto interesante y seguir su movimiento (> Fig. 2.7).

El apoyo sobre las escápulas es un apoyo enormemente lábil. Tiene que estar ajustado dinámicamente, de modo que el tronco pueda moverse sobre esa base de apoyo y, a la vez, que los brazos tengan libertad de movimiento en los hombros, ya que las escápulas son parte de esa articulación.

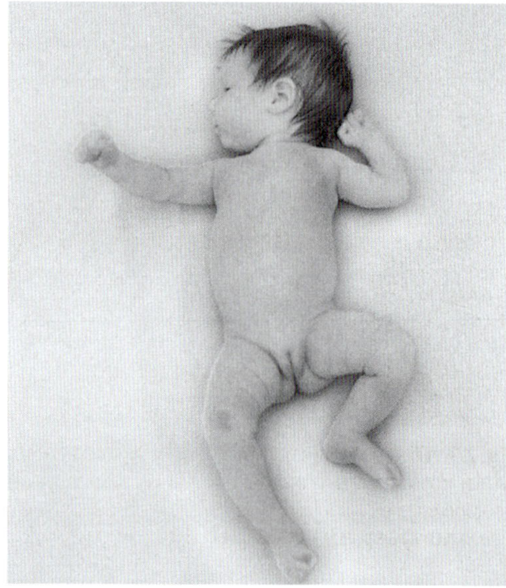

Fig. 2.6 Postura del esgrimista: patrón motor a la edad de seis a siete semanas. Las extremidades del lado facial están en extensión relajada, las del lado nucal en flexión relajada. (E190)

A los tres meses el niño puede, generalmente, dirigir los ojos unos 30° hacia la derecha y a la izquierda de la línea media, independientemente de la cabeza y del cuerpo. Con estos movimientos oculares utiliza ya una gran parte del campo visual.

RECUERDE

- A partir de la superficie de contacto del tronco se establece una base de apoyo segura, con lo que el niño puede mantener de forma segura el decúbito dorsal.
- Con independencia del giro de la cabeza, los ojos pueden dirigirse hacia ambos lados unos 30° respecto a la línea media del cuerpo.

Una base de apoyo segura como condición para un posterior control postural

Al final del tercer mes la base de apoyo se extiende desde las escápulas hasta la pelvis. Es este apoyo seguro el que permite al niño flexionar la parte inferior del tronco y desplazar el peso del cuerpo en direc-

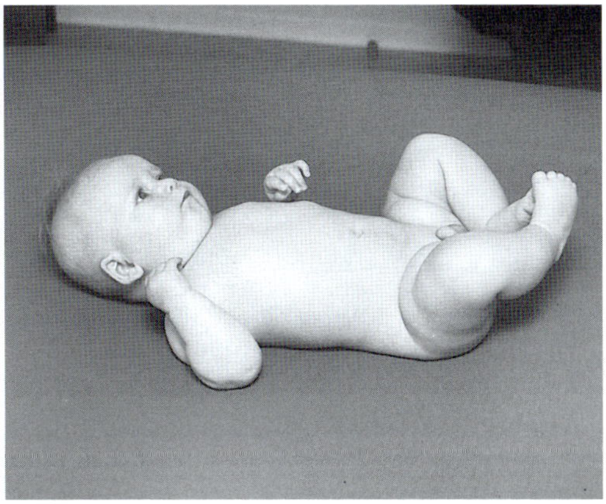

Fig. 2.7 Niño de tres meses en decúbito dorsal: control postural del tronco en decúbito dorsal. El tronco está extendido y apoyado en la espalda, los brazos y las piernas están en rotación externa y se pueden mover con independencia del tronco. (P236)

ción craneal. Al mover el niño los brazos, las piernas o la cabeza, y desplazar con ello el peso de su cuerpo, va variando el contacto del tronco sobre la base de apoyo. La presión varía en su intensidad. Dado que el tronco no se desvía lateralmente y se mantiene extendido, supone para la columna, a nivel segmentario, un constantemente ajuste y adaptación mediante finos movimientos de extensión y rotación. Esta función constituye la base para el posterior control postural, cuando el tronco en posición de mayor enderezamiento ya no se sustente directamente sobre la base de apoyo, sino que el apoyo recaiga sobre las extremidades.

Prensión de las manos, prensión de los pies

En la **transición del tercero al cuarto mes** el niño, estando en decúbito dorsal, puede **llevar ambos brazos a la línea media para alcanzar un objeto** y llevarlo a la boca (➤ Fig. 2.8a). La boca se abre al agarrar el objeto con las manos. El niño observa el objeto y lo palpa con las dos manos y con la boca. Ya puede girar libremente los antebrazos (pronación/supinación) manteniendo los hombros en rotación externa, y puede mantener las manos en la prolongación del eje de los antebrazos. Esto le permite girar y volcar el objeto, mirarlo por todos los lados y también chuparlo por todas partes. La musculatura de las manos está ya tan diferenciada que las palmas se mantienen ya desplegadas y los pulgares se pueden separar. De ese modo el niño puede, por ej., agarrar una pelota con los dedos, las palmas y los pulgares y sentir su superficie.

El aprehender con todo el cuerpo

La **prensión con las manos** va acompañada del **mantenimiento postural del tronco**; todo el cuerpo participa en esa prensión (patrón postural global) (➤ Fig. 2.8b). La cintura escapular está apoyada en la base de apoyo, de modo que puede mover los brazos y manos hacia el objeto deseado. La pelvis también está apoyada en el colchón, lo que permite la flexión de las piernas en las caderas con leve rotación externa y abducción y la elevación de los muslos. Al mismo tiempo se produce una **prensión con los pies** y las plantas se acercan una a la otra.

El niño puede realizar el movimiento de las piernas manteniéndolas en posición media de las articulaciones de cadera, rodilla y tobillo. El mantener esta posición media de las articulaciones supone un gran esfuerzo para el tronco, especialmente para la musculatura abdominal y la cervical profunda.

RECUERDE

La cabeza, los brazos y las piernas pueden moverse sin movimientos asociados del tronco.

Una postura corporal segura favorece la comunicación

Con la **regulación postural** del tronco descrita, el niño tiene un apoyo seguro sobre la espalda. Patalea de forma intensa sin que aparezca lordosis, y puede balancearse de forma equilibrada cuando mueve los brazos, las piernas y la cabeza, cada uno por su lado, llevado por su curiosidad. Muy raramente se vuelca hacia un lado.

Además, tiene la posibilidad de mostrar empatía o rechazo a través del **lenguaje corporal**, o de la expresión facial. Cuando está alegre, por ej., extiende los brazos y las piernas hacia sus padres. Cuando rechaza algo, lleva los brazos y las piernas extendidas hacia el colchón, como si quisiera huir. Su expresión facial refleja escepticismo, que puede reforzar con llanto. Estas expresiones no se pueden confundir con el "extrañamiento" de los ocho meses, cuando diferencia la persona desconocida de las conocidas.

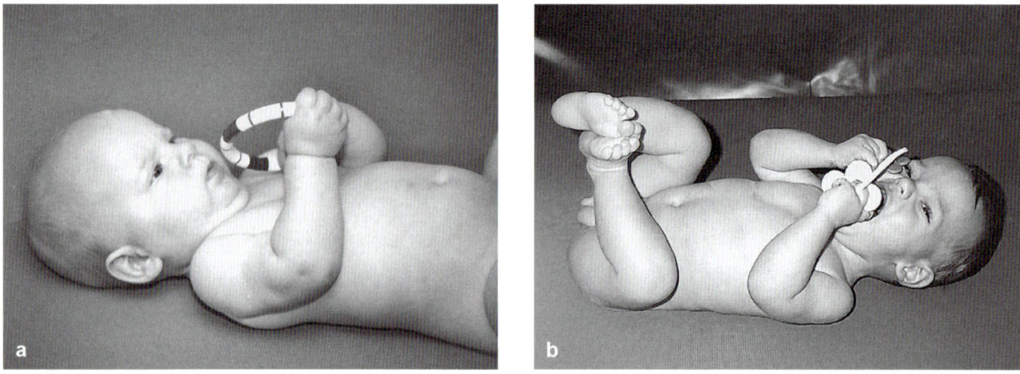

Fig. 2.8 **a** El niño palpa y agarra con las manos un juguete. **b** El niño agarra el juguete con todo el cuerpo, con las manos, la boca y los pies. El control postural del tronco lo hace posible. (P236)

El desarrollo del lenguaje

El desarrollo del lenguaje del niño depende, como el resto de la motricidad, de la madurez, de la capacidad de coordinación en las redes neuronales y del funcionamiento de la **motricidad oral**. En el recién nacido sano es posible una succión y deglución coordinadas. Los reflejos de búsqueda, succión, rooting y Babkin, como reacciones reflejas, muestran la madurez del niño. Constituyen la base para el desarrollo del lenguaje.

La boca como órgano táctil

En este momento la boca ya está preparada para funcionar como órgano táctil para la toma de alimento. La preparación de los órganos fonatorios se realiza normalmente a través de la alimentación al pecho. Pocas horas después del nacimiento el recién nacido puede dirigir la cabeza hacia el pecho de la madre para buscar la mamila. Rodea con los labios la mamila y gran parte de la areola mamaria. Succiona la leche en el vestíbulo de la cavidad bucal y presiona con la lengua en el paladar y realizando movimientos de masticación con el maxilar inferior. En esta toma de alimentación participa todo el cuerpo, lo que supone un esfuerzo para el niño, que le cansa. Se produce entonces la sensación de saciedad. De modo contrario, la alimentación con biberón requiere menos esfuerzo y es menos cansado, porque el niño solo necesita succionar. La motricidad oral no se organiza así de forma tan fina.

La fonación

En el momento del nacimiento el niño produce sonidos **indiferenciados**. Hacia el final del tercer mes ya ha conseguido una movilidad más fina del paladar blando y del tercio posterior de la lengua y con ello consigue emitir fonaciones más variadas:

- En el primer mes aparecen ya sonidos vocálicos como a, ahá, ha,
- En el segundo y tercer mes el niño se expresa con sonidos guturales como cadenas-rr. Se "habla" a sí mismo y responde con estos sonidos cuando se le habla. Se desarrolla así un diálogo no verbal si se produce una reacción a sus expresiones sonoras.

2.2.2 Cuatro a seis meses: el volteo pasando por el decúbito lateral

Hacia el final del tercer mes el niño muestra una mayor iniciativa. El niño ya tiene ideas, o sabe lo que quiere y lo puede realizar a través de la motricidad. Con esta capacidad, el niño ya es capaz de ejecutar. Toma contacto con el entorno de forma muy activa a través de su lenguaje corporal y de sus fonaciones y hace experiencias de interacción y de comunicación.

Desarrollo motor

En la segunda mitad del primer semestre las posturas son cada vez más variadas y el niño tiene muchas más posibilidades de realizar movimientos propositivos y finamente sintonizados.

El desarrollo desde el decúbito dorsal

Prensión con una sola mano, prensión de los pies

En la **primera mitad del segundo trimestre**, el niño empieza a realizar la prensión con una sola mano. (➤ Fig. 2.9). Con qué mano realiza la prensión depende del lado desde el que se le ofrece el objeto y del campo visual en el que este recae, y también de si el niño está suficientemente interesado por él. La habilidad manipulativa no juega todavía ningún papel. Si se mueve el objeto despacio hacia el centro, el niño lo sigue con los ojos y la mano. Si el objeto sobrepasa la línea media hacia el otro lado del cuerpo, el niño cambia la mano con la que lo agarra. Los **pies realizan movimientos de prensión y acompañan la prensión de las manos**. Aunque sea una sola mano la que realiza la prensión son ambos pies los que realizan generalmente también movimientos de prensión.

RECUERDE

El niño realiza la prensión con la mano en ese mismo lado del cuerpo.

Si se le ofrece al niño a esta edad un objeto en el centro del cuerpo, el niño está interesado por agarrarlo, pero no puede decidir con qué mano hacerlo. El motivo probablemente se deba a una inmadurez en el trabajo conjunto de ambos hemisferios cerebrales.

La prensión sobrepasando la línea media del cuerpo

En la **segunda mitad del segundo trimestre** aumentan claramente las posibilidades motoras del niño. Si en la primera mitad el niño tenía que cambiar de mano al perseguir un objeto que se desplazaba más allá de la línea media, ahora en la segunda mitad puede perseguir el objeto sobrepasando la línea media no solo con los ojos sino también con la primera mano desplegada (➤ Fig. 2.10). Al cruzar con una mano el centro, el peso del cuerpo se desplaza hacia ese otro lado y se apoya sobre ese hombro. Con ello cada lado del cuerpo funciona de forma diferente. Este nuevo patrón motor aparece porque ambos hemisferios cerebrales se pueden

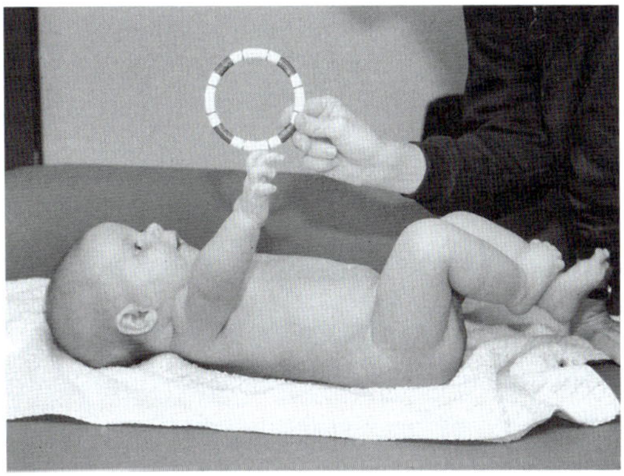

Fig. 2.9 Prensión con una mano y ambos pies. (P236)

coordinar entre sí y con ello tiene lugar una diferenciación del trabajo de ambos partes del cuerpo. El niño solo adopta este patrón si el objeto con que se le explora es suficientemente interesante para él.

RECUERDE

Para alcanzar un objeto el niño realiza la prensión sobrepasando la línea media.

Volteo

Al final del sexto mes el niño se voltea para colocarse sobre el abdomen e investiga y descubre su entorno cercano. Este **volteo** comienza ya con la prensión sobrepasando el centro del cuerpo, y significa equilibrar activamente el cuerpo en el **decúbito lateral inestable**. En el lado sobre el que se voltea, el niño apoya primero la pared lateral del tronco y la escápula y, al continuar el volteo, el hombro, el brazo, la hemipelvis y la cadera de ese lado. La musculatura del tronco, especialmente las cadenas oblicuas rotadoras, se activa por primera vez de un modo tan específico (➤ Fig. 2.11). Con ello el niño experimenta sus articulaciones de hombros y caderas de un lado como articulaciones de apoyo y transporte.

- **Ojos y mano:** los ojos y la mano se mantienen dirigidos hacia el objeto a alcanzar; la estabilidad postural del tronco y de la columna está especialmente solicitada. Esa estabilidad postural supone un esfuerzo importante porque el decúbito lateral es muy lábil. El niño no se mantiene de lado, ya que esta es una posición de paso fluido de dorsal a ventral. La cabeza se mantiene fuera de la superficie de apoyo del cuerpo, elevada lateralmente y girada hacia el brazo de apoyo de abajo, donde, p. ej., se encuentra el juguete.

- **La columna dorsal y la lumbar como zona de regulación del volteo:** La zona de paso entre la columna dorsal y la lumbar, en decir, entre la D12 y la L3 tiene una enorme importancia en el proceso motor antes descrito. En el primer trimestre esa zona ya había intervenido para mantener el apoyo del cuerpo en el decúbito dorsal. En el segundo trimestre es la zona de conexión del volteo. Para ello se le requiere a la columna movimientos de rotación y de extensión en cada una de las metámeras a cargo de la musculatura del tronco, especialmente de las cadenas diagonales. Una de ellas discurre desde el músculo oblicuo interno de la hemipelvis del lado de arriba hacia el músculo oblicuo externo del lado de abajo y hasta los músculos abductores y rotadores externos del hombro de apoyo. La otra cadena se dirige desde el oblicuo externo del lado de arriba, al oblicuo interno del lado de abajo y a los abductores y rotadores externos de la cadera de apoyo. Ambas cadenas realizan una función muy finamente ajustada para asegurar el mantenimiento y el movimiento de esa charnela toracolumbar.

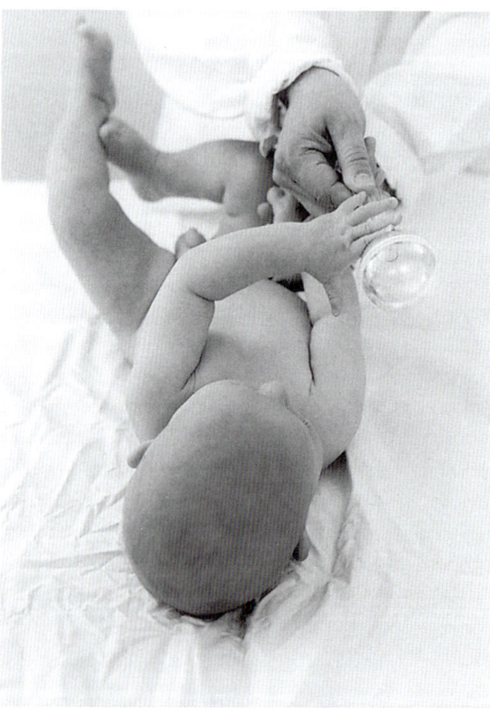

Fig. 2.10 Prensión más allá de la línea media del cuerpo en el segundo trimestre, comienzo del volteo. (R117)

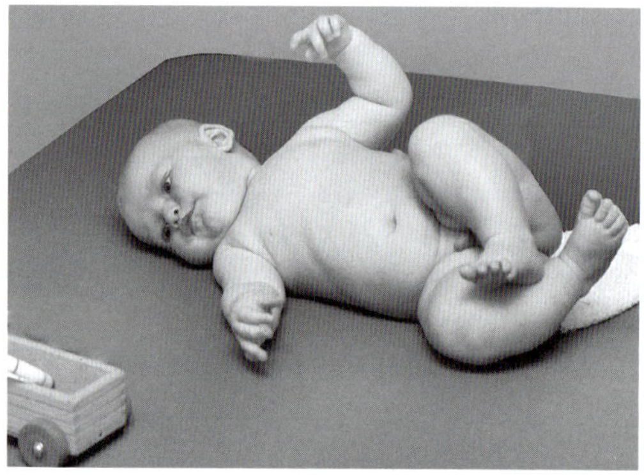

Fig. 2.11 Comienzo del volteo de dorsal hacia el lado, como consecuencia de un estímulo óptico. (P236)

- **Pelvis:** Durante el volteo se eleva un poco la pelvis del lado de la mano prensora, mientras que la otra hemipelvis adopta la función de apoyo del cuerpo.
- **Extremidades inferiores:** Si se consigue una buena regulación postural del tronco, las piernas siguen el giro lateral del tronco colocadas en semiflexión de cadera, rodilla y tobillo. Al pasar por el decúbito lateral, y antes de alcanzar el decúbito ventral, la pierna de abajo se extiende. El pie se coloca transitoriamente en rotación interna (inversión), que abandona al llegar al decúbito ventral. La pierna de arriba sigue el giro del tronco manteniéndose flexionada y en rotación externa. Cuando la cara interna de esa rodilla toca la base de apoyo también se extiende. (> Fig. 2.12). Una vez alcanzado el decúbito ventral, las piernas se quedan en semiflexión en todas las articulaciones, y la cara interna de ambas rodillas toman contacto con la base de apoyo, con las caderas en rotación externa.

RECUERDE

En los primeros intentos de volteo, antes de llegar al decúbito lateral, el niño se vuelve a girar a dorsal. Una vez que toma confianza en ese proceso, llega hasta el decúbito ventral.

El desarrollo desde el decúbito ventral

En el decúbito ventral el niño descubre una gran cantidad de objetos que quiere agarrar. El ya conocido patrón motor del *apoyo simétrico en los codos* se amplía con el patrón del *apoyo asimétrico en un codo*. El peso del cuerpo se desplaza hacia uno de los codos, a la pelvis y al muslo de ese mismo lado y a la rodilla de la pierna contraria (apoyo triangular). Con el brazo que queda libre puede con ello alcanzar el objeto colocado delante. La cabeza y el brazo prensor se mantienen en esta posición fuera de la base de apoyo y en equilibrio (> Fig. 2.13).

RECUERDE
El niño empieza a sostenerse sobre los codos.

El flujo de estímulos del entorno constituyen un fuerte estímulo para el niño y él pone en marcha todas sus posibilidades para alcanzar las ofertas seductoras. El lema es "hacia arriba" y descubre las manos y los muslos como apoyo. Este patrón se denomina patrón del **apoyo en las manos** (> Fig. 2.14).

Con este apoyo el niño gana altura, pero no le sirve para enderezarse más, por lo que "se cae" con frecuencia sobre el abdomen levantando los brazos y las piernas. Es un patrón que parece como si el niño nadara, y por ello se denomina **patrón del nadador** (> Fig. 2.15).

Hacia el final del sexto mes las manos se han desplegado completamente en su función de **prensión** y de **apoyo**.

Las manos

En el paso del sexto al séptimo mes las manos ya han desarrollado los patrones básicos necesarios para la motricidad fina que se establecerá en el tercer trimestre. Las manos pueden:

- mantenerse alineadas en el eje longitudinal del antebrazo
- mantener las muñecas levemente extendidas, en abducción radial o en flexión
- mantener desplegadas las palmas de las manos
- separar los pulgares

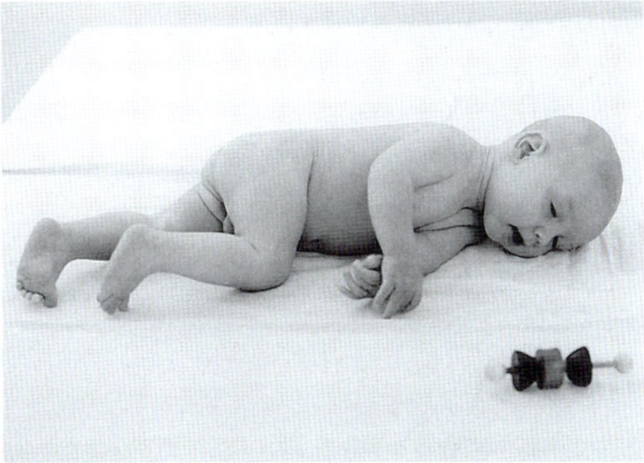

Fig. 2.12 Decúbito lateral, contacto de la rodilla con la superficie de apoyo. (R117)]

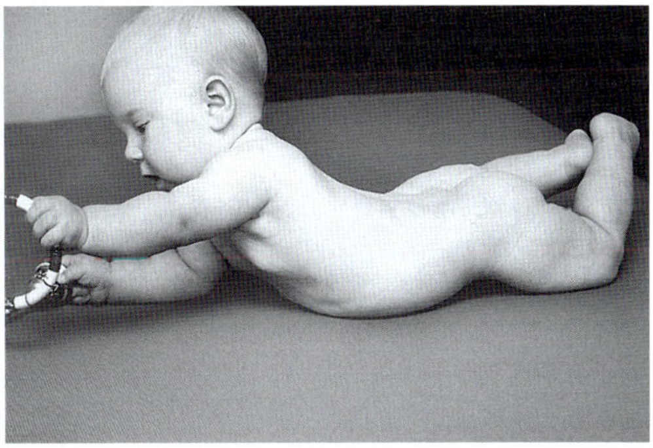

Fig. 2.13 Apoyo en un codo, la otra mano se queda libre para la prensión. (P236)

RECUERDE
Empiezan a establecerse las diferentes funciones básicas de las manos, tales como el despliegue de la palma con la mano en extensión, y el comienzo de la oposición del pulgar. Ambas son funciones importantes para la futura motricidad fina.

Los pies

Al final del 6° mes los pies han alcanzado su máxima función de prensión. Entran en el campo visual, son agarrados con las manos y metidos en la boca. La designación de este patrón motor como **coordinación manos-pies-boca** deja entrever que se trata de una coordinación de muy diversas funciones de todo el cuerpo (> Fig. 2.16). El mantenimiento postural del tronco permite al niño flexionar los muslos y elevar las piernas, y así poder ver sus pies, agarrarlos con las manos y llevarlos a la boca. De ese modo los reconoce, los percibe con distintos sentidos y ocupan así su lugar en la representación interna del cuerpo, en el esquema corporal.

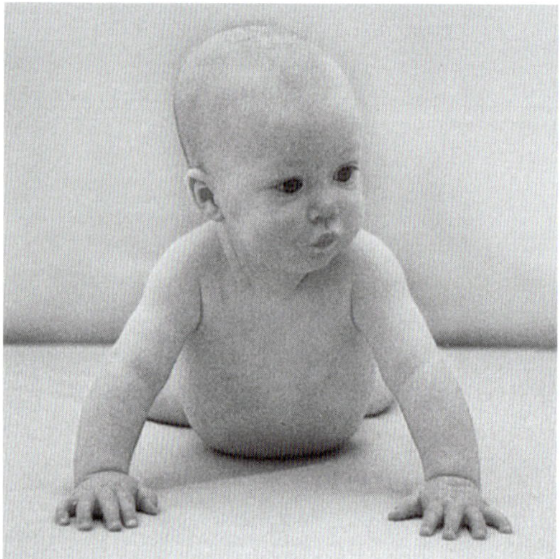

Fig. 2.14 El apoyo en las manos no se puede utilizar para enderezarse más. (E190)

RECUERDE

Los pies son percibidos en la medida en que los ve, los agarra con las manos y se los mete en la boca (coordinación manos-pies-boca).

SUGERENCIAS PRÁCTICAS

- Si ofrece al niño un objeto para que lo agarre con los pies, lo hará y posiblemente se lo lleve a la boca.
- A los seis meses los pies están todavía constituidos para la prensión. Han pasado desde la posición del recién nacido con los pies mirando hacia fuera (eversión), a una posición ahora mirando hacia dentro (inversión).
- No ponga de pie todavía al niño. Seguramente lo hará por sí mismo en el próximo trimestre.

Desarrollo del lenguaje

Desarrollo de la motricidad del habla

En el cuarto y quinto mes la punta de la lengua está colocada en la papilla incisiva del paladar. Los movimientos de triturar del maxilar inferior son más acusados. Empieza la erupción de los dientes. El niño se mete todo en la boca, porque esta es el órgano táctil más importante a esta edad. Con las manos y con la boca conoce su mundo. El mantenimiento postural y el enderezamiento del tronco y de la columna son la condición para el mantenimiento de la cabeza y las funciones motoras finas de los músculos de la laringe y de la base de la lengua, y de la lengua misma. En este momento el niño puede poner en marcha de forma más intencionada la motricidad del habla.

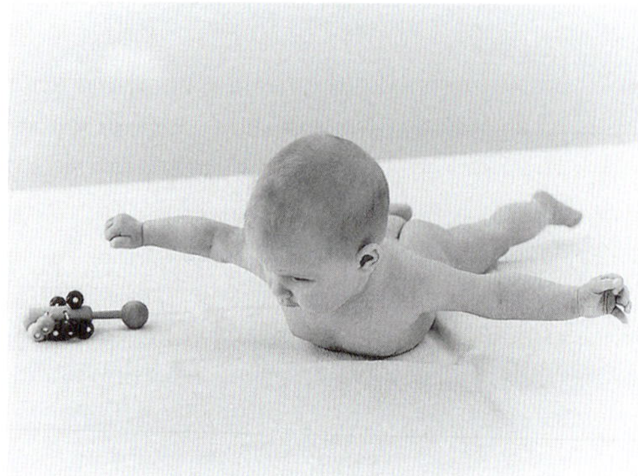

Fig. 2.15 Patrón del nadador. (R117)

Fonación

Descubre sus labios para la formación de sonidos y se originan los llamados sonidos fricativos silbantes. Las expresiones verbales de esta etapa están constituidas por cadenas de sílabas sonoras así como sonidos guturales y gritos de alegría modulados.

RECUERDE

A medida que el niño avanza en edad se orienta cada vez más con los ojos. La orientación óptica provoca el enderezamiento sobre los brazos y con ello una diferenciación de la función muscular, no solo hacia el cuerpo, sino también del cuerpo hacia el apoyo en los brazos. Esto se muestra en los siguientes patrones:

- apoyo en los antebrazos con 8 semanas,
- apoyo simétrico en los codos con tres meses,
- apoyo asimétrico en un codo con cuatro a cinco meses, un brazo se apoya y el otro que libre para la prensión,
- apoyo en las manos a los cinco meses; puesto que esto limita el seguir enderezándose, termina en el "patrón del nadador" (levanta los brazos del apoyo y el niño aterriza sobre el abdomen con los brazos extendidos hacia los lados). Los brazos y las manos se apoyan y agarran; de ese modo el niño puede ejecutar sus ideas e imaginaciones y satisfacer su curiosidad.

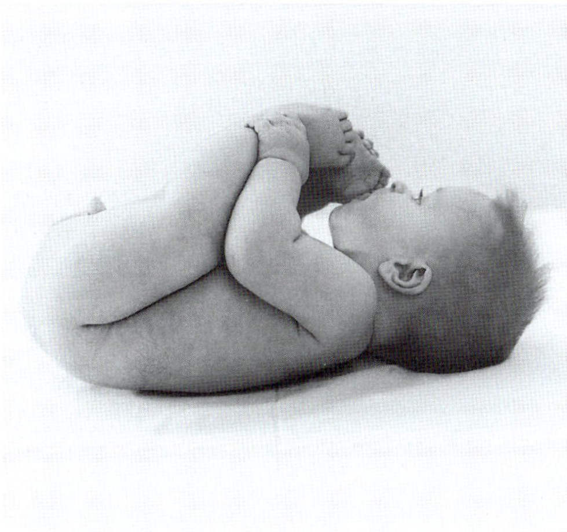

Fig. 2.16 Con la coordinación manos-pies-boca, el niño agarra sus pies y los percibe. (R117)

SUGERENCIAS PRÁCTICAS

- En la primera mitad del segundo trimestre debe ofrecer al niño los juguetes claramente desde un lado, porque todavía no puede realizar la prensión sobrepasando la línea media. El trabajo conjunto de ambos hemisferios cerebrales todavía no puede coordinar ese patrón.
- Si le ofrece el juguete en el centro del cuerpo, manténgalo ahí hasta que el niño pueda decidir con qué mano prenderlo. En ningún caso puede mover el juguete rápidamente, o de un lado al otro, porque con ello solo consigue irritar al niño, o que lo rechace frustrado. Con ese modo no está estimulando la prensión de acuerdo a la edad del niño.
- Hasta el final del sexto mes los pies se desarrollan para la prensión y todavía no para el apoyo. Por ello a esta edad no debe colocar al niño de pie.
- Espere a que el niño se siente por sí mismo, y no lo siente de forma pasiva durante mucho tiempo, por ej., para jugar.
- Poner de pie y sentar al niño daña la columna y las caderas. Cuando el niño disponga de los correspondientes patrones posturales del tronco, se sentará por sí mismo.

2.2.3 Siete a nueve meses: del arrastre al gateo

Desarrollo motor

En este trimestre ha avanzado tanto el desarrollo mental del niño que muestra gran curiosidad por el espacio que hay por encima de su cabeza. Ya dispone de los patrones motores y posturales conseguidos en los meses anteriores para enderezarse a la vertical. Desde el decúbito dorsal y ventral, su interés por descubrir y aprehender estaba limitado al plano horizontal y ahora su campo de experiencia se amplía hacia arriba. Para explorarlo se sirve de los patrones ya conocidos combinándolos de otra manera para adecuarse a las nuevas exigencias.

RECUERDE
El niño descubre el espacio hacia arriba.

Del apoyo en las manos al apoyo en las rodillas

Hacia el séptimo mes el niño desplaza de forma casual el apoyo en las manos hacia las rodillas. Por primera vez siente su cuerpo apoyado en las manos, en las rodillas y en las piernas. Experimenta su nueva postura corporal desplazando el peso del cuerpo desde las manos a las piernas y al revés (> Fig. 2.17), Pero este patrón motor no le sirve para desplazarse, y no es todavía el comienzo del gateo; por ello vuelve el niño al apoyo en el abdomen.

Hacia los siete meses el niño empieza a arrastrarse. (> Fig. 2.18). Se impulsa con los brazos hacia adelante, las piernas son arrastradas o participan apoyando levemente una y otra rodilla en su cara interna.

RECUERDE
El arrastre se utiliza intencionalmente para el desplazamiento.

El patrón motor del volteo

El interés por el espacio de arriba se hace cada vez mayor. El niño tiene a su disposición el patrón motor del volteo de dorsal a ventral, pasando por el decúbito lateral, y de ventral a dorsal. Se establece la estabilidad postural del tronco y de la columna y se entrena. Por lo general el niño puede mantenerse en cada una de las fases del volteo.

RECUERDE
Es posible el volteo de ventral a dorsal.

Prensión

Para realizar la **prensión hacia arriba** el niño necesita una mano libre. Mientras se voltea sobre un lado mantiene la mirada en el objeto apetecido. Para conseguir que la mano prensora alcance un espacio mayor se apoya en el antebrazo del lado de abajo. Un poco después es la mano la que asume el apoyo y, de ese modo, aumenta claramente el radio de acción de la mano prensora.

RECUERDE
El niño descubre el espacio hacia arriba.

La sedestación oblicua como condición para el gateo

El peso del cuerpo se desplaza lateralmente hacia la hemipelvis de abajo (> Fig. 2.19). La articulación de la cadera y la parte externa del muslo sostienen el cuerpo en su camino hacia arriba. La columna se endereza en la vertical rotando y extendiéndose. Ese cambio de posición se realiza tanto desde el decúbito ventral como desde el dorsal. En la sedestación oblicua se encuentran el desarrollo del decúbito dorsal y del ventral. Es una posición de partida y de paso hacia el gateo y al progresivo enderezamiento a la vertical (> Fig. 2.20).

RECUERDE
El niño se coloca en sedestación oblicua (sedestación lateral) y "captura" el espacio de arriba.

Las manos

En el tercer trimestre el niño se puede orientar normalmente en las tres dimensiones del espacio y agarrar con las manos pequeños objetos. Con el pulpejo del pulgar y del dedo índice puede reunir pelusas y pequeñas miguitas de pan. Puede sacar de un recipiente una bola pequeña cogiéndola solo con los dedos pulgar e índice. Como en esta prensión parece como que los dedos formaran una pinza, de la denomina prensión de pinza (> Fig. 2.21).

RECUERDE
La motricidad fina de las manos se manifiesta en la prensión de pinza.

Desarrollo del lenguaje

Entre el sexto y el séptimo mes el niño normalmente ha conseguido las condiciones motoras para el lenguaje. A ellas pertenece el movimiento lateral de la lengua con los labios cerrados al distribuir la comida entre el maxilar y los dientes.

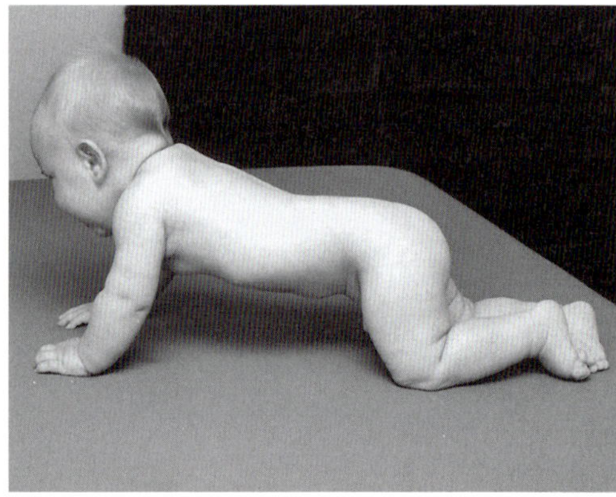

Fig. 2.17 El balanceo sobre las manos y las rodillas sirve para probar la nueva posición, pero todavía no es adecuado para el gateo. (P236)

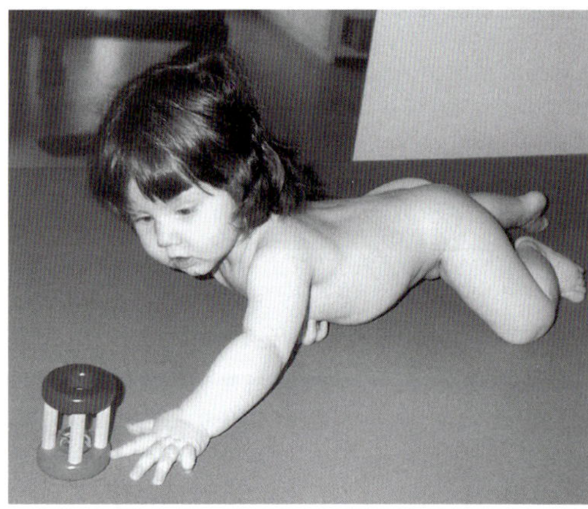

Fig. 2.18 Arrastre utilizando uno y otro brazo y las piernas. (P236)

Masticación

Los movimientos laterales y rotatorios del maxilar inferior, que ya se iniciaron en el segundo trimestre, se amplían en el tercero con la masticación. La motricidad de la boca está ya tan desarrollada que ya son posibles los movimientos muy finos de trituración con pequeñas oscilaciones del maxilar inferior. El niño puede beber del vaso, arrastrar con el labio de arriba el contenido de la cuchara, morder y ya con ocho meses masticar alimentos más sólidos.

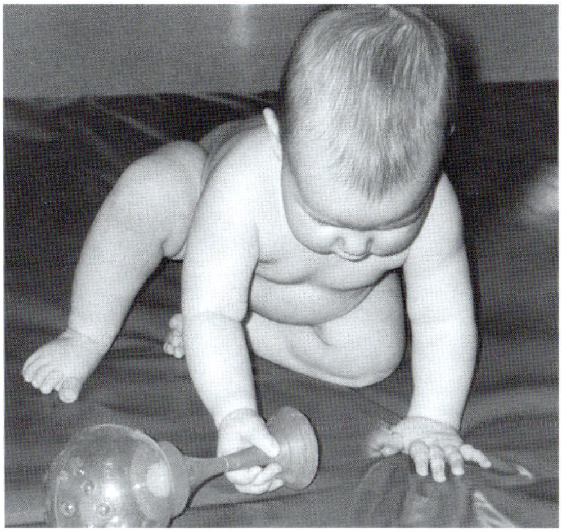

Fig. 2.19 La posición sentada lateral (*sedestación oblicua*) es la posición de partida para el gateo. (P236)

Fonación

La erupción de los incisivos centrales suele ocurrir entre los seis y los ocho meses. La **motricidad oral diferenciada** disponible abre nuevas posibilidades para la formación de sonidos. En esta fase del desarrollo el niño se mete objetos en la boca silabeando a la vez. Une el tacto y el reconocimiento de objetos con las manos y la boca con la emisión de sonidos.

- Entre el sexto y el séptimo mes el niño emite los siguientes sonidos:
  - Sonidos de la zona de articulación media entre el dorso de la lengua y el paladar blando, estando la lengua lateralmente en contacto con los alveolos. Se originan sílabas ("gen" y las cadenas entrelazadas de esas sílabas "gengengen".
  - Sonidos nasales "ng", geng
  - Sonidos explosivos, es decir k, t, p.
- A los ocho meses el niño forma sonidos labiales mezclados con vocales. Se enlazan unos con otros, como "mamama", "dadada", "papapa" (ecolalia silábica).

SUGERENCIAS PRÁCTICAS

- Los niños amamantados no necesitan, para poder beber de una taza, de una fase de transición con el biberón. Los biberones de té y de zumo con los que el niño bebe con ayuda de un chupete, son innecesarios.
- El niño no debería tener el biberón permanentemente a su disposición. Los tés o zumos dulces dañan los dientes

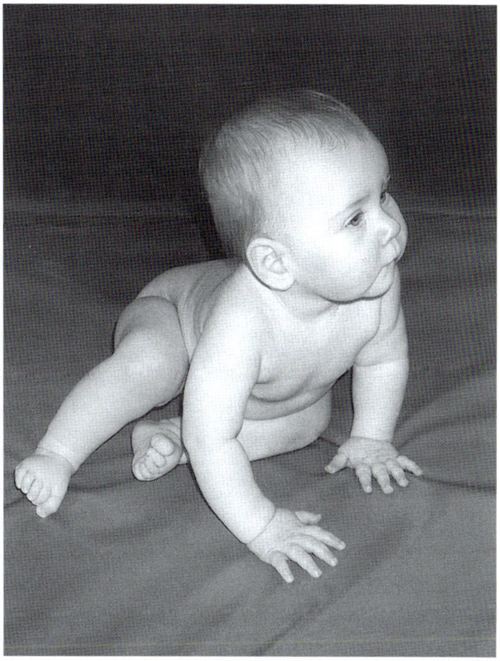

Fig. 2.20 Paso de la *sedestación oblicua* al gateo, o a la vertical. (P236)

2.2.4 Diez a doce meses: del gateo a la marcha

Desarrollo motor

Aumenta enormemente el descubrimiento y la exploración del entorno. En el paso del tercer al cuarto trimestre el niño necesita entre dos a cuatro semanas para

- gatear
- sentarse
- ponerse en pie.

Si el niño ve un objeto que quiere conseguir intenta alcanzarlo pero no siempre lo consigue enseguida. Ya conoce los patrones de enderezamiento del decúbito dorsal y del ventral que terminan en la sedestación oblicua. Esta se organiza para la posterior verticalización.

La posición de partida de la sedestación oblicua le permite sentarse, ponerse a gatear y, a partir del gateo, ponerse en pie apoyado en un mueble o en la pared. De este modo el niño puede satisfacer su deseo de adueñarse del objeto deseado. Ha aumentado claramente su radio de acción en las tres dimensiones del espacio.

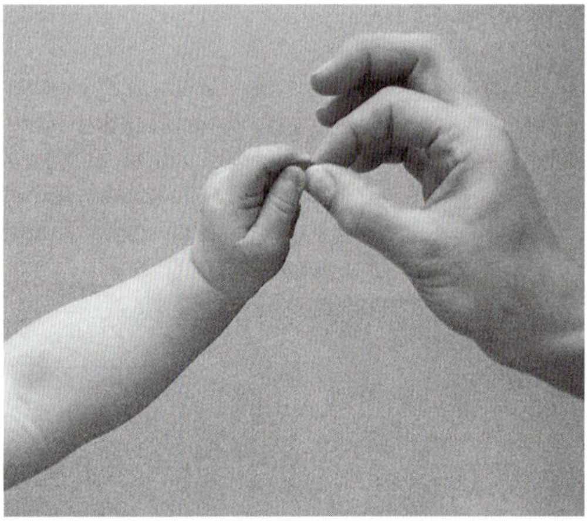

Fig. 2.21 Prensión de pinza: presión de un objeto muy pequeño con la punta de los dedos. (E190)

Gateo

El gateo se puede considerar como un desarrollo posterior del decúbito dorsal, pues el niño lo alcanza partiendo del volteo y de la sedestación lateral (sedestación oblicua), abriendo así una nueva perspectiva en el espacio (➤ Fig. 2.22). De este modo el niño puede alcanzar objetos colocados por encima de su cabeza. Se ponen en marcha movimientos transitorios en las posiciones acostumbradas del decúbito ventral, del dorsal y hasta el gateo. Como hasta ahora, los brazos y las manos son decisivas para el enderezamiento, le sirven de apoyo o de tracción hacia arriba.

En el gateo el niño se desplaza sobre las manos, las rodillas y las piernas. Los patrones motores y posturales que utiliza para gatear los ha utilizado ya en los meses anteriores pero en posiciones de enderezamiento más bajas. A estos patrones pertenecen el **apoyo en las manos y la musculatura postural y rotadora de la columna y del tronco**, así como los **cambios de apoyo en las extremidades**. Con estas posibilidades, ahora consigue el desplazamiento diagonal y lateral del peso del cuerpo.

El gateo muestra en cada paso los siguientes patrones motores:

- Los codos en extensión relajada
- Apoyo sobre las manos abiertas y desplegadas, el cuello extendido y la charnela del cuello con los hombros y la caja torácica también extendida.
- Pelvis enderezada y la columna lumbar extendida debido a la función coordinada de la musculatura abdominal, que impide la lordosis. De este modo se origina, mediante un tronco posturalmente bien mantenido, un movimiento libre de los brazos y las piernas para cada paso.

El gateo es una buena preparación del tronco para la marcha futura, aunque todavía no se haya conseguido el enderezamiento en vertical, y el cuerpo se mantenga apoyado en las cuatro extremidades. Sin embargo las cadenas musculares del tronco están activadas y a la columna se le exige el movimiento de rotación y extensión en el eje axial.

El gateo abre nuevas posibilidades para ir hacia adelante y hacia arriba. Si el niño necesita las dos manos para explorar un objeto, pasa de la postura del gateo a la *sedestación oblicua*, o extiende una pierna hacia delante y luego la otra y se coloca en sedestación larga (➤ Fig. 2.23). Sin embargo se mantiene por poco tiempo en esa postura porque le atraen nuevas cosas. Solo cuando el niño se sienta por sí mismo se puede deducir que su columna vertebral se puede enderezar en su eje longitudinal, sin que se produzca una carga anormal en ella y se desvíe en cifosis (espalda redonda) o con un aumento de la lordosis lumbar.

Puesta en pie

La puesta en pie se puede considerar un gateo hacia arriba y se observan los siguientes movimientos: siguiendo su impulso investigador, el niño dirige una mano a un objeto interesante, por ej., una pelota situada encima de una mesa. Mientras dirige esa mano, se apoya con la otra en el suelo. Si no consigue alcanzar inmediatamente el objeto con la mano, la utilizará transitoriamente para apoyarse y enderezarse. Las piernas son levantadas a pulso al enderezarse el cuerpo. Por lo general no lo hace con las dos piernas a la vez. Con ello, el cuerpo se desplaza hacia la pierna del lado del brazo prensor y se eleva, de modo que con ello queda un espacio libre en el otro lado para flexionar la pierna y apoyar el pie. El muslo queda en una relajada rotación externa de cadera y flexionado en más de 90°. Si se ha conseguido un punto de apoyo en ese pie, el niño se levanta con el apoyo del brazo y desplaza el peso del cuerpo desde la rodilla de un lado al pie apoyado del otro lado y se levanta así del suelo (➤ Fig. 2.24). El niño no pierde de vista su objetivo.

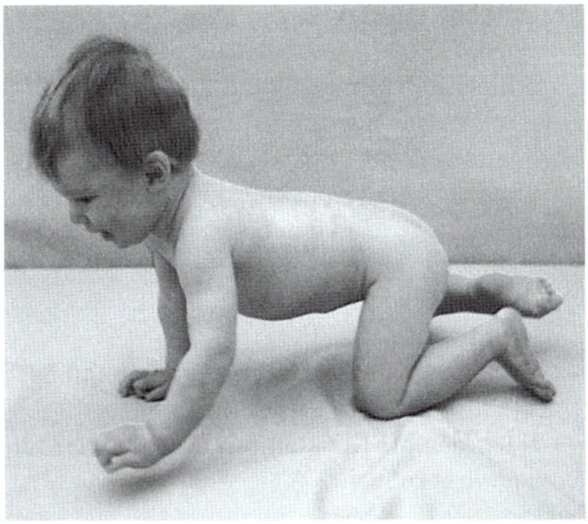

Fig. 2.22 Gateo con patrón recíproco de la marcha cruzada. (E190)

RECUERDE

Después de que el niño ha descubierto el espacio para moverse en todas direcciones, se levanta apoyándose en los brazos.

Habiendo llegado a la vertical sobre los pies, continúan los descubrimientos. Ahora se añade la **marcha lateral** a lo largo de los muebles. El incentivo de nuevo se encuentra en llegar a poseer el objeto ambicionado. De nuevo el niño intenta alcanzarlo en la medida en que la distancia se lo permite. Si no consigue su objetivo se apoya en la mano con la que quería prenderlo. Desplaza lateralmente, de modo cambiante y con cierta alternancia temporal, la pierna o la mano contralateral y da un paso con la pierna o la mano respectiva, de modo que se origina una **marcha cuadrúpeda lateral** sobre las manos y los pies. Se desplaza así hasta que alcanza el objetivo o hasta que encuentre en el camino otra cosa que le llame la atención (> Fig. 2.25).

RECUERDE

Una vez que el niño ha descubierto su movimiento en el espacio en todas las direcciones se desplaza lateralmente y se apoya de forma alternativa con las manos en los muebles o en la pared.

Preparación de la marcha

Entre los once y doce meses el niño se gira hacia el espacio abierto, apoyándose todavía en una mano (> Fig. 2.26). Poco tiempo después se mantiene sin apoyo de las manos, con las caderas y rodillas en leve flexión, y se dirige al espacio libre balanceándose y todavía algo inseguro. Esto constituye una competencia magistral en cuanto a la coordinación de la postura del tronco y de la columna, así como en mantener el enderezamiento sobre la pequeña base de apoyo de los pies. Muchas veces se cae sentado al suelo, o consigue apoyarse en las manos y terminar en el ya conocido gateo. Una vez que el niño experimenta que puede mantenerse de pie, lo intenta de nuevo y va consiguiendo cada vez mayor seguridad. A continuación siguen los primeros pasos.

A partir de estos primeros pasos, se establece en las semanas siguientes una marcha segura. Lo brazos todavía son usados para equilibrarse y elevados lateralmente (> Fig. 2.27).

RECUERDE

Una vez que el niño ha descubierto el movimiento en el espacio en todas direcciones se endereza desde la posición de rodillas y, por lo general a los doce meses, da los primeros pasos libres.

Marcha

La marcha la realiza al principio con las piernas separadas y con cierta torpeza, porque el niño todavía mueve el cuerpo hacia adelante desplazándolo lateralmente. El despliegue de los pies y el impulsarse del suelo se desarrolla en los siguientes años. Es decir, la fase de apoyo de la marcha se desarrolla pronto, pero la fase de impulso tarda más en organizarse. Cuando el niño es un poco más mayor, los brazos se mantienen cerca del cuerpo y siguen el movimiento del tronco (impulso de los brazos). La marcha se va haciendo más ágil porque el cambio entre fases del paso se hace más fluido. Hacia los siete años la marcha ya es similar a la del adulto [7].

SUGERENCIAS PRÁCTICAS

- Calce zapatos a su hijo cuando salga afuera como protección contra la suciedad y el frío. En casa los calcetines antideslizantes le protegen del frio y de resbalarse.
- Solo con el contacto directo del pie con el suelo puede el niño percibir el apoyo y la resistencia de sus pies y formarse idea de ellos (esquema corporal). Los zapatos falsean esa imagen.
- Al comprarle zapatos asegúrese de que la suela sea blanda y flexible y con una buena sujeción del talón. Tienen que llegar hasta el tobillo, también las sandalias.

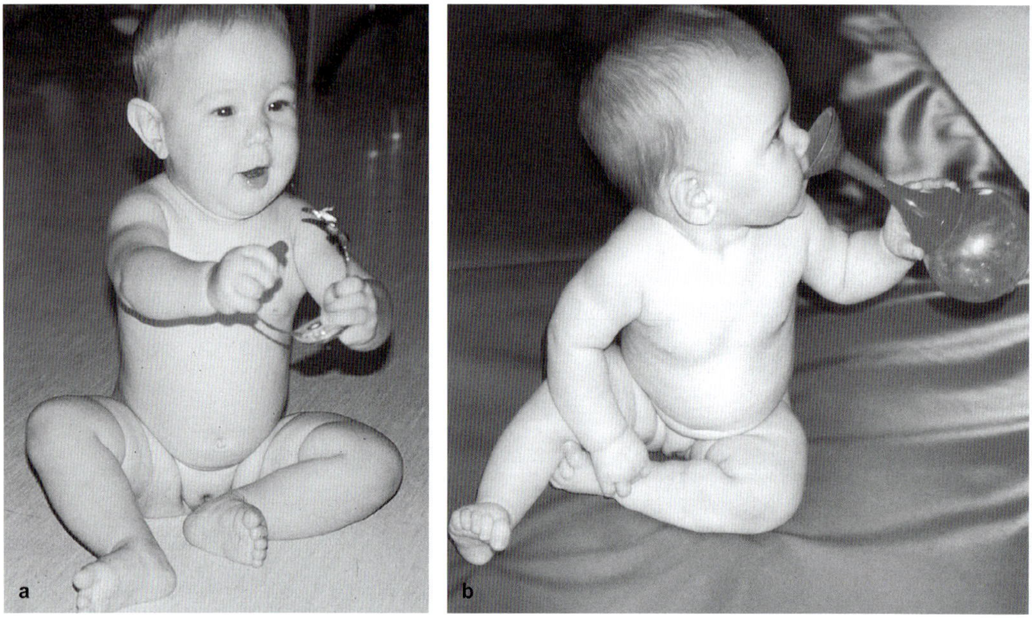

Fig. 2.23 a-b Gateo: a) La posición sentada es solo un momento en el gateo para examinar un juguete. La postura del tronco posibilita el movimiento libre de los brazos; b) mientras está investigando un juguete, se fija en otro objeto interesante y todo su cuerpo se vuelve hacia ese objetivo. (P236)

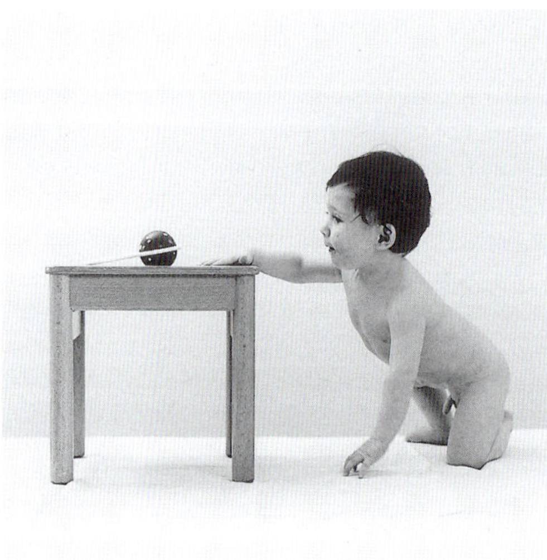

Fig. 2.24 Puesta en pie desde el movimiento hacia delante del gateo. (R117)

Manos

En el tiempo del gateo y de la marcha se ha ido diferenciando y afinando la manipulación con la **prensión de pinza** entre los dedos pulgar e índice. Si antes hacía la pinza con la yema de los dedos, aparece ahora la pinza con la punta de los dedos. Condición para ello es la oposición del pulgar y del índice, de modo que ambos dedos puedan coger objetos más pequeños, como una tenaza. La oposición del pulgar exige su separación y rotación en su primera articulación, así como el mantener la muñeca en abducción relajada.

La oposición del pulgar a todos los dedos se consigue hacia los tres años. Solo después será posible la prensión del pulgar con la punta de cada uno de los otros dedos.

Desarrollo del lenguaje

En el curso del desarrollo general de la sensomotricidad y del esqueleto entre los nueve y once meses, también cambia la forma de la boca. El labio superior se alarga y la parte roja de los labios se hace más pequeña.

- Comienza la organización verbal del significado del lenguaje; las sílabas se utilizan de forma concreta para designar un objeto o persona, por ej., "ba" al balón, "mama" a la madre, "wauwau" a un animal, siendo el perro el que representa al resto de animales.
- El niño se sigue metiendo objetos en la boca hasta que puede organizar el significado del lenguaje.

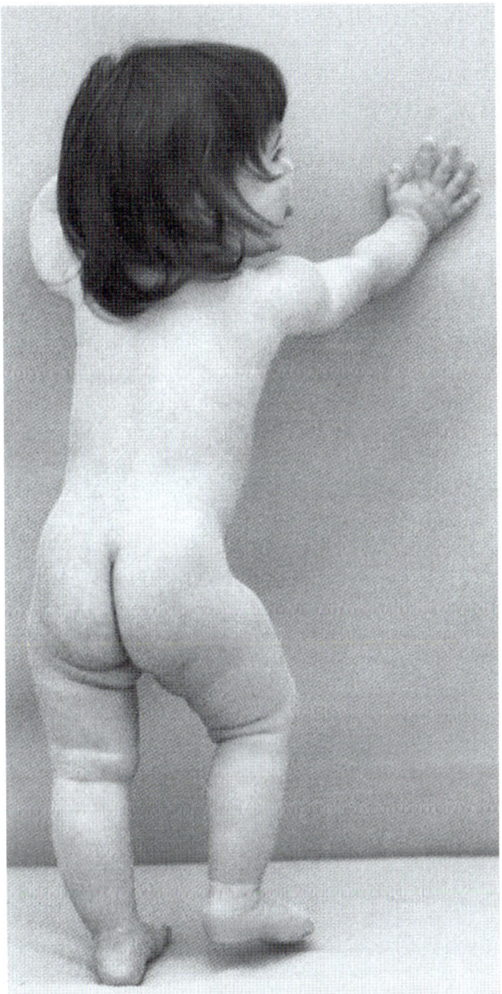

Fig. 2.25 Marcha "cuadrúpeda" lateral (patrón cruzado). (E190)

- Hacia los doce meses empieza a emitir el niño las primeras palabras significativas.

SUGERENCIAS PRÁCTICAS

Háblele al niño con frases completas, pero cortas y repita las palabras que él dice. De ese modo recibe el niño una respuesta, y oye la pronunciación y la gramática correcta. No le hable al niño con lenguaje infantil.

Vojta ha reconocido que en la base de los estadios del desarrollo del niño en el primer año existe una regularidad del comportamiento motor genéticamente preprogramada. El esquema corporal se engrana a partir de la información multisensorial y de su elaboración en el SNC. Se necesita para ello una activación repetida de los patrones motores bajo condiciones del entorno continuamente cambiantes. La forma del patrón cinesiológico de que se disponga va a constituir la base individual para toda la vida.

2.3 Valoración de la postura y del movimiento en el primer año de vida

Para establecer el estado del desarrollo del enderezamiento del niño se analiza el comportamiento motor y se compara con el contenido cinesiológico del patrón ideal. Se pone especial atención a la interrelación entre postura y regulación postural del tronco.

Para la valoración del desarrollo motor se recomienda observar el comportamiento motor espontáneo del niño en una atmósfera agradable y sin presión del tiempo, y teniendo en cuenta el momento del día. Además, se valoran también los cambios posturales tales como las funciones de apoyo, enderezamiento y prensión, y cómo se aseguran mediante la correspondiente postura en el tronco.

RECUERDE

Para la valoración de la motricidad se tiene en cuenta "cómo" se realiza el movimiento y la postura correspondiente, es decir, la calidad del movimiento.

Sirve de ayuda realizar esta valoración con una planificación. Se ofrece para ello a continuación un esquema, y se señalan cuáles son los movimientos más importantes para analizar en las distintas posturas.

2.3.1 Características del decúbito ventral, dorsal y lateral

Decúbito ventral

- ¿Cómo se mueve y se mantiene la cabeza y cómo se realiza la orientación óptica?

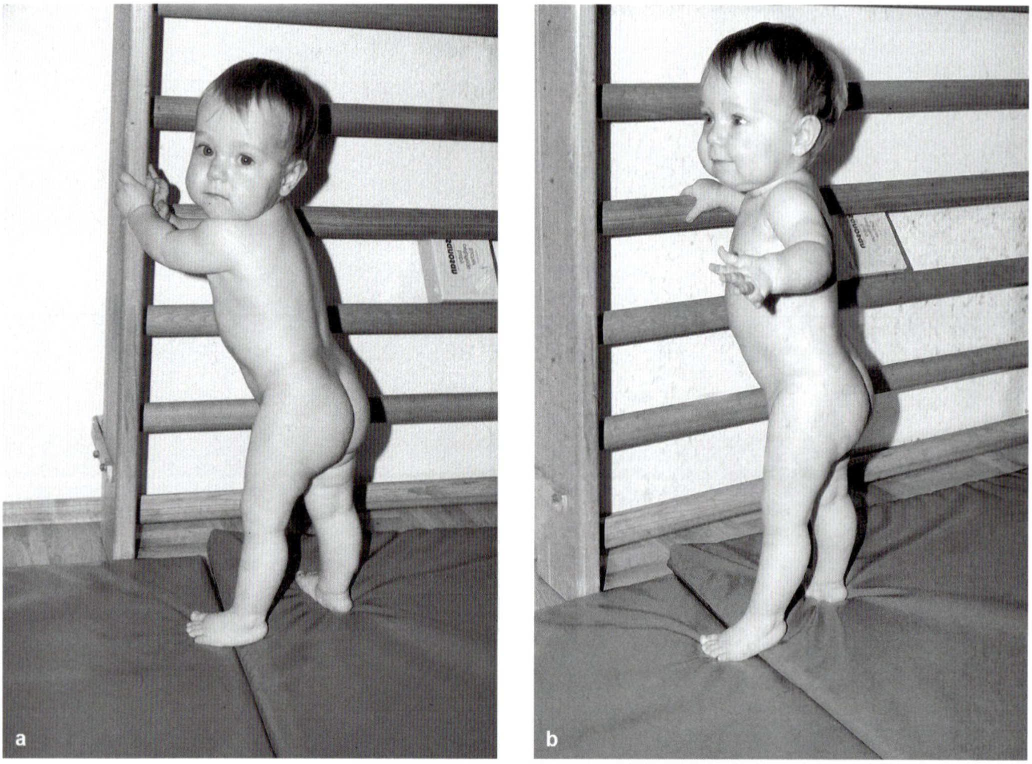

Fig. 2.26 a–b Giro hacia el espacio abierto. (P236)

- ¿Cómo se endereza el niño sobre sus brazos y como se estabiliza en esa postura el tronco?
- ¿Cómo es el enderezamiento del cuello, del tronco y de la columna lumbar?
- ¿Qué posición adoptan la pelvis y las piernas al enderezarse el tronco sobre los brazos?
- ¿Cómo están las articulaciones de los hombros y caderas durante la carga?
- ¿Cómo interviene la musculatura abdominal y la musculatura ventral del cuello?

Decúbito dorsal

- Cómo se orienta el niño hacia ambos lados del cuerpo y con qué postura del tronco?
- ¿Cómo se corresponde la postura del tronco con la prensión de las manos?
- ¿Aparecen movimientos de prensión en los pies asociados a la prensión con las manos, y cómo se realizan?
- ¿Pueden realizarse movimientos de cabeza y de las extremidades independientes de movimiento del tronco?
- ¿Cómo se realizan las funciones orofaciales (ojos, boca)?

Decúbito lateral

- ¿Cómo se realiza el apoyo durante el volteo en la hemipelvis, en la pared lateral del tronco y en el hombro-brazo colocados abajo?
- ¿Cómo se realizan el movimiento y la postura de la columna y de la cabeza durante el volteo?
- ¿Cómo participa la musculatura rotadora del tronco?

2.3.2 Características del arrastre, del gateo y de la puesta en pie

Si el niño se desplaza mediante el arrastre, el gateo, o se pone en pie y marcha a lo largo de los muebles, o

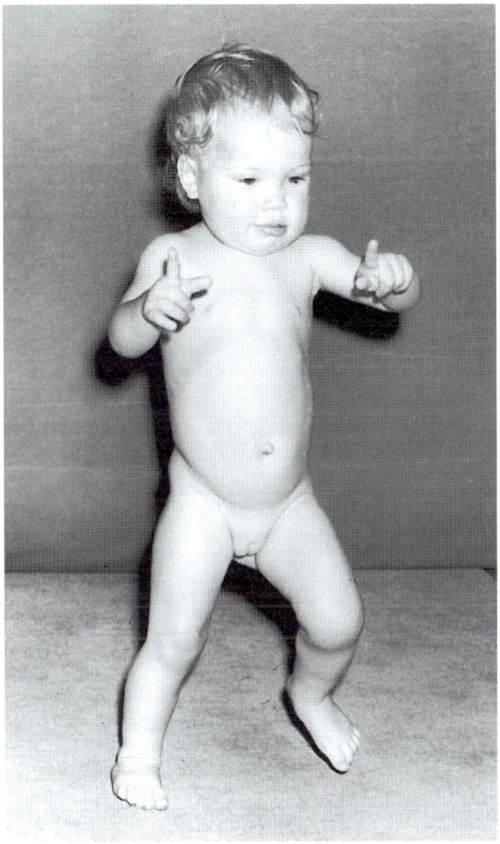

Fig. 2.27 Los primeros pasos, los brazos son utilizados para equilibrarse. (P236)

ya realiza la marcha libre, se valoran los patrones motores que utiliza para ello.

Arrastre

- ¿Mueve los brazos de forma alternante? ¿Cómo lo hace? Por ejemplo, la amplitud del movimiento de los brazos, ¿es igual en cada lado?
- ¿Cómo incorpora las piernas? ¿De forma cruzada respecto al movimiento de los brazos?
- Indicación: el apoyo en los codos constituye la base para el arrastre. El enderezamiento del tronco no corresponde todavía al del gateo

Gateo

- ¿Cómo es el enderezamiento de la cintura escapular sobre los brazos, y de la cintura pélvica sobre las piernas?
- ¿Se realiza el enderezamiento con rotación externa de las articulaciones de hombros y caderas?
- ¿Cuál es el la amplitud del paso de los brazos y las piernas?
- ¿Cómo se mantiene el tronco? ¿Adopta la musculatura abdominal su función sustentadora?
- ¿Cómo están las manos en el apoyo?
- ¿Se puede observar el despliegue de las manos?
- ¿Estás los codos en extensión relajada?
- ¿Están las piernas en contacto con el suelo?
- ¿Se mueven los talones alineados con las articulaciones de hombros y caderas?

Puesta en pie y marcha lateral apoyado en muebles o pared

- ¿Cómo realiza el niño la prensión hacia arriba, puede tirar de su cuerpo con los brazos/manos hacia arriba?
- ¿Puede ponerse en pie sobre ambos lados de forma alternante?
- ¿Realiza una flexión de 90° de cadera con la pierna que realiza el movimiento de paso, sin que claudique la pelvis hacia la pierna de apoyo?
- La pelvis del lado de la pierna de apoyo, ¿se mantiene enderezada, y cómo?
- ¿Cómo se mantiene la postura del tronco y cómo se mueve la columna?

CAPÍTULO

3 Fundamentos diagnósticos y terapéuticos

3.1 Diagnóstico

El diagnóstico es una parte integrante del Principio Vojta, y vamos a mostrar sus rasgos principales. A él pertenecen las siguientes exploraciones:

- El análisis del movimiento para valorar la motricidad espontánea
- Las reacciones posturales
- Los reflejos primitivos

Todos ellos informan sobre:

- el estado del desarrollo motor
- la edad de desarrollo motor
- el pronóstico del futuro desarrollo motor
- la necesidad de realizar más pruebas diagnósticas
- la indicación terapéutica.

Los terapeutas Vojta utilizan la valoración del análisis de la motricidad espontánea y –si están muy entrenados en su ejecución y valoración– también las reacciones posturales.

Indicación: en los cursos de diagnóstico, los médicos se pueden formar en el diagnóstico recomendado por Vojta. En los cursos de reciclaje, y después de un tiempo de experiencia, pueden revisar y profundizar el conocimiento. Los conocimientos así alcanzados forman la base consolidada para una exploración cinesiológica del niño, de gran valor informativo.

3.1.1 Análisis de la motricidad espontánea

Con el análisis de la motricidad espontánea –todos los movimientos que el niño realiza por sí mismo– se valora el estado del desarrollo del niño. Los médicos y terapeutas utilizan el análisis y la valoración de la motricidad espontánea, cada uno para realizar su propio diagnóstico específico.

La motricidad se tiene que activar para cualquier movimiento espontáneo en infinitas variaciones. Al impulso motor precede, según Vojta, la representación mental de un objeto (anticipación). La anticipación y la motricidad utilizada van juntas. Vojta denomina a esa acción conjunta **motricidad ideal.**

Desde la práctica

El siguiente ejemplo puede servir de ilustración: al ofrecer a un niño algunos juguetes, por ejemplo, un taco de madera de colores, se despierta su interés. Va a poner en marcha todas sus posibilidades motoras para alcanzar ese taco de madera. El niño se acerca gateando, intenta agarrarlo y explorarlo. Él ya tiene una idea determinada de que quiere conseguir ese taco y le provoca curiosidad.

Si falta la anticipación, y solo hay motricidad sin ideación, el movimiento no tiene objetivo y se realiza como en vacío.

Si el niño presenta una alteración del desarrollo mental, frecuentemente están limitados su capacidad de representación, su interés y su curiosidad. En sus conductas se contenta con su propio cuerpo, o se entretiene solo y de forma repetida con un único objeto. Tener una idea, pero no tener disponibles los medios motores, no produce el resultado deseado y frustra al niño. Este es el caso por ej., del niño mentalmente despierto, pero limitado en la consecución de sus intereses y de su curiosidad por una alteración motora, que no consigue realizar su idea por falta de medios motores.

El **análisis del movimiento** es un componente constante de la valoración del niño. Consiste, en gran parte, en la **valoración de la postura,** que hace posible, en primer lugar, el movimiento propositivo (ontogénesis postural). La postura del tronco se evalúa en relación con los movimientos de las extremidades y de la cabeza. Se toma como medida de valoración la “motricidad ideal“ (> 1.2), que está descrita cinesiológicamente y está enfocada a la calidad de la ejecución, es decir, cómo es la configuración de los patrones. Con ello se puede reconocer el grado de desviación respecto del patrón ideal. De este modo se facilita la evaluación del desarrollo motor individual (> 2.2).

La evaluación de la motricidad espontánea informa sobre el acceso a los patrones preprogramados genéticamente y sobre la madurez de las redes neuronales. La comparación de los patrones que muestra el niño con los patrones ideales informa si el niño tiene limitado el acceso a los patrones genéticos básicos y utiliza entonces patrones sustitutorios limitados. Posiblemente serán necesarios otros procedimientos diagnósticos para poder determinar el desarrollo futuro.

La observación de todas estas funciones, relacionadas entre sí, permite la exploración global del niño en sus expresiones y en sus capacidades sensomotoras espontáneas, y reconocer posibles patrones ausentes, o cualitativamente insuficientes, para el desarrollo posterior. La fijación de los objetivos e indicaciones terapéuticas se deducen de los resultados de esta exploración.

3.1.2 Reacciones posturales

Las reacciones posturales se utilizan como screening rutinario del lactante (6), aunque su desencadenamiento y la interpretación de las respuestas posturales exigen un cierto grado de experiencia.

Las reacciones posturales se pueden considerar como la clave de los patrones motores innatos. Cada reacción postural se compone de un conjunto de estímulos específicos con los que el explorador provoca determinadas respuestas en el SNC. Con ellas se reclutan patrones complejos del SNC, que corresponden a la situación del desarrollo individual (edad neurocinesiológica) del sistema nervioso. Además muestran la calidad y estabilidad de los patrones disponibles, aportando información segura.

- **Desencadenamiento:** se provoca un estímulo específico, al que reacciona el SNC con diferentes patrones motores, pero típicos de cada reacción postural. La reacción se desencadena al cambiar la postura corporal del niño con una maniobra rápida. De este modo aparecen, sin la colaboración consciente del niño, movimientos espontáneos que están dirigidos a mantener la posición de partida.
- **Valoración:** incluye cada una de las reacciones que aparecen al cambiar la postura del niño por parte del explorador. Ello permite valorar si el niño dispone de un acceso a esos programas innatos, o si lo tiene bloqueado. De este modo se puede disponer de una visión rápida sobre la capacidad de coordinación del SNC.

Las reacciones posturales aportan a la exploración neuropediátrica en el primer año de vida una rápida información sobre el acceso a los programas motores genéticos. Esta exploración, que ya se puede realizar en el recién nacido, refleja la coordinación del SNC.

RECUERDE

Las reacciones posturales tienen valor informativo hasta que el niño alcanza la marcha, es decir fundamentalmente en el periodo de lactante. En niños mayores con alteraciones motoras el diagnóstico requiere generalmente de otros procedimientos.

Las reacciones posturales en particular

Vojta descubrió la reacción a la inclinación lateral, conocida como "reacción de Vojta". Fue descrita por él y evaluada hasta la edad de gestación de 30 semanas. En las otras seis reacciones él utilizó reacciones posturales ya establecidas, pero las estandarizó y las modificó para que tuvieran valor informativo y poderlas utilizar en la exploración neurocinesiológica (> Fig. 3.1). Las reacciones posturales se designan como sigue:

- Reacción a la tracción
- Reacción de Landau
- Reacción a la suspensión axilar
- Reacción a la inclinación lateral de Vojta
- Reacción a la suspensión lateral de Collis
- Reacción a la suspensión vertical de Peiper-Isbert
- Reacción a la suspensión horizontal de Collis

Para una exploración completa y esmerada es necesario explorar las siete reacciones posturales.

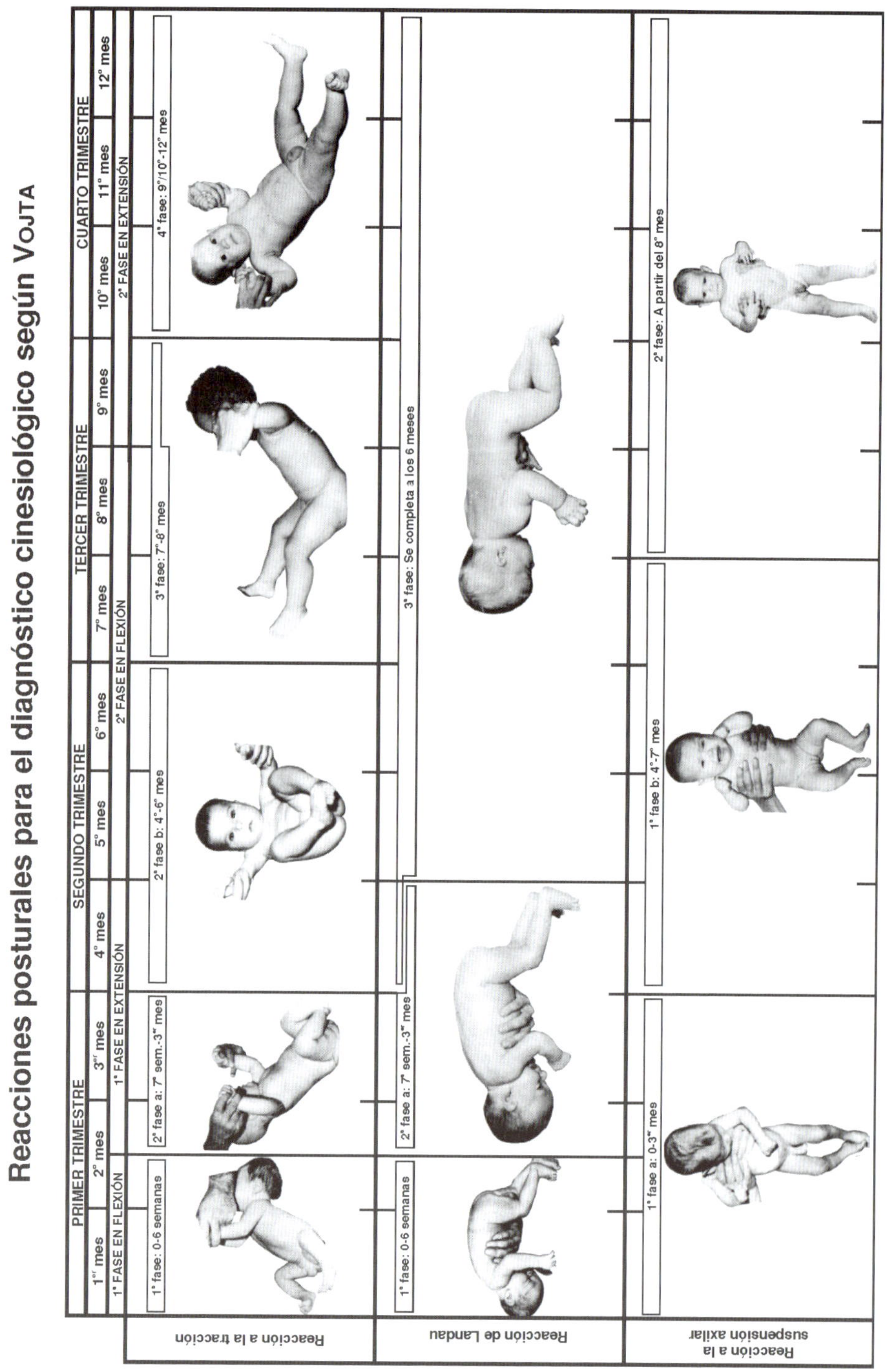

Fig. 3.1 Las reacciones posturales, según Vojta

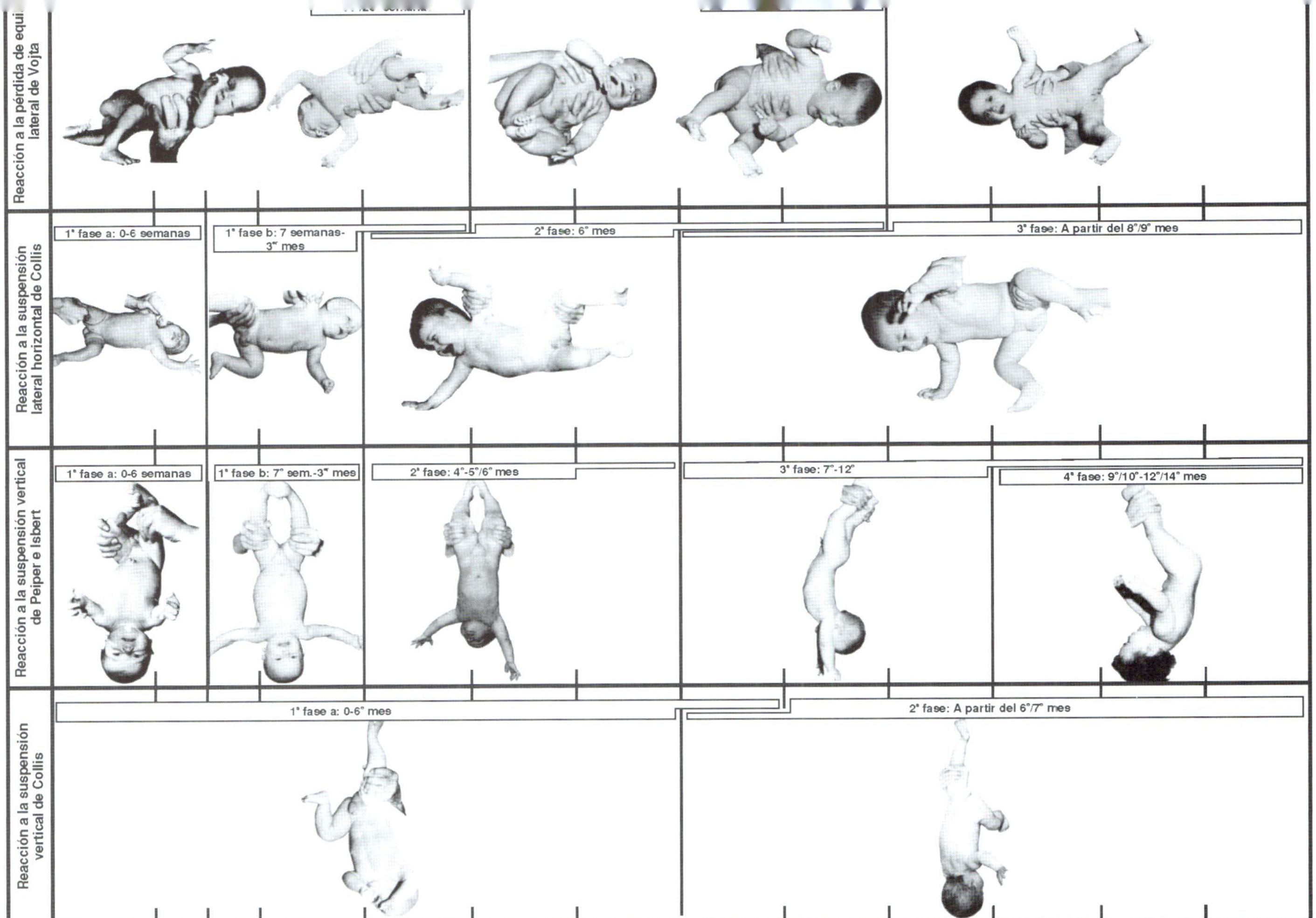

Compuesta a partir de V. Vojta. Die zerebralen Bewegungsstörungen im Säuglingsalter. Frühdiagnostik und Frühtherapie. 2ª edic. Enke. Stuttgart 1976. En formato aumentado de F. Lajosi, H. Bauer: "Zur motorischen Entwicklung des gesunden Säuglings – Eine tabellarische Übersicht der Lagereaktionen für kinesiologische Diagnostik" (El desarrollo motor del lactante sano - Tabla resumen de las reacciones posturales para el diagnóstico cinesiológico) – kinderarzt 4, 1976. Instituto de Pediatría Social y Medicina Juvenil de la Universidad de Munich (Dtor.: Prof. Dr. Th. Fr. Hellbrügge) Editorial: Hansisches Verlagskontor. Friedrich-Withelm-Platz 3, 2400 Lübeck 111

Mecanismos fisiológicos

Al desencadenar las reacciones posturales se provoca una multitud de impulsos aferentes. La conducción de los estímulos desencadenados y su elaboración por el SNC desencadena un output eferente. Este output requiere una periferia intacta en la médula, los nervios y los músculos. A él pertenecen muchos receptores nerviosos que registran en primer lugar los cambios posturales e informan al SNC.
Estos son:

- Los receptores de distensión de la musculatura, los tendones y las fascias de las extremidades y de las estructuras viscerales.
- Los órganos del equilibrio y de la percepción visual tienen una participación esencial dentro del flujo excitador.

La multiplicidad de estímulos que llegan al SNC al desencadenar cada reacción postural son diferentes en cuanto a su intensidad y especificidad. Por ello hay que valorar e interpretar el patrón de respuesta de forma separada en cada maniobra.

Todas las reacciones posturales tienen en común, respecto al contenido del movimiento desencadenado, que terminan en una configuración unitaria. Esta se manifiesta en una respuesta motora global y con patrones parciales muy diferenciados.

Expresividad diagnóstica

Las desviaciones respecto a las respuestas motoras esperadas permiten establecer la severidad de la alteración de la coordinación central.

- El término alteración de la coordinación central se refiere a un diagnóstico descriptivo. Las causas que lo provocan tienen que ser aclaradas por el médico mediante un diagnóstico diferencial.
- Cuando se diagnostica una alteración de la coordinación moderada o severa en los primeros meses de vida está indicada la terapia de locomoción refleja.

La ventaja del screening con las reacciones posturales es que no hay que esperar hasta que aparezcan espontáneamente en el niño sus patrones motores disponibles. Informa, en cada caso particular, si es necesario realizar otras exploraciones.

Puesto que los patrones motores desencadenados corresponden al nivel del desarrollo alcanzado por el niño, se habla de **edad de la reacción postural.**

- **Reacción normal:** si los patrones motores son normales en todas las reacciones posturales, se puede deducir que la coordinación central reacciona de forma adecuada a los estímulos provocados y que el niño tendrá, con la mayor probabilidad, un desarrollo sensomotor normal.
- **Reacción desviada de la norma:** Si algunas reacciones posturales se desvían en sus patrones motores y posturales del patrón normal, indica una alteración de la coordinación central. Se considera anormal una reacción postural cuando algunas partes de su patrón motor no presentan una configuración normal. Dependiendo del número de reacciones posturales anormales se obtiene la siguiente clasificación de la alteración de la coordinación central (ACC):
  - ACC mínima: 1 - 3 reacciones posturales anormales
  - ACC leve: 4 -5 reacciones posturales anormales
  - ACC moderada: 6-7 reacciones posturales anormales
  - ACC severa: 7 reacciones posturales anormales con una alteración severa del tono muscular

RECUERDE
A cualquier alteración motora cerebral manifestada le precede una ACC, pero a cada ACC no le sigue una manifiesta alteración motora cerebral.

3.1.3 Reflejos primitivos

La denominación "primitivos" deriva del latín primum, lo primero, lo original. Ese nombre falsea lo complejo de estos reflejos. Sería mejor designarlos **reacciones reflejas.**

Los reflejos primitivos son respuestas características, provenientes de antiguas organizaciones jerárquicas filogénicas del sistema nervioso, a distintos estímulos que llegan al SNC. Entre los más de 100 reflejos de este tipo conocidos, Vojta ha recogido algunos especialmente significativos. Los reflejos primitivos se pueden desencadenar en un determinado periodo de tiempo (**tiempo de**

latencia) en el desarrollo del lactante. En el desarrollo normal, fisiológico, tienen que estar claramente presentes en ese tiempo, pero después ya no se pueden desencadenar. La Tabla 3.1 muestra los reflejos primitivos más importantes con sus periodos de latencia.

Los reflejos primitivos tampoco reflejan solamente respuestas segmentarias medulares, lo mismo que la reacciones posturales. Sino que incluyen patrones motores que afectan a todo el cuerpo (patrones globales), por ej., en el reflejo de extensión primitiva de las piernas aparece la extensión de las piernas, pero también una flexión de los brazos. De la misma manera, el reflejo de Galant es un patrón motor complejo que incluye no solo la incurvación del tronco hacia el lado estimulado, sino también movimientos de paso de las extremidades en el plano frontal, como en un batracio.

Los reflejos primitivos están incluidos en una dinámica que se correlaciona con las fases del desarrollo del niño. Desaparecen cuando el niño puede controlar su postura y empieza a enderezarse. Así, por ej., el reflejo de prensión de la mano desaparece cuando el niño consigue el apoyo sobre las manos. El reflejo de prensión de los pies también desaparece cuando el niño se pone en pie.

RECUERDE

- La combinación de una alteración de la coordinación central (ACC) con desviaciones en la dinámica de los reflejos primitivos –su ausencia durante el tiempo de latencia o su persistencia más allá del mismo– orienta hacia una amenaza de parálisis cerebral.
- La "desaparición" de los reflejos se entiende como expresión de la dominancia de jerarquías motoras más altas, no como "desaparición" de las estructuras neuronales presentes; en circunstancias patológicas pueden reaparecer algunos reflejos primitivos en edades posteriores (p ej., el reflejo de Babkin en la enfermedad de Alzheimer).

Tab. 3.1 Periodos de latencia de los reflejos primitivos

Reflejos Primitivos	Periodos de latencia
Reflejo de Babkin	0 - 4 semanas
Reflejo de rooting	0 - 3 meses
Reflejo de succión	0 - 3 meses
Fenómeno de ojos de muñeca	0 - 4 semanas
Automatismo de marcha	0 - 4 semanas
Reflejos extensores	
Extensión tónica de los brazos	No presente en el desarrollo normal, de modo que siempre es patológico
Extensión tónica de las piernas	0 - 4 semanas
Reflejo extensor suprapúbico	0 - 4 semanas
Reflejo extensor cruzado	0 - 6 semanas
Reflejo del talón plantar	0 - 4 semanas
Reflejo del talón palmar	No presente en el desarrollo normal. Patológico más allá de la 40ª semana de embarazo.
Reacción del ascensor	0 - 4 semanas
Reflejo de Galant	0 - 4 meses
Reflejos prensores	
Reflejo prensor de la mano	Hasta el apoyo y función de prensión de la mano
Reflejo prensor de los pies	Hasta la función de apoyo de los pies
Otros	
Reflejo acústico-facial (RAF)	A partir del 10° día hasta el final de la vida
Reflejo óptico-facial (ROF)	Aparece después del 3° mes.

3.1.4 Indicaciones de la terapia Vojta

Según la experiencia y los resultados tenidos hasta ahora, la aplicación de los patrones de locomoción, de la reptación refleja y del volteo reflejo, no está limitada a una determinada enfermedad o deficiencia. Se basan en una comprensión global del hombre. Su ámbito de aplicación abarca la mayoría de las disciplinas médicas.

No está justificada su focalización exclusiva en el tratamiento de la parálisis cerebral. El éxito de su aplicación en pacientes de edad infantil, pero también en jóvenes o adultos, por ej., en la neurología u ortopedia del adulto, refuta la idea frecuente de que la locomoción refleja solo puede ser utilizada en lactantes o en el primer año de vida. La terapia se puede aplicar en pacientes de cualquier edad que presenten una alteración neuromuscular.

Según las experiencias y resultados actuales puede ser aplicada en

- Pediatría
- Neuropediatría
- Ortopedia infantil
- Neurología del adulto
- Ortopedia del adulto.

También en cuadros clínicos cuya causa no es tratable se pueden activar las estructuras neuronales todavía presentes con ayuda de la locomoción refleja. Con esto se consigue optimizar de forma duradera la **calidad de vida** del paciente. Ejemplo de ello es la esclerosis múltiple o las enfermedades musculares congénitas.

Tratamiento precoz en lactantes

Indicaciones absolutas

- Alteración de la coordinación central (ACC) moderada y severa.
- Alteración de la coordinación central (ACC) leve asimétrica, de la cual pueda desarrollarse una parálisis cerebral.
- Paresias periféricas, por ej., parálisis de plexo braquial (Erb/Klumpke)
- Tortícolis neurógena o miógena
- Espina bífida e hidrocefalia
- Lesiones medulares
- Traumatismos craneoencefálicos
- Defectos congénitos, p.ej., artrogriposis, escoliosis de distinto origen, aplasias musculares
- Miopatías congénitas

Indicaciones relativas

- Síndromes hipotónicos de distinta etiología, por ej., trisomía del par 21 (síndrome de Down)
- Retraso motor
- Alteraciones posturales y déficits de enderezamiento
- Asimetrías
- Displasias de cadera
- Desviaciones del pie, por ej, pie zambo o cavo

Indicaciones en niños más mayores y en adultos

- Parálisis cerebral infantil
- Daño cerebral adquirido
- Síndromes medulares
- Paresias periféricas congénitas o adquiridas
- Miopatías
- Escoliosis y cifosis
- Contracturas articulares
- Limitaciones funcionales del aparato locomotor
- Esclerosis múltiple

Contraindicaciones

Las contraindicaciones son condiciones corporales o circunstancias del entorno en las que no está indicado un tratamiento para el niño, o una fase del mismo en la que exige su interrupción. Existen las siguientes contraindicaciones para la terapia Vojta:

- Temperatura corporal superior a 38°C
- Después de la inmunización con vacunas vivas, con una pausa de la terapia de 10 días (consultar con el médico responsable).
- En tumores metastásicos o en tumores aún no totalmente diagnosticados.
- En la fase postoperatoria aguda (por lo general son los primeros días tras una intervención), hasta que

la circulación se estabiliza y la cicatriz puede soportar la carga y no hay riesgo de hemorragia.
- Procesos infecciosos agudos
- Crisis epilépticas en la fase de ajuste de la medicación, especialmente en el síndrome de West, en la fase inicial de la aplicación de medicación antiepiléptica, o de esteroides, o ACTH.

La calidad de la aplicación de la terapia Vojta depende en gran medida de la relación del niño con la persona de referencia. La terapia Vojta no se puede recomendar cuando hay indicios de que pueda empeorar esa relación.

Riesgos

Casi cualquier forma de terapia conlleva también un riesgo. A pesar de toda la experiencia con la aplicación de un medicamento, o de una terapia, pueden aparecer efectos indeseados imprevistos. Los riesgos de tales efectos deben ser evaluados al comienzo de cualquier tratamiento.

La experiencia actual es que la aplicación competente y cuidadosa de la terapia Vojta, que requiere un esfuerzo del niño y de la madre, mejora las posibilidades de desarrollo del niño. El tener en cuenta los riesgos de la terapia Vojta requiere que, especialmente al comienzo de aplicar la terapia, se evalúe con atención la reacción individual del niño/paciente.

Niños con labilidad vegetativa

Por ejemplo, un niño con labilidad vegetativa tiene que ser observado atentamente durante y después de la terapia, especialmente en lo siguiente:
- color del triángulo de la boca
- coloración de la piel
- temperatura de la piel
- sudoración intensa
- respiración y pulso, como expresión de la activación del SN autónomo

La **dosificación** de la terapia debe ajustarse a ellos. En un lactante vegetativamente lábil el objetivo del tratamiento es la estabilización de las funciones vegetativas. Como en cualquier terapia tienen que sopesarse los efectos deseados e indeseados con mucho cuidado.

Enfermedades de base existentes

En los siguientes cuadros clínicos hay que señalar la existencia de determinados riesgos, a pesar de una aplicación correcta de la terapia Vojta:
- En la enfermedad de huesos de cristal (osteogénesis imperfecta) existe el riesgo de fracturas.
- En la descalcificación severa del esqueleto (osteoporosis), p.ej., consecuencia de la inactividad muscular, se pueden también producir fracturas.
- En las alteraciones cardiacas hemodinámicas hay que poner especial cuidado en la dosificación de la terapia para evitar el riesgo de una descompensación cardíaca.
- Según la experiencia actual, en estos cuadros clínicos también ofrece ventajas la aplicación y enseñanza cuidadosa y competente de la terapia Vojta para mejorar las posibilidades de desarrollo del niño.

3.2 Fundamentos de la terapia

En un SNC alterado en su estructura, está bloqueado el acceso a su modo de funcionar innato, el cual es la base del movimiento. Esta alteración puede ser la consecuencia de un defecto congénito, de un trauma perinatal, de una hemorragia cerebral, de una grave infección o también de una alteración metabólica innata. También como consecuencia de un accidente se pueden producir lesiones de las estructuras neuronales, musculares o esqueléticas, que también conducen a una alteración del control motor.

El lactante que muestra una postura asimétrica constante debido a una alteración postural y se orienta predominantemente hacia un lado (alteración de la simetría) tiene también la motricidad alterada. No solo va a presentar una asimetría cefálica, sino también otras alteraciones, porque omite la orientación hacia el otro lado.

Unos **patrones motores restringidos** en el primer año de vida repercuten de forma negativa en el desarrollo. Porque es en ese tiempo cuando se constituye la base para el desarrollo de posiciones más altas, como la puesta en pie, la bipedestación, la marcha y, p. ej., también para la prensión fina o el lenguaje (motricidad fina). Ya en los tres primeros meses se pueden mostrar consecuencias de gran importancia futura.

Con la **locomoción refleja** Vojta ha desarrollado una terapia con la que se puede salvar el acceso bloqueado a los programas motores innatos. Condición importante para ello es que se mantenga intacta, o al menos parcialmente intacta, la conexión entre el sistema nervioso central y el periférico. Mediante estímulos adecuados (propioceptivos) se accede al SNC, y a través de la información de esos estímulos se activan los programas motores correspondientes. Para evitar que se establezcan patrones sustitutorios es decisivo iniciar precozmente la aplicación de la terapia, a ser posible dentro de los primeros seis meses de vida. Con ello se mejoran las posibilidades motoras del niño, y se sigue una optimización cognitiva que le permite desarrollar todo su potencial mental.

La terapia Vojta puede establecerse de forma eficaz para el tratamiento de niños, jóvenes o adultos, según la edad y la alteración, con distintos objetivos. Los movimientos son ejecutados de forma activa por el paciente y tienen una configuración diferenciada y variable. Al niño o paciente con alteraciones motoras se le ofrece, de este modo, diferentes posibilidades de acceder a los programas motores innatos. Al repetir la activación se establece un conjunto de patrones de los que el paciente puede disponer en su motricidad espontánea. Otras terapias, como p. ej., la logopedia, la terapia ocupacional o la pedagogía terapéutica pueden organizarse sobre esta base sensomotora.

La locomoción refleja incluye siempre a todo el cuerpo en sus patrones motores ("patrón global"). La estabilidad postural es en todo ello una pieza fundamental para que el niño pueda enderezarse contra la gravedad y pueda dirigir la prensión y los movimientos de paso. Esos patrones sensomotores se activan especialmente desde el decúbito ventral, dorsal y lateral, es decir, en posiciones bajas del cuerpo, de los cuales podrá disponer el niño o el adulto para posturas corporales más elevadas.

3.2.1 La comprensión de la terapia

Desde la práctica

Al principio, los padres no comprenden la relación entre los patrones motores activados en la terapia Vojta y los movimientos espontáneos de su hijo. Dicen, por ej., "Pero si mi hijo no puede ponerse de pie, o andar, y tiene dificultades para comer, ¿por qué no entrenamos esas funciones, sino que estamos trabajando, por el contrario, en el decúbito dorsal, ventral y lateral?". Pero luego se sorprenden cuando el niño muestra, después de la terapia, una mejor postura del tronco y de la cabeza, que la alimentación y mamar le resulta más fácil, y que el niño se mueve más y está más contento.

Después de observar esto los padres se convencen más del tratamiento, porque pudieron ver cómo el niño, al terminar la sesión, integra automáticamente los patrones motores y posturales en su motricidad espontánea, aquellos que acababan de ser activados durante el mismo. Sin embargo los padres necesitan un tiempo para entender por qué eso es así, y para reconocer las múltiples posibilidades de influir con la terapia. Tampoco es fácil de entender la aplicación consecuente de la terapia en casa, porque parece mejor ir a una terapeuta para que el niño sea tratado de forma competente.

También los adultos se sorprenden de los efectos que tienen sobre ellos los patrones motores activados. Por lo general, informan con detalle sobre sus mejoras sensomotoras, pero se asombran de que sea posible incorporar esas capacidades desde niveles bajos de enderezamiento, decúbito dorsal, ventral y lateral, de forma totalmente inconsciente en las posiciones de enderezamiento más elevadas, por ej., la bipedestación o la marcha, e incluso en un lenguaje más comprensible y en una mejor deglución.

3.2.2 Características y objetivos de la terapia

- **Características de la terapia:**
  - Una aplicación independiente de la edad y del cuadro clínico
  - Una aplicación más específica en el tratamiento precoz, a partir del nacimiento
  - Posiciones de partida definidas y zonas de desencadenamiento definidos
  - Activación de patrones motores genéticos innatos
  - Patrones reproducibles que permiten una aplicación segura
- **Objetivos de la terapia:**
  - Crear un acceso a los programas motores no disponibles, pero innatos
  - Posibilitar el enderezamiento, la locomoción y el movimiento propositivo
  - Posibilitar una percepción diferenciada del cuerpo
  - Conseguir la mayor autonomía del niño/paciente, y mejorar con ello su calidad de vida
  - Activar y apoyar el proceso rehabilitador en los pacientes adultos

CAPÍTULO

4 La locomoción refleja como elemento central de la terapia Vojta

4.1 Introducción a la locomoción refleja

A la locomoción refleja pertenecen esencialmente, como ya se ha dicho, tres de los patrones motores sensomotrices que incluyen a todo el cuerpo:

- **Reptación refleja:** La reptación refleja (> 5.1 a 5.5, > 6.1 a 6.5) como tal patrón global, no forma parte del desarrollo espontáneo del niño, pero sus patrones parciales aparecen en distintas fases del desarrollo como elementos importantes. Estos patrones parciales contienen los materiales básicos para el enderezamiento, la locomoción y la motricidad fina.
- **Volteo reflejo:** El volteo reflejo (> 7.1 a 7.5) se reproduce en su totalidad en el desarrollo de la locomoción y de la motricidad fina del niño, desde el decúbito dorsal hasta la marcha.
- **Primera posición:** La primera posición (> 8.1) es una posición de partida para la puesta en pie.

La reptación refleja y el volteo reflejo son patrones de locomoción claramente diferentes, pero complementarios. Se utilizan en cada programa de tratamiento de forma individual según el cuadro clínico. Otros patrones motores que también podrían estar incluidos en la locomoción refleja se describen en > 8.2.

La llamada locomoción refleja es un proceso motor que se puede clasificar entre una **reacción refleja** y unos **movimientos rítmicos,** pero que conduce finalmente también a una locomoción. Las condiciones para la locomoción están grabadas genéticamente, y están disponibles si se puede acceder al programa motor. Para los pacientes esto significa que los patrones aparecen mediante la activación terapéutica, sin intervención voluntaria.

RECUERDE

Si se consigue activar en la terapia el patrón motor de la locomoción refleja significa que se ha conseguido acceder a los programas motores innatos.

4.1.1 Fundamentos neurológicos

El SNC en una compleja red neuronal. Integra las diferentes informaciones que le llegan desde cada uno de los órganos sensoriales. Son necesarios estímulos específicos, recogidos por los receptores (sensores) de los órganos sensoriales y conducidos al SNC. Por ej., son necesarios:

- estímulos de luz para la vista,
- estímulos acústico para el oído,
- estímulos olorosos para oler,
- estímulos de presión para palpar.

El SNC elabora los estímulos de los órganos sensoriales en regiones coordinadas. Las agrupaciones celulares de las regiones cercanas también participan, organizan y elaboran los estímulos sensoriales. Así, por ej., los ojos solo pueden fijar un objeto mediante la acción coordinada de la musculatura ocular, con el correspondiente control de la cabeza y del cuerpo.

En la terapia también se pueden observar estos complejos procesos. Manteniéndonos en el ejemplo de los ojos, si se activan los músculos del tronco y de la cabeza, también se modifica la fijación ocular.

RECUERDE

Un estímulo requiere cuatro propiedades elementales para asegurar una adecuada estimulación en las zonas en la terapia:

- calidad
- intensidad
- localización
- duración

Se conocen los estímulos aferentes (**input**) y la respuesta eferente activada (**output**), provocados por la activación de los patrones motores de la locomoción refleja (> Fig. 1.1) pero los procesos intermedios permanecen ocultos al observador. En este proceso participan el sistema nervioso central y el periférico, así como las conexiones neuronales (redes neuronales) (> 1.4).

Principios de la conexión neuronal

La transmisión y la elaboración de la información se basan en procesos eléctricos y químicos. De un modo simple, se puede dividir este proceso en las siguientes partes:

- Los receptores de los órganos sensoriales o internos son estimulados por cambios adecuados de energía, y provocan potenciales de recepción. En el caso de la terapia Vojta se trata especialmente de los receptores de los músculos, tendones y fascias (estímulos propioceptivos).

- En la locomoción refleja estos receptores son estimulados de forma específica a través de las posiciones de partida y de las zonas de estimulación.
- Los potenciales de recepción provocan potenciales de acción, que son conducidos hasta el sistema nervioso central (aferencias).
- La información alcanza a las neuronas de conexión y se distribuyen por las redes neuronales. Para la transmisión de la información son necesarias sustancias mensajeras (transmisores).
- Para la elaboración de la información es decisivo el comportamiento de las zonas de conexión, las sinapsis.
- Al final del proceso se produce una información, que en el caso de los **procesos motores se trasmite a la musculatura.**

RECUERDE

Los estímulos propioceptivos son percepciones a través del sentido de posición y situación que apenas se agotan, y por tanto se pueden utilizar extensamente para la activación en la terapia Vojta.

Una parte de la elaboración de la información se realiza a nivel medular de forma refleja. A partir de ahí las informaciones motoras son conducidas (aferencias) a distintas partes del SNC, especialmente también al cerebro.

No se entra aquí a describir los complejos procesos de las conexiones y de la elaboración de la información aferente.

Las informaciones procedentes del SNC (eferentes) llegan a las motoneuronas del asta anterior de la médula, y de ahí a los músculos. En las placas motoras de la musculatura, que son las zonas de transmisión del nervio al músculo, las señales eléctricas se convierten en contracción muscular [13, 21].

Procesos de adaptación del sistema nervioso central

Las células nerviosas del SNC tienen una gran capacidad de adaptación (plasticidad). Están conectadas entre sí mediante redes de sinapsis. La adaptación se realiza en las zonas de contacto/conexión (sinapsis) entre los axones, en las cuales el estímulo nervioso se transmite de una neurona a otra. Si a través de una activación más específica se produce una transmisión más eficiente, se habla entonces de **facilitación** [3, 21]. Esa situación de facilitación puede durar minutos, horas o algunos días, dependiendo de los procesos especiales en que se transmita la reacción de amplificación. Otras posibilidades de la adaptación son, por ej., nuevas formaciones de conexiones sinápticas, o la reactivación de sinapsis silentes.

Los resultados de experimentación in vitro señalan que es necesaria una estimulación de la actividad sináptica neuronal para que se establezcan nuevas conexiones entre neuronas [7].

RECUERDE

Generalmente se habla de facilitación cuando a través de una activación específica repetida se produce una transmisión eficiente.

Se puede suponer que el estado de las sinapsis, su estabilidad, su densidad y la actividad sináptica dependen fundamentalmente del tipo y cantidad de estímulos aferentes. Si, por ej., hay ausencia de estímulos adecuados, disminuye la fuerza de las sinapsis y los circuitos correspondientes involucionan.

Nueva organización de los patrones motores

Para que se pueda dar una reorganización central y el potencial de desarrollo funcional (plasticidad) pueda ser utilizado, es necesaria una activación repetida de las redes neuronales. Al repetir la activación, la información de los estímulos que llegan al SNC, y su elaboración, probablemente no es idéntica, sino solo parecida. La respuesta motora óptima a un estímulo exige la reorganización de los mismos patrones motores de forma específica para cada estímulo. Para conseguir esto y establecer el patrón son necesarias muchas repeticiones. Las investigaciones de la ciencia del deporte señalan que los mismos patrones sensomotores, por ej., en el salto de longitud, se modifican también al mantener las repeticiones[1].

4

RECUERDE

Si se activan de forma repetida los patrones sensomotores de la locomoción refleja, es esperable que el SNC se reorganice cada vez. Varía y modifica su control. Las condiciones previas, como la postura de partida y las zonas de estimulación, son generalmente iguales, y sin embargo las respuestas varían dentro del patrón motor esperado. Pero con la estimulación terapéutica repetida se producen procesos de aprendizaje neuronal que acercan el patrón motor incompleto actual al "patrón ideal".

4.1.2 La locomoción refleja como terapia

La alteración del sistema nervioso por una lesión central o periférica afecta a la transmisión de la información, descrita anteriormente, a través de las flexibles conexiones del SNC. Ese SNC mal conectado se puede comparar, de forma muy simple, a una computadora que tiene un programa bloqueado y que por ello no puede utilizar otros programas que tiene almacenados. Los resultados del trabajo están por tanto desordenados y no son correctos. Del mismo modo, en los niños, jóvenes o adultos con alteraciones motoras los resultados incorrectos del trabajo aparecen en forma de alteración postural, y también como patrones motores desorganizados, porque no están suficientemente activados. La información de estos patrones motores anormales es redirigida al SNC (reaferencia) y se imprimen en el esquema corporal como información falsa si no se tratan.

Con la locomoción refleja se pueden superar los obstáculos presentes

Efecto del tratamiento

Con la terapia Vojta se puede influir en la organización y, por tanto, en la función del SNC. Con ella se le posibilita al niño/paciente el acceso a su **programa motor genético.** Se puede influir de forma directa en la elaboración de la información para agotar los recursos existentes mediante la plasticidad del SNC.

Se consigue la estimulación de las estructuras neuronales desde las posiciones de partida dadas, y a través de estímulos (propioceptivos) y zonas de estimulación (zonas de desencadenamiento) definidos. Participan los siguientes receptores [8]:

- Receptores de distensión de los músculos, fascias y tendones: (husos musculares, órgano de Golgi), así como receptores de los órganos internos (interoceptores), por ej, receptores de elongación de los pulmones: cualquier mínimo cambio de la postura del cuerpo será transmitida desde estos receptores a la médula y al cerebro. Allí se coordinarán patrones motores que aseguran el mantenimiento de la postura, y con ello crean la condición para los movimientos propositivos.
- En menor medida participan también los receptores de las articulaciones

En la terapia, la **combinación** de **estímulos de posición,** de **presión** y del **tiempo de estimulación** produce el input al SNC que conduce, por lo general, a la activación del programa motor deseado. Con la posibilidad de combinar las distintas posiciones de partida se dispone de diversos accesos, con sensibilidades diferentes en cada individuo. La oferta de estímulos descritos es, hablando en imágenes, la llave para los programas motores, y con ello para la activación coordinada de patrones motores.

Cuanto de forma más completa y segura puedan ser activados los patrones, y permanezcan más tiempo disponibles después de la terapia, tanto más estables parecen ser los circuitos nerviosos. Para ello es necesaria una determinada dosis de la terapia en el paciente. Al repetir la oferta se establece, por lo general, la utilización del patrón también en la motricidad espontánea.

RECUERDE

- Al activar los patrones motores con la locomoción refleja se mantiene durante un tiempo el acceso facilitado a los mismos.
- Con la activación repetida se establecen esos patrones, por lo general, en la motricidad espontánea.

Plasticidad del sistema nervioso central

Se cree que, con la terapia, las redes neuronales aumentan sus conexiones y estas pueden ser utilizadas de nuevo ante distintas demandas. De este modo el SNC obtiene la posibilidad de activar su potencial neuronal presente y agotar sus posibilidades de desarrollo no utilizado (**plasticidad**). Esto se hace especialmente comprensible si se piensa que, en una lesión del SNC, el fallo **funcional** correspondiente no se debe deducir de la cuantía del daño **anatómico**. Se sabe que en grandes lesiones anatómicas solo aparecen pequeñas restricciones funcionales y, por el contrario, pequeñas lesiones anatómicas van unidas a grandes déficits funcionales. Por ello del daño anatómico no se puede deducir, de forma segura, el potencial de desarrollo del SNC inutilizado.

En pacientes adultos esto representa una oportunidad para la **rehabilitación,** en la que se espera, en sentido estricto, la recuperación de las funciones perdidas. Pero en el tratamiento precoz del lactante no se recuperan las funciones perdidas, sino que se le dirige hacia el desarrollo ideal, que no puede realizar de forma espontánea. Se podría hablar de una "**rehabilitación" del desarrollo** de un individuo, que cambia muy rápidamente. La terapia con la locomoción refleja es especialmente adecuada para ello, debido a sus claras ventajas para sondear y utilizar al máximo las posibilidades funcionales (centrales y periféricas) existentes para la rehabilitación.

RECUERDE

- Variando la posición de partida, combinando las zonas de estimulación y modificando las presiones se pueden multiplicar los estímulos casi de forma ilimitada.
- El SNC tiene que adaptarse en cada aplicación de la locomoción refleja a esa exigencia, y reorganizar las conexiones sinápticas, ampliarlas y modificarlas.

La fase de reestructuración como comienzo ideal de la terapia

Este sondeo de la plasticidad con la locomoción refleja, referido anteriormente, se consigue de un modo especialmente adecuado y favorable en la fase del **intento de reparación endógena.** El SNC intenta, en esa fase, organizar y reparar la lesión de su tejido reestructurando las conexiones sinápticas de las neuronas no lesionadas. Para minimizar al máximo la falta de control de la motricidad, y evitar que esta se desvíe, es necesario aplicar la terapia en esa fase de reestructuración, por ej., después de un ictus. El tratamiento con la locomoción refleja es entonces prometedora, especialmente si no se han establecido todavía los "falsos" patrones motores. Con los patrones motores de la locomoción refleja se puede ofrecer al SNC un plan para esa reparación, así como activar y apoyar el proceso de la rehabilitación.

Desde la práctica

El ejemplo del niño con una parálisis del plexo braquial perinatal muestra por qué es importante el comienzo precoz de la terapia. El niño percibe su cuerpo, desde el principio, a través del movimiento y para ello necesita los dos lados del cuerpo. Por la lesión del plexo braquial no puede mover el brazo, parcialmente o por completo, durante un largo tiempo. Si no se empieza con la terapia a los diez días, como está previsto, la imposibilidad de movimiento se refuerza.

El niño no percibe su brazo, o lo hace de forma limitada, y por tanto no se relaciona con esa parte de su cuerpo. La consecuencia no es solo la falta de percepción sensomotora, sino también una asimetría postural, que tiene consecuencias mayores. Si no se activan permanentemente las conexiones nerviosas, la remielinización (reconstrucción de la capa de mielina) se realizará en una zona más limitada y de forma más lenta. Esa remielinización es necesaria para una rápida transmisión del estímulo, es decir, para que los movimientos puedas automatizarse.

SUGERENCIAS PRÁCTICAS

Debe usted fijar los objetivos parciales, realistas, que quiera obtener en una sesión de terapia. De ese modo se estimula al niño, a los padres o al paciente adulto a esforzarse por conseguir un objetivo concreto. Si se alcanza, los padres /pacientes estarán motivados para seguir trabajando.

El camino es el objetivo: la terapia con la locomoción refleja es el trabajo necesario para alcanzar el objetivo del tratamiento. El objetivo es buscar y encontrar el programa, así como la necesaria elaboración y transmisión de la información. El resultado son los patrones motores deseados. Por ese camino a veces se avanza con "trial and error" (ensayo y error). Para conseguir el objetivo y estabilizar la situación es ne-

4

cesario un tiempo prolongado, diferente para cada individuo.

Mientras solo se puedan activar parcialmente los patrones motores de la locomoción refleja, los patrones innatos, es decir los programas motores opcionalmente presentes, todavía no están disponibles. Pero si se activan los patrones en su totalidad el objetivo se alcanza generalmente. Dependiendo del grado de afectación motora ese objetivo solo se puede alcanzar parcialmente, o después de largo tiempo de aplicación de un tratamiento adecuado (en su dosificación) y diario.

Si durante la terapia se consigue la activación, esa situación activada puede durar un tiempo, y depende de factores individuales. Ese periodo de tiempo puede suponer desde media hora, hasta algunas horas, o incluso algunos días. Normalmente el distanciamiento de la aplicación de la terapia se calcula dependiendo de cómo se integra el patrón en la motricidad espontánea.

Dosificación: frecuencia y duración de las sesiones de terapia

La dosificación respecto a la frecuencia y duración de las sesiones de terapia es un factor decisivo para que se estabilicen las conexiones centrales y se establezcan los patrones motores.

Frecuencia de las sesiones de terapia

- **Número de aplicaciones:** en los lactantes, generalmente son necesarias cuatro sesiones de tratamiento al día. Para que esta dosis se pueda mantener, los padres o la persona de referencia tienen que ser instruidos de forma cuidadosa en la aplicación de la terapia al niño. De ese modo es posible distribuir las sesiones de terapia de forma regular y proporcionada en los tiempos en que el niño está despierto.
- **Frecuencia:** la separación entre las sesiones de terapia tiene que ser, al menos, de dos horas. Teniendo en cuenta la distribución del día de un lactante, con comidas, cambios de pañal y sueño, se tiene así un intervalo óptimo de tres y media a cuatro horas. No hay que despertar al niño para hacerle la terapia.

En los tiempos libres de terapia el niño necesita sin falta poder moverse libremente, para que el efecto de la terapia pueda repercutir también en su movilidad espontánea (after discharge). Después de la cuarta sesión de tratamiento debe quedarle al niño un tiempo para moverse libremente y disfrutar antes de ir a dormir; una hora sería suficiente. La posibilidad de moverse de forma espontánea después de la terapia es también importante para los niños más mayores, los jóvenes o los adultos, por los mismos motivos expuestos anteriormente.

SUGERENCIAS PRÁCTICAS

- Utilice las horas en que el niño está despierto para la terapia.
- Después de la terapia deje moverse libremente al niño. También después de la última sesión de la tarde.
- Comprobará que el primer tratamiento del día es más difícil que los siguientes. Los patrones motores que aparecían tan fácilmente la tarde anterior con la activación, parecen ahora como "oxidados". Parece como si después del descanso nocturno tuviera usted que empezar de nuevo la búsqueda de los programas.
- No se desanime, porque en la segunda sesión conseguirá usted los patrones de locomoción de forma más rápida y completa.

Duración de las sesiones de terapia

La duración de una sesión de terapia depende de:

- la edad del paciente
- la enfermedad de fondo
- la sensibilidad y la resistencia al esfuerzo de cada cual.

Es de esperar que con la aplicación regular del tratamiento aumente la resistencia al esfuerzo. Hay que tener siempre en cuenta el estado general del paciente, su situación y la distribución de su día. Esto es importante cuando se trata de lactantes, y especialmente en prematuros. Hay que evitar una excesiva activación con la locomoción refleja, es decir, demasiado larga, porque la facilitación excesiva del sistema puede provocar la aparición de patrones motores irregulares y de déficits en la evaluación sensorial.

RECUERDE

Es importante establecer una dosificación individual, con la guía y consejo del terapeuta. No se deben superar los siguientes tiempos en las sesiones de terapia y se señala solo el tiempo de pura aplicación del tratamiento:

- En recién nacidos y prematuros pueden ser suficientes 1-2 min.
- En lactantes de hasta 4 semanas: 5-6 min.
- En lactantes después de las 4 semanas: 10-12 min.
- En niños pequeños: 15-20 min.
- En edad escolar, jóvenes y adultos: 20-30 min.

A estos tiempos hay que añadir el empleado en vestido-desvestido y el de las pausas.

Sobre todo en el primer año se debe mantener la dosis óptima diaria. Cuando no es posible aplicar el número óptimo de sesiones de tratamiento habrá que reducirlas al número posible, pero entonces hay que aplicarlas de forma regular: por ejemplo, durante la semana al menos 1 vez al día, mejor dos o tres, y en el fin de semana la dosis completa.

Al aplicar regularmente la activación se consigue activar más fácilmente y de forma más rápida el patrón motor. Un técnico informático diría que está establecida la línea para la transmisión, y si esa línea se mantiene, sigue disponible para otras trasmisiones. En la terapia de un niño/paciente, la "línea establecida" se mantendrá mediante más activaciones y con el tiempo se mantendrá, en condiciones favorables, también al reducir la oferta de tratamiento.

Por lo general el niño/paciente puede utilizar, en los tiempos libres de terapia, los programas motores para su movilidad espontánea y de una forma más natural. Esto se ve, p. ej., en el lactante, en el que aparece un tronco más estable (enderezamiento de columna), el cierre de la boca, una mejor toma de alimento, y una emisión de sonidos más diferenciados. Y en los pacientes adultos también se ve un mejor enderezamiento del tronco, un lenguaje más claro, la prensión mejor dirigida, o la marcha más segura.

Para mantener lo conseguido con la terapia se pueden distanciar de forma individual las sesiones; p. ej., espaciarlas a una vez al día, o una vez a la semana, dependiendo del tiempo en que los patrones motores se mantengan disponibles en la motricidad espontánea.

4.2 Aspectos básicos respecto a las posiciones de partida y zonas de estimulación

4.2.1 Las posiciones de partida

La aplicación de la locomoción refleja requiere determinadas posiciones de partida. Estas posiciones de partida constituyen, en cierta medida, la información previa que el SNC necesita para encontrar sus programas motores innatos. Pero son también como una fase de movimiento fijada de ese patrón. En esta "fase motora", los músculos y los tendones tienen entonces, como han demostrado las investigaciones en fisiología del movimiento, un umbral de excitación especialmente bajo para iniciar la actividad muscular dependiente de esa fase. Las posiciones de partida posibilitan elongaciones previas fisiológicas de las estructuras miofasciales [19].

- Los músculos reaccionan a la elongación previa con una contracción (estructuras elásticas).
- Las fascias reaccionan con cambios en la forma (estructuras plásticas).
- La elongación previa de las cadenas musculares y de las fascias facilita la activación del patrón de locomoción.

RECUERDE

La reptación refleja se activa desde el decúbito ventral, y el volteo reflejo desde el decúbito dorsal y lateral.

Mediante la posición de partida de la reptación refleja (decúbito ventral) se provoca una postura dada de la cintura escapular y pélvica, un determinado ángulo en las articulaciones de los hombro y caderas, así como de las otras articulaciones. La rotación previa de la cabeza de unos 30° con respecto al centro del cuerpo, unido a la posición de la pelvis, permite suponer la deseada elongación de la musculatura corta de columna. La posición de partida del volteo reflejo (decúbito dorsal), también con un giro de la cabeza de unos 30°, provoca esa misma rotación de la columna cervical y dorsal alta. El giro de la cabeza permite diferenciar las partes del cuerpo: aquella hacia la que mira la cara (**lado facial**), y la que está en el lado de la nuca (**lado nucal**).

En el decúbito lateral del volteo reflejo no hay ningún giro definido de la cabeza, porque esta está colocada por encima del patrón motor activado en el resto del cuerpo. En esta postura se habla de lado de arriba y de lado de abajo del cuerpo.

4.2.2 Las zonas de estimulación

Las zonas de estimulación son regiones especialmente sensibles del tronco y de las extremidades. Por medio de ellas, especialmente con las zonas de las extremidades, se pueden activar los patrones de locomoción desde las posiciones de partida ya dadas. Cada estimulación de una zona tiene una respuesta directa y una también más distante; la suma de todas las respuestas da como resultado el patrón motor (patrón global del cuerpo). Los estímulos en sí mismos son, en la mayoría de los casos, una combinación de estímulos de presión, de elongación de músculos, fascias y tendones, así como estímulos periósticos.

Con la combinación de los estímulos y de la diferente posición de las articulaciones de las extremidades, el desencadenamiento de las zonas supone una **estimulación indirecta y selectiva de las estructuras neuronales.** La presión del estímulo debe ser adecuada, y debe realizarse en una determinada dirección. Ambas pueden y deben modificarse y ajustarse a cada paciente dependiendo de la respuesta motora. La estimulación de las zonas se detalla al describir la reptación refleja (> 5.1 a 5.5, > 6.1 a 6.8), el volteo reflejo (> 7.1 a 7.5) y la **primera posición** (> 8.1 a 8.3).

RECUERDE

El dolor está contraindicado en la estimulación. Altera el proceso de adaptación en el SNC y la percepción del patrón sensomotor, así como su retroalimentación positiva al SNC.

Tenga en cuenta que en los pacientes con alteraciones motoras, y también ya en los lactantes y en los niños, el tejido conectivo y la piel están insuficientemente irrigados y por ello escasamente nutridos. Un tejido así reacciona de forma especialmente sensible a cualquier tipo de demanda. La percepción del estímulo y la sensación de dolor son variables. La consecuencia es, o bien una sensibilidad exagerada, o una anormal falta de sensibilidad. La insensibilidad puede además convertirse en una hipersensibilidad, pero a lo largo del tratamiento es esperable que esto se regule y que se observe una buena irrigación de la piel, así como unos pies y manos calientes y secos.

RECUERDE

Al enseñar el tratamiento a los padres/terapeutas debe informárseles sobre esta diferente sensibilidad al dolor para que presten especial atención a su hijo/paciente. A los niños mayores o adultos se les puede preguntar. Esta información permite al terapeuta dosificar mejor los estímulos de presión y de elongación.

4.2.3 La dirección del estímulo de presión

El estímulo de presión se dirige primero hacia la articulación más cercana a la zona, pero finalmente se dirige hacia la articulación del hombro o cadera (articulaciones clave), o hacia la columna.

RECUERDE

Durante la activación se puede variar la dirección y la intensidad de la presión; de ese modo se puede ampliar o potenciar la información del estímulo (aferencia).

Puesto que el enderezamiento y el movimiento del cuerpo se realizan en los tres planos (frontal, sagital, transversal), y por tanto es tridimensional, la fuerza empleada para estimular las zonas tiene ser considerada espacialmente. Como las direcciones de los estímulos se refieren al cuerpo, se tiene la ventaja de que no hay que tener en cuenta la posición del cuerpo en el espacio para describir el movimiento.

La estimulación de las zonas provoca respuestas motoras, tanto en la región del patrón parcial (respuesta directa) en la cual se desencadena el estímulo, como también en patrones parciales más alejados del cuerpo (respuesta indirecta). Por ej., si se estimula la zona del talón, se puede ver la respuesta motora en ese mismo pie y quizás en la pelvis, en el tronco o, por ej., en el brazo contrario.

Las respuestas motoras se potencian al poner resistencia en contra del movimiento activado, porque la resistencia aumenta el número de impulsos de la musculatura [13]. El patrón de locomoción activado se puede mantener así más tiempo y, de este modo, se potencian los fenómenos de adaptación en el SNC.

SUGERENCIAS PRÁCTICAS

- Usted puede enlentecer o mantener el movimiento poniendo resistencia y, con ello, optimizar la activación del patrón de locomoción. De ese modo se potencian los estímulos desencadenantes.
- De entre todas las resistencias que usted puede poner a los patrones parciales, la resistencia en la cabeza necesita un cuidado especial, porque usted trabaja en una región sensible, en la charnela entre la cabeza y el cuello.
- Tenga por ello especial cuidado en dosificar la resistencia en contra del giro de la cabeza.
- ¡Piense en los vasos que suben hacia el cerebro!
- Tenga cuidado de que la cabeza no se desvíe en inclinación hacia un lado.
- Si al comenzar la activación la cabeza está inclinada, vaya dirigiéndola durante la activación hasta que se coloque en el eje longitudinal del cuerpo, y realice entonces la resistencia

4.2.4 La guía y la resistencia de la cabeza

La resistencia en la cabeza puede influir de forma decisiva en la activación del patrón de locomoción.

- Guiar la cabeza y ponerle resistencia en contra de su giro son especialmente eficaces si se realizan desde la lámina ósea (linea nuchae) del hueso occipital. De este modo se puede manejar muy bien la charnela entre la columna cervical y la cabeza y activar la musculatura de la nuca, la cual contiene una gran cantidad de propioceptores y tiene una importante participación en la regulación del control postural (sentido de posición).
- Es necesario recalcar que esa región es el **fondo postural** para la motricidad de la boca y de los ojos (**funciones orofaciales**). Si la cabeza se desvía en hiperextensión o en inclinación lateral, entonces no se dan las condiciones posturales para esas funciones de motricidad fina. La charnela entre la columna cervical y la cabeza tiene que incluirse, por tanto, de forma muy cuidadosa.

SUGERENCIAS PRÁCTICAS

En el caso de que aparezcan movimientos compensatorios, son de ayuda las siguientes medidas:

- Reducir o aumentar la presión en la zona del estímulo
- Variar la combinación de las zonas, combinando zonas proximales y distales
- Realizar sumación espacial y temporal de los estímulos (más zonas y más duración del estimulo).
- Ejercer la resistencia al movimiento de una forma más precisa.

II Práctica

CAPÍTULO

5 La reptación refleja: un patrón de locomoción desde el decúbito ventral

5.1 El patrón motor para el enderezamiento y la locomoción

La reptación refleja muestra un patrón de locomoción que incluye a todo el cuerpo (patrón global), y solo se puede desencadenar de forma refleja. Este patrón sensomotor (> 1.2.1) no aparece, como tal locomoción, en el desarrollo normal del niño, pero muestra **patrones parciales de distintos estadios del desarrollo,** desde los primeros 3 meses hasta el final del desarrollo de la marcha, hacia los seis o siete años [7].

La reptación refleja ofrece, por tanto, un patrón de locomoción cuyos patrones parciales están disponibles en el enderezamiento espontáneo en posiciones más elevadas del cuerpo (bipedestación, marcha).

5.1.1 El apoyo y el enderezamiento

RECUERDE
En la reptación refleja el tronco se eleva ligeramente del plano de apoyo, se endereza sobre las extremidades y se desplaza hacia delante en sentido craneal.

En la reptación refleja las extremidades adoptan, de forma alternante, funciones de apoyo y de movimiento de paso en un patrón cruzado (> Fig. 5.1, > Fig. 6.19). La columna es el eje funcional indispensable en cada momento de ese movimiento. Las pequeñas articulaciones de la columna con su musculatura autóctona posibilitan los movimientos necesarios de extensión y de rotación. En la posición de partida prevista, se pueden activar en el cerebro los programas motores innatos al estimular las zonas de desencadenamiento. Esos programas motores están constituidos por distintos tipos de movimiento, con componentes parciales relativamente bien delimitados. Las múltiples posibilidades de conectarlos permite en la terapia un margen de variación casi inagotable (> 1.2).

Con la locomoción refleja se accede a todo el sistema motor en sus diversas y muy finamente sintonizadas funciones. Se pone especial atención a la función postural de la musculatura, porque en los pacientes con alteraciones motoras suele ser insuficiente. Postura y movimiento son dependientes entre sí (> 1.2.5). Solo el mantenimiento postural de la columna y del tronco hace posible que los movimientos de paso de las extremidades puedan ejecutarse de forma selectiva. Esa interacción entre postura y movimiento se muestra especialmente en la motricidad fina, por ej., en la zona orofacial, en los movimientos dirigidos de los ojos y en las funciones de la boca, o también en la prensión dirigida de la mano.

5.1.2 La marcha cruzada

RECUERDE
La reptación refleja muestra un patrón de locomoción cruzada.

En la locomoción cuadrúpeda las extremidades forman, con una imagen simplificada, las palancas sobre las que se levanta el tronco, se apoya y se mueve hacia delante. Aparecen movimientos de paso que van cambiando en una determinada secuencia.

- Mientras el cuerpo se mueve hacia delante, cambian los apoyos y los pasos en las extremidades:
  - La musculatura motora tiene, por una parte, que mover el tronco hacia el punto fijo de cada brazo o pierna de apoyo.
  - Por otra parte, el tronco, especialmente la columna, tiene que convertirse en punto fijo para el brazo o la pierna que da el paso.
- En el proceso global, el final del movimiento de paso se convierte en comienzo del apoyo, y de la misma manera, el final del apoyo pasa a ser el comienzo del paso.

El patrón motor que se utiliza con más frecuencia se denomina marcha cruzada. La marcha cruzada es una forma de locomoción cuadrúpeda de los animales vertebrados terrestres.

- Las extremidades se mueven hacia delante de forma alternativa. La pata delantera derecha y la pata trasera izquierda se mueven casi a la vez hacia delante.
- Las otras dos extremidades sostienen el cuerpo.
- La pata de atrás asume fundamentalmente el apoyo y el impulso hacia delante.

En la reptación refleja participan las cuatro extremidades en este proceso.

5.1.3 El ciclo del paso

Vojta se basó en Grillner et al. [10]. para describir las fases del paso, que son cuatro fases que van cambiando de forma repetida. A este proceso se le denomina ciclo del paso. Las fases del paso no cambian de forma abrupta. Pasan de manera fluida de una a otra, de modo que todo el cuadro motor aparece equilibrado. Los pequeños movimientos de rotación y extensión de la columna contribuyen a este proceso elástico.

Las cuatro características de las fases del paso se clasifican en una secuencia del 1 al 4. Generalmente la descripción empieza por la fase de flexión (> Fig. 5.1).

- **1. Fase de flexión:** con ella empieza el paso.
- **2. Fase de relajación:** la musculatura cambia hacia la fase siguiente.
- **3. Fase de apoyo:** en esta fase el tronco se endereza sobre las extremidades.
- **4. Fase de impulso:** Sprovoca el movimiento hacia delante.

RECUERDE
El ciclo del paso en las posiciones de partida: las posiciones de partida se utilizan como acceso a la activación de todo el ciclo.

El paso de una fase a otra ocurre generalmente durante la fase de apoyo e impulso de la pierna nucal;

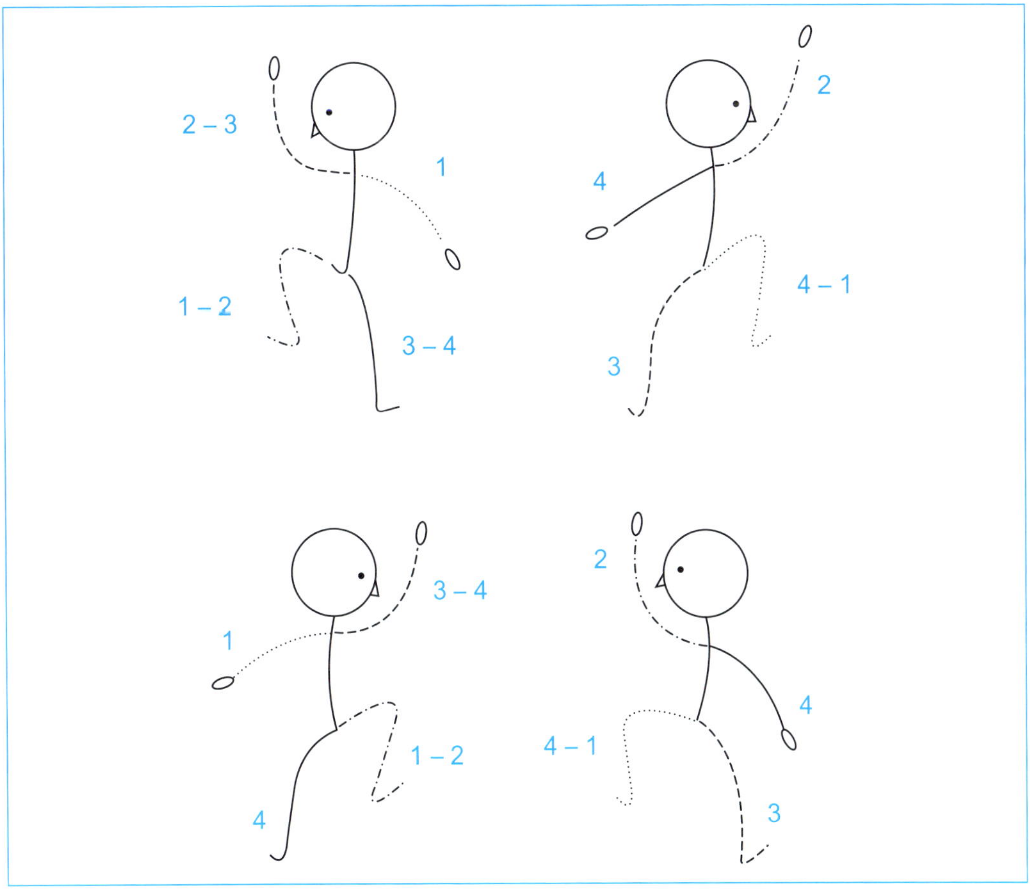

Fig. 5.1 Ciclo del paso en marcha cruzada, esquema (L286)
1 .... Fase de flexión
2 -.-.-.-.- Fase de relajación
3 - - - - - Fase de apoyo
4 _______ Fase de impulso

en la fase de relajación y apoyo con el brazo del lado facial; y durante la fase de flexión y relajación con la pierna del lado facial. El patrón motor activado de la reptación refleja muestra, además de los movimientos de paso de las extremidades, el enderezamiento del tronco sobre cada una de las extremidades de apoyo. Unido a ello está la función muscular, que se dirige hacia los puntos fijos en las extremidades de apoyo, o hacia el tronco en las extremidades que se mueven. Forman parte del patrón la extensión y la rotación de la columna en y alrededor del eje del cuerpo. Las funciones motoras finas, por ej., de los ojos y la boca en la zona orofacial, también pertenecen a este patrón. Las respuestas motoras de ambas partes del cuerpo son diferentes, pues ambas se realizan de forma recíproca.

En **la marcha enderezada del ser humano** se encuentran en las piernas nuevamente fases del paso semejantes. Como modificación a la locomoción cuadrúpeda, las piernas en el hombre asumen la función de mantenimiento y de impulso. Se puede considerar este tipo de locomoción como una evolución de la marcha cuadrúpeda, ya que las manos se utilizan para otras funciones (➢ 1.2.1). La marcha humana enderezada se diferencia de la cuadrúpeda especialmente en el tronco, debido a la complicada regulación de la postura bípeda.

La **utilidad terapéutica** de la locomoción refleja se basa en la activación de los programas motores innatos de locomoción. Si se consigue estabilizar la disponibilidad de esos programas se observa que aumenta en el niño, o el adulto, la posibilidad de utilizar su motricidad espontánea. Con una dosis adecuada se origina un conjunto de patrones sensomotores. Que el niño o el adulto utilicen de forma espontánea los patrones motores disponibles depende también de otros factores, p. ej., de su iniciativa, de su curiosidad o de su desarrollo mental.

5.2 Posición de partida

La posición de partida de la reptación refleja supone, respecto a la marcha enderezada, un nivel más bajo de enderezamiento en el decúbito ventral. Se coloca la cabeza en un determinado ángulo de rotación, y a las grandes articulaciones también en una determinada posición angular. En esa posición previa se puede informar al SNC con una gran cantidad de estímulos adecuados, que solo son posibles de ese modo (➢ 4.1).

5.2.1 Definición de la posición de partida y nombre de los lados del cuerpo

La posición de partida es asimétrica, porque cada lado del cuerpo se coloca de forma diferente. Los grados angulares que se describen parten de la posición neutra articular. Esa posición neutra está definida, en el ser humano, de pie y con los brazos extendidos. Si se toma esa posición neutra articular en todas las posturas, no es necesario volver a definirla al cambiar la posición del cuerpo.

La denominación de los lados del cuerpo viene dada por la posición en **rotación de la cabeza**:

- El lado hacia el que mira la cara es el **lado facial.**
- El lado hacia el que se dirige la nuca es el **lado nucal.**
- Para las manos y los brazos, así como para los pies y las piernas, se tiene en cuenta la correspondiente diferencia entre extremidades del lado facial y extremidades del lado nucal (➢ Fig. 5.2).

5.2.2 Posición de la cabeza

En una posición de partida óptima, la cabeza se coloca apoyada lateralmente sobre la frente (tuber frontale) en el eje longitudinal del cuerpo y rotada unos 30°. En esta posición la nariz y la boca están libres, de modo que no se dificulta la respiración (➢ Fig. 5.3). Si el niño con alteración motora no puede conseguir esa postura de partida, entonces se va guiando a la cabeza durante la activación hasta esa posición.

RECUERDE

- La posición de partida de la locomoción refleja es el decúbito ventral. El terapeuta coloca la cabeza del niño alineada en el eje del cuerpo y la rota hacia un lado unos 30°. La cabeza se apoya en la frente (tuber frontale).

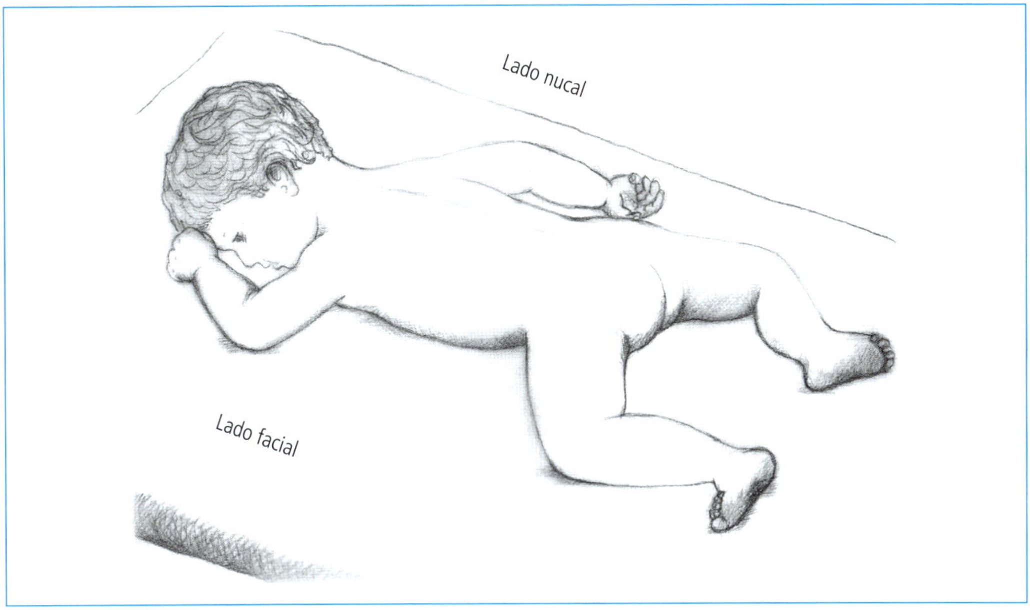

Fig. 5.2 Los lados del cuerpo se designan, según el giro de la cabeza, como lado facial y lado nucal. (L286)

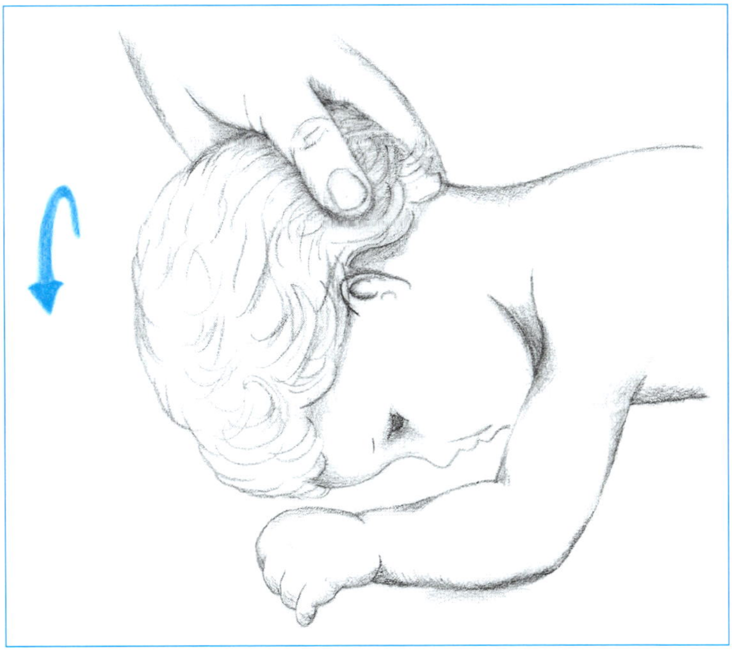

Fig. 5.3 Posición de partida de la cabeza, de lado sobre la frente (*tuber frontale*): la mano muestra la guía de la cabeza desde la nuca (*linea nucae*). El brazo facial muestra su posición de partida, con el codo a la altura de la boca/nariz. La flecha muestra la dirección del giro esperado de la cabeza: del lado facial hacia el lado nucal. (L286)

- Hay que evitar que en esta posición de partida la cabeza quede en hiperextensión (reclinada), o inclinada hacia un lado. Es importante una posición correcta para evitar que lo vasos que suben hacia el cerebro no se compriman.

La posición de la cabeza necesita un control visual permanente por parte del terapeuta o de la madre. En el lactante es especialmente importante la colocación correcta en la posición de partida de la cabeza, ya que la proporción de la cabeza respecto al resto del cuerpo es relativamente grande, y una colocación no adecuada puede producir efectos indeseados en la columna cervical. Hay que guiar la cabeza con cuidado durante toda la estimulación. Su posición influye en todo el patrón motor. Si se limita el giro de la cabeza mediante una resistencia controlada, el patrón global se mantiene más tiempo.

El patrón de locomoción de la reptación refleja muestra un movimiento recíproco, que es típico de cada lado facial o nucal. Por eso, en la sesión de terapia es importante tener en cuenta lo que ocurre en cada uno de los lados.

- Si la cabeza se gira desde la posición de partida hacia el otro lado, entonces hay que modificar también la posición de las extremidades.
- El anterior lado facial se convierte en lado nucal, y el anterior lado nucal en lado facial.

Este proceso significa que al SNC se le exige coordinar el patrón recíproco de la locomoción refleja en el tronco y en las extremidades desde el lado facial y desde el lado nucal.

SUGERENCIAS PRÁCTICAS

- Controle usted constantemente si la nariz del niño está libre, y si la cabeza mantiene lo más posible su posición durante la activación.
- Guíe usted la cabeza corrigiendo su posición y frenando su giro, para activar el patrón de locomoción lo más completamente posible.

5.2.3 Posición de las articulaciones en la posición de partida (> Fig. 5.4)

RECUERDE

- La secuencia concreta con la que se coloca al niño/paciente en la posición de partida depende de las posibilidades del terapeuta y del propio niño/paciente.
- Para conseguir la activación es importante que se mantengan en la posición descrita la esencial colocación de la cabeza, del brazo del lado facial y de la pierna del lado nucal.

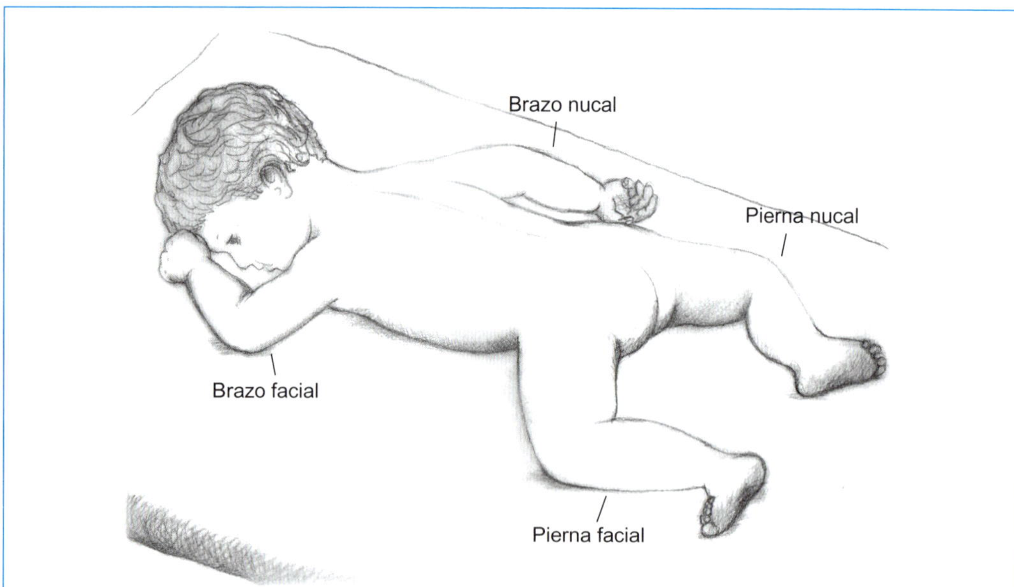

Fig. 5.4 Posición de partida de la reptación refleja con la designación de las extremidades faciales y nucales. (L286)

Las extremidades superiores y la cintura escapular

RECUERDE

La posición del brazo del lado facial provoca una preelongación de la musculatura del brazo y del tronco, y también de las fascias; esto favorece la activación del patrón motor.

- **El brazo del lado facial:** para colocar el brazo en la posición de partida se puede actuar como sigue:
  - Se lleva el brazo lateralmente hacia la cabeza (craneal), hasta que la muñeca quede alineada con una línea imaginaria que pasa por la articulación del hombro y de la cadera.
  - El codo queda colocado lateralmente respecto a esa línea, y el brazo apoyado sobre el codo (epicondilus medialis humeri).
  - Todo el brazo se encuentra claramente por encima de la línea de la cintura escapular. En el lactante el codo queda a la altura de la boca y de la nariz, en un niño más mayor a la altura de los ojos, y en un adulto a la altura de la frente.
  - Procediendo de este modo resultan los siguientes valores angulares: una flexión del hombro de hasta 135º, con una abducción de unos 30º y una flexión del codo de unos 45º. (Estos datos son solo una pauta, por lo que hay que tener siempre en cuenta las proporciones individuales).

SUGERENCIAS PRÁCTICAS

- Tome el brazo por el codo desplácelo lateralmente hacia arriba de la cabeza (sentido craneal) dejándolo apoyado sobre el codo (epicóndilo) que en el lactante y niño pequeño queda a la altura de la boca/nariz, y en el adulto a la altura de la frente.
- Para orientarse ópticamente imagínese una línea que va desde el hombro a la cadera. El codo queda colocado lateralmente respecto a esa línea. La muñeca en esa línea.

- **La mano del lado facial:** La mano del lado facial se coloca, en la medida de lo posible, alineada en el eje del antebrazo, o para que quede en esa línea en la respuesta motora.

El brazo del lado nucal

El brazo del lado nucal se coloca en extensión relajada a lo largo del cuerpo. La articulación del hombro está en rotación interna, la palma de la mano mira hacia arriba. No hay que tener en cuenta ángulos articulares especiales en esta extremidad.

La cintura escapular y el hombro

- **Cintura escapular:** el eje de la cintura escapular está oblicuo debido a la colocación del brazo en la posición de partida.
- **Hombro:** El hombro del lado facial está en posición dorsal y craneal, más elevado que el del lado nucal.

Extremidades inferiores

La pierna y el pie del lado nucal

- **Pierna:** La pierna del lado nucal se coloca de modo que quede apoyada sobre la parte interna de la rodilla (condilus medialis femoris). Esa colocación debe realizarse desde el muslo, para evitar una rotación inadecuada de la rodilla. Resultan las siguientes angulaciones en la cadera y en la rodilla: en la cadera unos 30º-45º de flexión, y unos 60º de abducción, así como 40º de rotación externa; en la rodilla una flexión de 40-45º.
  - Para colocar la pierna tómela por el muslo, por encima de la rodilla. De ese modo evita una rotación indeseada de la rodilla.
  - Flexione entonces la pierna por la rodilla hasta que el talón quede colocado en línea con las articulaciones de la cadera y del hombro.
- **Pie:** para la estimulación en la zona del talón, el pie se coloca en una posición media entre flexión y extensión del tobillo, y en posición media entre rotación interna (inversión) y rotación externa (eversión) del calcáneo.
  - La colocación del pie en la posición de partida lo puede conseguir usted llevando el calcáneo a una rotación interna, porque el calcáneo suele estar al principio en rotación externa.
  - El tobillo debe quedar en una posición media entre la flexión y la extensión.

SUGERENCIAS PRÁCTICAS

Si no consigue colocar el pie en la posición de partida, vaya corrigiéndolo durante la activación.

- El pie debe permanecer en esa posición durante la estimulación de la zona, al principio de forma pasiva y después, al producirse la respuesta motora, debe mantener la posición de forma activa. Durante el tiempo que dure la activación debe observarse con atención la posición del pie. Si la posición ideal de partida no se puede mantener, hay que irla corrigiendo durante la activación.
- Al colocar el tobillo en la posición de partida se provoca una elongación de la musculatura de la pantorrilla. Es ese estímulo de elongación, junto con el estímulo de presión en el talón, el que provoca la respuesta motora de la pierna.

SUGERENCIAS PRÁCTICAS

- Procure que, en la medida de lo posible, la pierna del lado nucal no se desvíe de la posición de partida descrita, porque el estímulo de la zona del talón es importante para el enderezamiento de la pelvis sobre la pierna y para el movimiento de avance hacia el brazo del lado facial.
- Si el paciente no puede adoptar la posición de partida, modifique usted la abducción/aducción, o la rotación interna/externa, de la pierna facial hasta que se consiga un espacio libre para el posicionamiento de partida de la pierna del lado nucal.

La pierna del lado facial

- La pierna del lado facial se puede colocar, si es posible y necesario para la activación, en la misma posición que la pierna del lado nucal.
- La línea imaginaria pasa a través de la rodilla y del hombro del lado facial. El pie de esa pierna no se coloca, porque en la respuesta motora se mueve en un movimiento de paso pero no, como en el pie nucal, en el apoyo e impulso.

Generalmente no se puede colocar esa pierna al comienzo de la terapia en la misma posición de partida que la pierna nucal, porque no lo permiten las contracturas de las partes blandas provocadas por la restricción de la movilidad espontánea. Entonces se debe dejar apoyada esa pierna como sea posible. Puede ocurrir que quede en rotación interna por la presencia de patrones motores patológicos. Solo a lo largo de la activación podrá abandonar la pierna esa postura y cambiar a una rotación externa y abducción de la cadera.

SUGERENCIAS PRÁCTICAS

- La pierna del lado facial puede dejarse, al contrario que la pierna del lado nucal, en la posición que permita la movilidad de esa cadera del paciente. Esto puede significar un margen entre la rotación interna y una mayor o menor rotación externa.
- También se puede dejar colgar libremente la pierna al borde de la mesa de tratamiento, para dejar espacio libre a la cadera para el movimiento de flexión. En ese caso asegúrese que ese borde de la mesa está almohadillado y que la movilidad de la cadera queda libre.

Cintura pélvica

- El **eje de la cintura pélvica** está oblicuado debido a la posición de partida de la pierna nucal, pero de forma opuesta al eje de la cintura escapular.
- La **articulación de la cadera** del lado nucal está, respecto a la del lado facial, más elevada, en posición más dorsal y más craneal.

5.3 Localización de las zonas de estimulación y su activación

La activación de la reptación refleja se realiza a través de receptores que registran la posición del cuerpo en el espacio (sentido de la posición y de la situación). Estas sensaciones propioceptivas se perciben, sobre todo, a través de los receptores musculares, tendinosos y de las fascias, así como del periostio y, posiblemente en menor medida, a través de los receptores articulares. Hasta ahora se conocen **nueve zonas desencadenantes** que permiten una activación efectiva del patrón de locomoción (> Fig. 5.5).

- Las zonas se clasifican en zonas del lado facial y zonas del lado nucal.
- En cada extremidad hay una zona desencadenante.

- En la cintura escapular y en la pélvica hay dos zonas en cada una.
- En el lado nucal se encuentra una zona en la espalda.

Las distintas zonas se pueden combinar entre sí. En el tratamiento de cada paciente hay que buscar cómo utilizarlas de la forma más efectiva (> 4.1).

RECUERDE

En las nueve zonas de estimulación se utilizan estímulos propioceptivos del sentido de la posición y de la postura, que son de adaptación lenta y, por tanto, se mantienen disponibles durante largo tiempo para la activación.

En la activación del patrón de locomoción se utilizan **estímulos de presión** y de **elongación;** se estimula con una presión constante, o también alternante, a través de las zonas de desencadenamiento. Como ya se ha dicho, estos estímulos se adaptan de forma lenta y por ello están disponibles un largo tiempo para la activación [8, 5].

SUGERENCIAS PRÁCTICAS

Al activar las zonas de estimulación tenga en cuenta lo siguiente:
- Usted puede aumentar o reducir la presión del estímulo.
- La combinación de las zonas puede variar.
- Los estímulos desencadenantes se suman temporalmente al mantener el estímulo y se suman espacialmente al combinar varias zonas.
- Compruebe la posición de partida y corríjala si es necesario.
- Haga una resistencia a la cabeza o en las extremidades de una manera precisa.
- Evite dolor al estimular las zonas, porque está contraindicado.

5.4 Zonas de estimulación del lado facial

En el lado facial las zonas de estimulación se encuentran en las extremidades y en el tronco. La estimula-

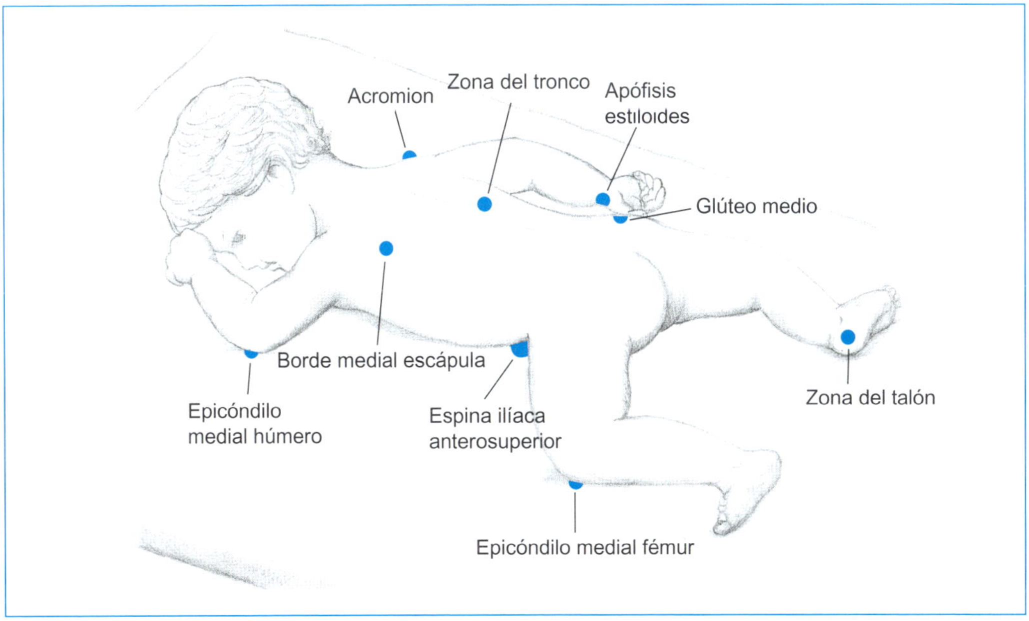

Fig. 5.5 Nueve zonas de estimulación para activar la reptación refleja (L286)

ción de cada zona tiene una respuesta directa y también distante; la suma de todas las respuestas compone el patrón motor (patrón global).

5.4.1 La zona de estimulación y el estímulo de presión en el codo

- **Zona de estimulación:** Se localiza en la parte interna del final del húmero, en la que mira al cuerpo, en la zona de la epitróclea (epicondilus medialis humeri).
- **Estímulo de presión:**
  - El estímulo de presión se realiza en perpendicular a la superficie de la piel, hacia el epicóndilo, y durante la activación se modifica la dirección hacia el hombro. Se puede realizar con intensidad constante o variable.
    - Ayuda a ello asir el codo desde fuera y estimular la zona con el dedo índice o el del medio.
    - Realizando una presión en el hombro se pueden estimular además sus receptores articulares, como zona de desencadenamiento añadida.
  - También puede suceder que el brazo facial se desplace sobre el codo. En este desplazamiento se modifica levemente la postura de la articulación del hombro, dependiendo de la respuesta motora, y con ello se produce un estímulo de elongación sobre la musculatura del hombro y del brazo. De este modo se potencia el estímulo.

SUGERENCIAS PRÁCTICAS

Al realizar el estímulo de presión sobre el epicóndilo tenga cuidado para que el dedo no resbale al canal del nervio.

5.4.2 La zona de estimulación y el estímulo de presión en la escápula

- **Zona de estimulación:** la zona se encuentra en el borde interno de la escápula, el que mira hacia la columna (margo medialis), en el paso entre el tercio medio y el inferior. Con esa zona se produce un estímulo en la inserción de los músculos rotadores externos del brazo y en los músculos que unen la escápula a la columna.
- **Estímulo de presión:**
  - La presión se realiza perpendicular a la piel (hacia ventral) en profundidad, y durante la activación se cambia la dirección hacia la articulación del hombro contrario o hacia el codo. Se puede realizar con intensidad constante o variable.
  - Al enderezarse la cintura escapular sobre el brazo, el movimiento se puede guiar o resistir desde esa zona, adecuándolo a la posición de la escápula en el movimiento de la cabeza humeral (caput humeri) y de la cavidad glenoidea (fossa glenoidale).

5.4.3 La zona de estimulación y el estímulo de presión en la pelvis

- **Zona de estimulación:** Esta zona se encuentra en la cara ventral de la pelvis, en la espina ilíaca anterior superior. Con esta zona se estimula el periostio de la pala ilíaca, la inserción del músculo tensor de la fascia lata, el tracto iliotibial y el músculo sartorio. Además se provoca un estímulo de elongación sobre la musculatura oblicua abdominal y sobre la fascia abdominal.
- **Estímulo de presión:**
  - El estímulo de presión se realiza perpendicular a la piel y durante la activación se cambia hacia la cadera del lado nucal. Se puede realizar con intensidad constante o variable.
  - Con esta zona se ofrece resistencia en contra de la flexión de la pelvis en sentido craneal. Generalmente esto ocurre dependiendo del enderezamiento de la pelvis sobre la pierna del lado nucal.

SUGERENCIAS PRÁCTICAS

Tenga cuidado de no agarrar la pelvis, sino de mantenerse sobre la espina ilíaca anterior superior. Puede resultar difícil, porque con frecuencia se resbala.

5.4.4 La zona de estimulación y el estímulo de presión en la rodilla

- **Zona de estimulación:** se encuentra en la cara interna de la rodilla al final del fémur, en el epicóndilo medial (epicondilus medialis femoris).
- **Estímulo de presión:**
  - El estímulo de presión se realiza perpendicular a la piel y durante la activación se cambia hacia la cadera del lado facial. Se puede realizar con intensidad constante o variable.
  - Desde esa zona se puede guiar el movimiento de paso que se activa oponiéndole resistencia, o puede ser retenido. Es un modo de potenciar todo el patrón motor.

SUGERENCIAS PRÁCTICAS

Usted puede actuar sobre la articulación de la cadera estirando levemente o presionando, cogiendo la rodilla desde la parte externa, por el final del muslo, y estimulando la zona con el dedo índice o el dedo medio.

5.5 Zonas de estimulación del lado nucal

Las zonas de estimulación en el lado nucal se encuentran en las extremidades, en las cinturas escapular y pélvica y en la caja torácica. La estimulación de cualquiera de las zonas tiene una respuesta directa y también a distancia; la suma de todas las respuestas compone el patrón motor (patrón global).

5.5.1 La zona de estimulación y el estímulo de presión en el brazo

- **Zona de estimulación:** la zona de estimulación del brazo nucal se encuentra en el radio, cerca de la articulación de la muñeca, en la apófisis estiloides (processus stiloideus radii).
- **Estímulo de presión:**
  - El estímulo de presión se realiza perpendicular a la piel, y durante la activación se cambia hacia la articulación del codo o del hombro. Se puede realizar con intensidad constante o variable.
  - Poniendo una resistencia dirigida en contra de la rotación externa y de la abducción, se puede guiar y potenciar la activación de la musculatura del brazo.

SUGERENCIAS PRÁCTICAS

Debe usted controlar que:
- al estimular, debe mantenerse bien en la zona, sin resbalar;
- la cintura escapular se mantenga enderezada en el lado facial cuando empieza el movimiento de paso del brazo nucal, y que el hombro se eleve de la base de apoyo;
- aumente la distancia entre la cabeza y el hombro.

5.5.2 La zona de estimulación y el estímulo de presión en el hombro

- **Zona de estimulación:** está situada en la cara anterior (ventral) de la escápula, ahí donde la espina de la escápula forma el techo de la articulación y se prolonga en el acromion.
- **Estímulo de presión:** El estímulo de presión se realiza en perpendicular a la piel, en sentido dorsal (hacia atrás) y dirigido hacia la zona media de la columna dorsal. La presión se puede realizar con intensidad constante o variable.

5.5.3 La zona de estimulación y el estímulo de presión en el tronco

- **Zona de estimulación:** la zona se localiza en el lado nucal de la caja torácica, entre el sexto a octavo espacio intercostal, al borde del músculo erector del tronco, más o menos a la altura del ángulo inferior de la escápula.
- **Estímulo de presión:**
  - El estímulo de presión se dirige hacia la columna, hacia el esternón, o hacia el codo del brazo del lado facial, dependiendo de lo que se quiera activar. Si la pierna del lado facial ha terminado el movimiento de flexión (se hablará de ello más adelante al describir el patrón motor), la presión puede también

dirigirse hacia la rodilla del lado facial. La presión se puede realizar con intensidad constante o variable.
- La estimulación se consigue por la elongación de la musculatura intercostal, con la que también se mueven las costillas y, con ellas, las articulaciones costovertebrales, que unen las costillas a la columna. El movimiento de estas articulaciones provoca a su vez una elongación de los músculos, con sus fascias, que unen las costillas a la columna.

RECUERDE
Con la zona del tronco tiene usted un acceso directo a la musculatura autóctona del tronco y de la columna.

5.5.4 La zona de estimulación y el estímulo de presión en la pelvis

- **Zona de estimulación:** la zona se localiza debajo de la cresta ilíaca, en la zona en que el m. glúteo medio, que cubre la articulación de la cadera, se transforma en su origen tendinoso (parte media de la aponeurosis del m. glúteo medio).
- **Estímulo de presión:** La presión se realiza transversal a la superficie de la piel, hacia la zona profunda. Esa dirección se cambia cuando se produce el enderezamiento de la pelvis sobre la pierna del lado nucal, y con la respuesta motora de la pierna del lado facial.
  - Si la pierna del lado facial se encuentra todavía en la posición de partida, se puede dirigir la presión hacia la cadera del lado facial.
  - Pero si la pierna ha terminado la fase de flexión, y la rodilla empieza a impulsar el cuerpo, se puede dirigir la presión hacia la rodilla del lado facial con una intensidad constante y variable.

SUGERENCIAS PRÁCTICAS
- Dosifique la fuerza de la presión al estimular la zona del m. glúteo medio, de modo que la pelvis tenga la posibilidad de enderezarse sobre la pierna.
- Piense que para el enderezamiento de la pelvis sobre la rodilla facial necesita la zona del talón de la pierna del lado nucal.
- Compruebe que la pierna del lado facial cambia de la fase de apoyo a la fase de impulso.
- Favorezca el apoyo de la rodilla al final de la fase de flexión de la pierna del lado facial, estimulando la zona del epicóndilo en la rodilla hacia la cadera del lado facial.

5.5.5 La zona de estimulación y el estímulo de presión en la pierna

El calcáneo (Calcaneus > Fig. 5.6) se continúa en una potente fascia. La fascia ciñe el talón como una

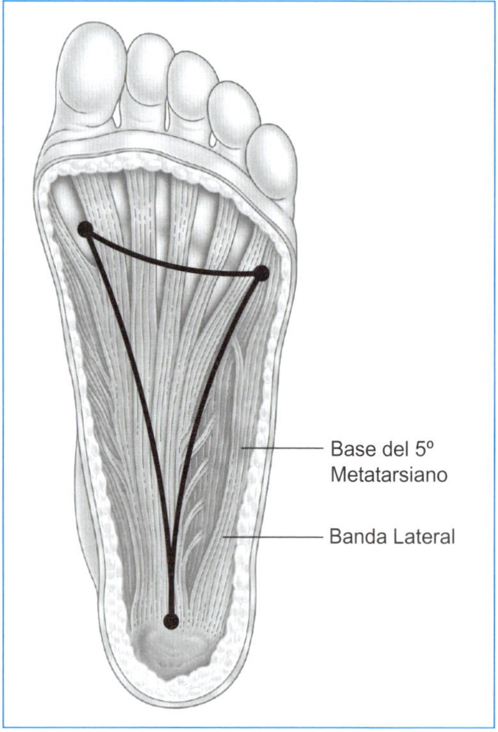

Fig. 5.6 Calcáneo con sus fascias (G324)

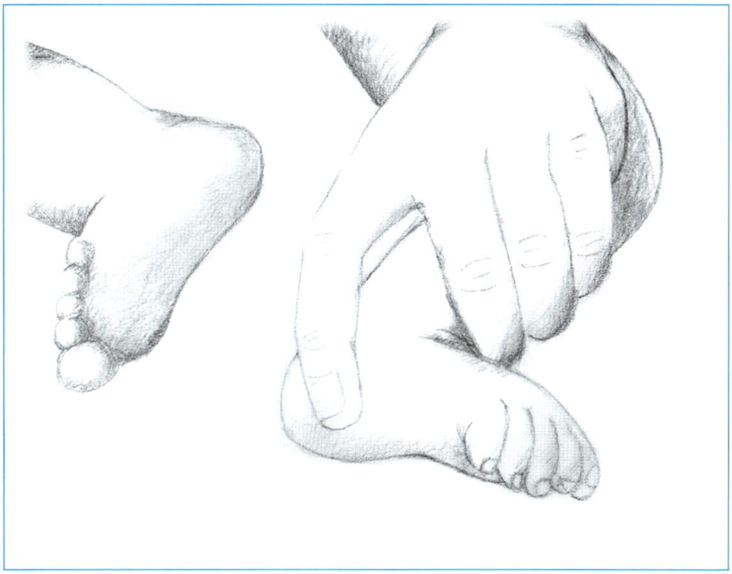

Fig. 5.7 Estimulación de la zona del talón en la apófisis lateral del calcáneo (processus calcanei) (L286)

brida y controla al calcáneo. Toda la fascia plantar forma la bóveda del pie reforzándola de forma elástica, como un trampolín, entre el talón y la cabeza de los metatarsianos I al V. La zona del talón se localiza en la región del ligamento lateral de la fascia.

- **Zona de estimulación:** la zona se encuentra en el borde externo inferior del calcáneo. (➤ Fig. 5.7). Es la zona sobre la que se realiza la carga en la bipedestación y en la marcha. En los adultos en esa zona se percibe un realce al tacto, en los lactantes o niños que no caminan no está tan claramente formada, sino redondeada. En este caso uno se orienta con la prolongación del maleolo lateral, que estando el pie en posición media, sale de la articulación del tobillo.
- **Estímulo de presión:**
  - La presión se dirige hacia la articulación del tobillo, estando el pie en posición de partida correcta. La intensidad puede ser constante o variable. Según la colocación de la articulación tibio-peroneo-astragalina y de la astrágalo-calcánea, así como de la fase de apoyo o impulso, se pone resistencia en esa zona en contra de la extensión de la pierna. La dirección es hacia la rodilla o hacia la cadera del lado nucal.
  - La presión provoca una elongación de la fascia y un estímulo perióstico. Afecta también a las dos articulaciones del tobillo. Para todas las regiones, se trata de una sensación propioceptiva, a través de fibras nerviosas especializadas, que informan sobre el sentido de posición y postura del cuerpo en el espacio.
  - Los estímulos de presión durante la activación son comparables con la presión en la bipedestación y en la marcha.
  - La bóveda del pie se desarrolla al aumentar la carga y el enderezamiento en los pies.

SUGERENCIAS PRÁCTICAS

- Si usted no consigue de entrada la colocación óptima de las articulaciones del tobillo, ajuste esas posiciones durante la activación.
- Active la reptación refleja desde ambos lados con la misma frecuencia, para que el SNC reciba información necesaria desde ambos lados del cuerpo.

CAPÍTULO

6 La reptación refleja: descripción del patrón motor

6.1 Consideraciones previas

Como ya se ha dicho, la reptación refleja no aparece en su globalidad, como tal locomoción, en el ser humano. Pero al comparar cada unos de sus patrones parciales con los del desarrollo espontáneo del enderezamiento, desde el nacimiento hasta la marcha madura hacia los siete años, aparecen analogías con los patrones parciales de la motricidad gruesa y fina.

La reptación refleja se activa desde el decúbito ventral. En su aplicación terapéutica, desde la posición de partida y con los estímulos propioceptivos de las zonas de desencadenamiento, se consigue acceder a los programas motores innatos, opcionalmente presentes, para el desarrollo del enderezamiento y de la locomoción.

Para facilitar su clasificación y comprensión se describe el patrón global en cada uno de sus patrones parciales. Se mostrará la dependencia entre las áreas descritas. Para la descripción anatómica se utilizan los nombres en español, con su denominación latina entre paréntesis. El procedimiento elegido aquí para describir y enfocar la relación esencial entre ellos debe facilitar su aplicación y comprensión. Se ha renunciado conscientemente a la descripción de las acciones musculares (juegos musculares); estos pueden revisarse en la literatura [23]. No se nombrarán los músculos salvo algunas excepciones.

Se mostrarán los signos a observar en las respuestas motoras y que permiten valorar el curso de la activación. Además se presentarán las analogías de la reptación refleja con los patrones motores del desarrollo motor espontáneo. Junto a ello se señalan las posibles desviaciones de la respuesta motora (movimientos de compensación) durante la activación; se ha elegido para ello la descripción que ha resultado adecuada en la instrucción a los padres y a los pacientes.

El patrón de locomoción de la reptación refleja incluye a todo el cuerpo (patrón global). Discurre en un ciclo rítmico, con las fases del paso típicas de la marcha cruzada y con la correspondiente postura del tronco (> Fig. 5.1). Para describir este ciclo que se repite, se puede elegir para empezar un determinado momento. Para facilitar su comprensión y ejecución se empezará por las respuestas motoras del brazo del lado facial, por lo siguientes motivos:

- Sobre el brazo facial se realiza el enderezamiento y el movimiento de avance decisivo. Él constituye el punto de apoyo y la palanca sobre los que se enderezan la cintura escapular y el tronco.
- Pero esto no significa que en el tratamiento de un paciente haya que empezar siempre estimulando la zona del codo. Lo importante es que el codo se mantenga colocado en la posición angular de partida y apoyado, o que sea dirigido hacia ahí para asegurar ese punto de apoyo cuando se estimule desde otras zonas.

6.1.1 Optimización de las respuestas motoras

Todo el patrón de locomoción se optimiza provocando resistencia específicas.

- La resistencia al **giro iniciado de la cabeza** durante la estimulación de las zonas potencia y alarga las respuestas motoras (> Fig. 5.3).
- Con resistencia en la **pierna facial,** o en el **brazo nucal,** se intensifica la contracción muscular (contracción isométrica) y se activa la fase de apoyo del brazo. También se potencian las funciones orofaciales.
- **La sumación temporal** de los estímulos mediante resistencias específicas en contra de las respuestas motoras de la cabeza, o de los movimientos de paso de las extremidades, potencia (isometría) y optimiza las respuestas motoras.
- **La sumación espacial** de los estímulos, al combinar varias zonas de desencadenamiento, potencia y optimiza, asimismo, las respuestas motoras.

Con la sumación espacial y temporal se potencia el input a la red neuronal.

SUGERENCIAS PRÁCTICAS

- Se aconseja centrar la atención primero en uno de los patrones parciales de todo el patrón de locomoción, y observar y valorar ahí las respuestas motoras a la estimulación de la zona correspondiente, o a la combinación de zonas. De este modo se ve claramente cómo avanza la activación de todo el patrón de locomoción.
- No se desanime si no consigue usted ver inmediatamente la activación de todo el patrón de locomoción, ya que es un patrón muy complejo y diferenciado.
- Por lo general no se consigue alcanzar en cada sesión de tratamiento todas las respuestas motoras de forma óptima.
- En el lactante, las respuestas motoras se consiguen de forma rápida y se necesita un manejo rápido para optimizar las respuestas o evitar respuestas anormales.
- Tiene sentido estimular a la vez zonas del lado facial y del lado nucal.
- Combine usted varias zonas y varíe la elección de las mismas.
- No se olvide activar de nuevo las zonas "mudas", las que no se activan enseguida.

6.1.2 El brazo y el hombro del lado facial

RECUERDE

La respuesta motora del brazo es la de sostener a la cintura escapular y a la caja torácica en el movimiento de avance del cuerpo desde la pierna del lado nucal al brazo del lado facial.

El patrón motor se puede comparar al patrón del apoyo sobre un codo en el **desarrollo espontáneo del niño,** hacia los cuatro meses y medio.

6.1.3 Movimientos desde la posición de partida

Al estimular la parte ósea interna del codo (epicondilus medialis humeri) se espera como respuesta directa un movimiento del codo hacia la superficie de apoyo. Este movimiento se puede comparar al de la fase de relajación del ciclo del paso. El siguiente apoyo del codo se corresponde con la fase de apoyo. Generalmente ambas fases están tan unidas que solo se observa la fase de apoyo.

RECUERDE

- Por lo general, al estimular la zona del epicóndilo usted siente como reacción el movimiento del codo hacia el apoyo.
- Si realiza el tratamiento sobre una colchoneta, o sobre una camilla almohadillada, el codo se hunde en la superficie debido al peso del apoyo (> Fig. 6.1).

El codo ahora se ha convertido en punto de apoyo, y por ello la musculatura del brazo y del hombro mueven la cintura escapular hacia ese punto de apoyo, de modo que la cavidad glenoidea (fossa glenoidale) resbala sobre la cabeza del húmero, y la cintura escapular se endereza sobre el brazo (> Fig. 6.1). Ese proceso supone un exigente esfuerzo motor, porque la escápula tiene contener y ajustar continuamente la musculatura durante el enderezamiento de la cintura escapular sobre el brazo (> Fig. 6.2).

La musculatura del tronco, especialmente la **musculatura abdominal,** junto con el m. pectoral mayor (pectoralis major) participa de forma decisiva en el movimiento hacia delante y en el enderezamiento del cuerpo sobre el brazo descrito anteriormente. Ella endereza el tronco junto con el músculo pectoral mayor desde el lado ventral en contra de la gravedad y lo desplaza hacia el brazo.

SUGERENCIAS PRÁCTICAS

- Tenga siempre a la vista la musculatura abdominal durante el enderezamiento del tronco sobre el brazo facial.
- Si está activada, se tensa la cara lateral de la pared abdominal, el talle ni se hunde, ni se abulta lateralmente.
- La lordosis disminuye o se iguala. El abdomen se eleva mínimamente de la superficie de apoyo y parece que "está suspendido".

Al enderezarse la cintura escapular sobre el codo facial, la **articulación del hombro se centra**. Ello lo realiza la musculatura que mueve el brazo, la escápula y el tronco hacia el apoyo del codo (> Fig. 6.2, Fig. 6.9).

El brazo (húmero) realiza una rotación externa en el hombro, y la **cavidad glenoidea** (fosa glenoidalis) se mueve sobre la cabeza humeral (caput humeri). Esa colocación se produce por un movimiento contrario de ambas articulaciones entre sí,

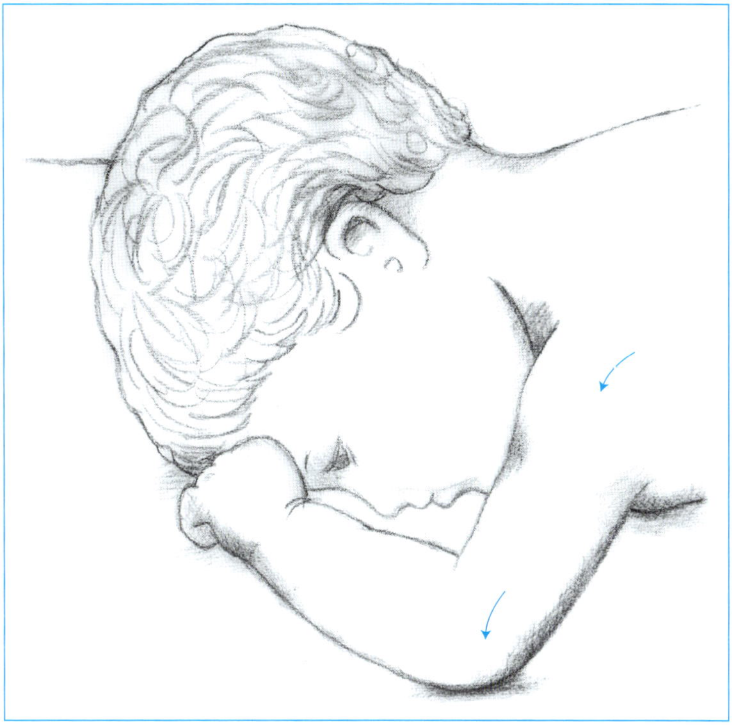

Fig. 6.1 Brazo de apoyo (fase de apoyo) del lado facial, contactando el epicóndilo en el plano de apoyo. La sombra alude al leve hundimiento en el plano. (L286)

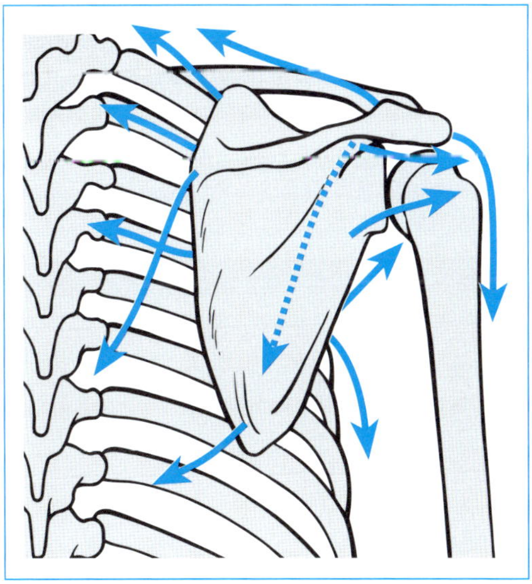

Fig. 6.2 Función de contención de la escápula, en esquema. La escápula es como un disco de distribución de los múltiples vectores de fuerza que concurren en ella. (G461)

lo que produce que la articulación se centre. En este enderezamiento sobre el brazo la caja torácica se mueve hacia la escápula.

En este enderezamiento de la cintura escapular, la escápula adopta una función importante. Su colocación y su movimiento de deslizamiento vienen determinados por la activación de la musculatura del brazo, del hombro y del tronco. En su función de conectar el brazo y la caja torácica, la escápula está en una posición lábil que necesita de una regulación permanente. Si se piensa en la función reguladora de la **musculatura de la escápula** (> Fig. 6.2), se entiende por qué aparecen con tanta frecuencia problemas en el enderezamiento de la cintura escapular sobre el codo de apoyo. Además, es necesario que la musculatura de la escápula esté coordinada con la musculatura pectoral y abdominal, porque el tronco es enderezado sobre el brazo por los músculos pectorales y sobre todo por la musculatura abdominal.

SUGERENCIAS PRÁCTICAS

Si usted no puede conseguir desde el principio de la terapia la posición de partida de forma óptima, vaya buscándola manteniendo constante el estímulo en el epicóndilo y, paso a paso, vaya estimulando además otras zonas.

6.1.4 Signos a observar en las respuestas motoras

Nota: el patrón motor global de la reptación refleja se compone de muchos patrones parciales. En este patrón parcial, la cintura escapular se endereza sobre el brazo del lado facial; lo importante es cómo se hace.

Los signos que se deben observar en el brazo y en la cintura escapular, y que se describen aquí, deben ayudarle a concentrarse en esta parte del patrón motor global.

SUGERENCIAS PRÁCTICAS

- Elija una o dos señales que quisiera alcanzar como objetivo de la correspondiente sesión de tratamiento, y manténgalas a la vista durante el tratamiento.
- Sirve de ayuda que usted adopte una buena "colocación" respecto al niño/paciente, de modo que sea posible tener a la vista el patrón parcial y los signos que quiera observar.
- No se olvide del patrón global a pesar de las limitaciones de algunas de las partes.

El codo y el hombro

- El codo potencia el contacto con la superficie de apoyo, esto se siente y se ve (➤ Fig. 6.1).
- Las estructuras blandas del hombro se redondean, las arrugas se aplanan. Se nota una tensión alrededor de la articulación.

El brazo y la mano

- La muñeca se mantiene en la línea del hombro y de la cadera, y se mantiene activamente ahí.
- El antebrazo permanece con toda la cara interna sobre la superficie de apoyo.
- La mano se cierra en puño con la muñeca en extensión y hace una abducción radial. La parte central de la mano, incluido el pulgar, se ensancha (abducción de los metacarpianos) (➤ Fig. 6.3).

El cuello, la cabeza y los hombros

- El cuello se extiende en el eje del cuerpo, y se alarga visiblemente.
- La cabeza se mantiene en la posición de partida de forma activa apoyada sobre un lado de la frente (tuber frontale) y se deja guiar fácilmente.
  - Usted puede guiar la cabeza con su mano o, con mucho cuidado, con sus últimas costillas o con su abdomen.

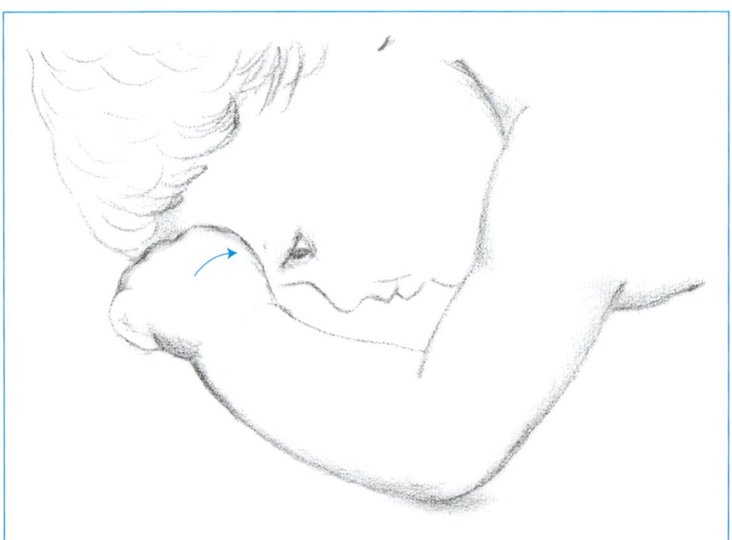

Fig. 6.3 Signo a observar: la mano se cierra en puño, la flecha muestra la abducción radial. (L286)

  - Se recomienda aplicar una resistencia selectiva, dosificada, contra el giro de la cabeza. Con ello puede usted optimizar todo el patrón o, por ej., las funciones orofaciales. Guíe la cabeza desde la línea nucal (linea nuchae) del lado nucal.
- Al comienzo, el hombro del lado nucal está apoyado en la superficie. Se eleva un poco al principio, y luego más claramente.
- Se puede analizar la contracción y el perfil de los músculos de la parte anterior y lateral de la caja torácica, que forman parte de la musculatura reguladora de la escápula.
- El gran músculo pectoral (m. pectoralis major) y el m. serrato anterior se dejan valorar bien. El m. pectoral se nota más ancho y extendido. La distancia al brazo se hace mayor (se ve y se palpa bien en los niños más mayores y en los adultos). El espacio entre el esternón y el hombro se ensancha.
- La escápula se desliza sobre la caja torácica, de modo que su borde interno (el que mira a la columna) y su ángulo inferior se pegan a las costillas. Los mm. romboides (unen la escápula con la columna) y el m. serrato anterior participan de modo importante en esta colocación de la escápular (> Fig. 6.4).

SUGERENCIAS PRÁCTICAS

- Si no ve todos estos signos enseguida, puede Ud. por ej., estimular más tiempo una zona (sumación temporal del estímulo) y complementarlo con otras zonas (sumación espacial).
- Pruebe qué combinaciones de zonas son las más efectivas. Sin embargo, tenga en cuenta que puede tardar un cierto tiempo hasta que una zona se activa. Esto varía individualmente y puede ser diferente de una zona a otra.
- Cambiar de lado también es una posibilidad, y al volver al primer lado es frecuente que la zona se active más fácilmente.
- Estimule la zona del tercio inferior del borde interno de la escápula (el borde que mira hacia la columna) si quiere mejorar la posición deseada de la escápula. Pruebe esta zona combinándola con la zona del epicóndilo del codo.
- O combine usted la zona del epicóndilo con la zona del acromion, o del tronco. Intente otras posibles combinaciones.

6.1.5 Movimientos de compensación frecuentes

Casi en cada sesión de terapia aparecen movimientos de compensación. El niño está acostumbrado a mantener y utilizar sus "patrones sustitutorios" provocados por la alteración motora. Su SNC tiene a su disposición esos patrones hasta que encuentre el acceso a los programas motores innatos y, con ello, a los patrones preformados. Los siguientes movimientos compensatorios deben ayudar a formular el objetivo de la terapia y a facilitar ese acceso.

En la articulación del hombro

- El codo empuja a la cintura escapular sobre el hombro del lado nucal y ese hombro presiona sobre la base de apoyo.
- El hombro del lado facial se aproxima a la oreja. Esto ocurre con frecuencia cuando se sujeta fuerte la cabeza, y el codo pierde el contacto con la base de apoyo.
- La cabeza es traccionada hacia los hombros, o los hombros hacia la cabeza. En ambos casos el espacio entre la cabeza y los hombros es pequeño.

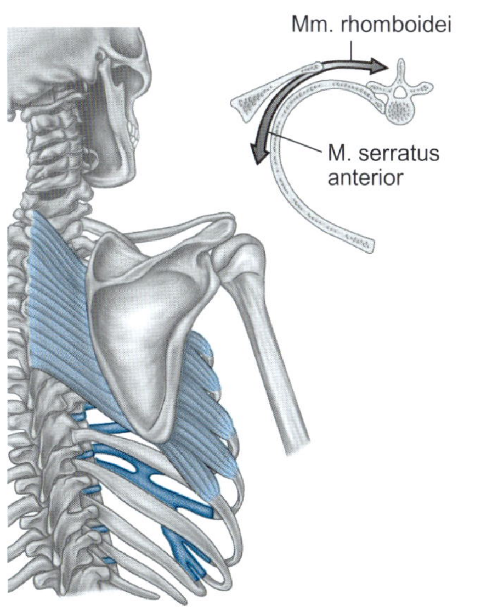

Fig. 6.4 M. serrato anterior, disposición recíproca respecto a los mm. romboideos (G461)

6

- El brazo es empujado hacia delante, o el tronco resbala hacia atrás, acercándose el hombro a la base de apoyo. Esto está unido a retracciones del tejido y a arrugas en la parte superior del hombro (➤ Fig. 6.5).
- Si la cintura escapular no se endereza, sino que simplemente es empujada hacia adelante, se reduce la distancia entre el tronco y el brazo, y aparece una gran arruga entre la cara lateral del tronco y el brazo.

En el codo y en el antebrazo

- El codo pierde su posición de partida y se extiende. El hombro se acerca a la base de apoyo y el brazo es empujado hacia delante, de modo que el apoyo recae en la muñeca y en el talón de la mano (➤ Fig. 6.5).
- El codo se flexiona más, y con ello se eleva el hombro.
- La parte interna del codo (epicondilus humeri) no contacta con la base.
- El antebrazo rota hacia fuera y se apoya en el cúbito, o se flexiona y se eleva.

En la mano

- El pulgar queda incluido en la palma, la mano se cierra en puño con flexión de la muñeca y abducción ulnar (hacia el dedo meñique).
- La parte media de la mano se estrecha, la distancia entre el pulpejo del pulgar y el del meñique se reduce.

SUGERENCIAS PRÁCTICAS

Ante estos movimientos compensatorios se pueden realizar las siguientes medidas:

- Reducir o aumentar el estímulo de presión de la zona del codo.
- Cambiar la combinación de las zonas, con zonas proximales y distales.
- Realizar sumación espacial y temporal del estímulo, utilizando más zonas y durante más tiempo.
- Poner resistencia a los movimientos activados en otros patrones parciales.
- Para el despliegue de mano se puede colocar un rodillo duro en la mano. La medida del mismo debe ser tal que el pulgar y el índice puedan estar enfrentados y cercanos entre sí. La palma de la mano debe estar toda ella en contacto con el rodillo.

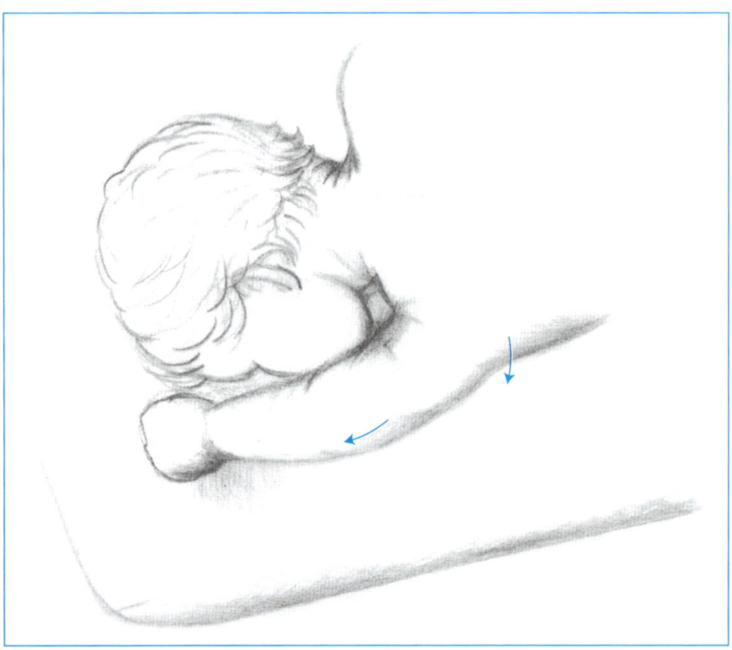

Fig. 6.5 Ejemplo de un movimiento compensatorio del brazo facial. Las flechas muestran la extensión del brazo en rotación interna, la mano en puño y el movimiento del hombro hacia el plano de apoyo. (L286)

6.2 La columna cervical y la cabeza

RECUERDE

En la posición de partida óptima, la cabeza está apoyada lateralmente sobre la frente (tuber frontale) y girada unos 30° en el eje longitudinal de la columna. De ese modo quedan libres la boca y la nariz, de modo que no se dificulta la respiración (➤ Fig. 5.3). El movimiento de la cabeza empieza así desde una posición asimétrica.

Los patrones motores comparables **en el desarrollo motor espontáneo** respecto al cuello y a la cabeza son los siguientes:

- Ya a las ocho semanas el niño puede mantener la cabeza en el eje del cuerpo, sin reclinación, estando en decúbito ventral.
- Generalmente, el niño al final del tercer mes puede girar la cabeza unos 30° hacia la derecha y la izquierda, de forma independiente respecto al cuerpo y sin inclinación lateral de la articulación superior del cuello. La desviación de la mirada de unos 30° hacia ambos lados que aparece en la reptación refleja, corresponde al movimiento espontáneo de los ojos al final del tercer mes.
- El movimiento lateral de la mandíbula es comparable con el movimiento de masticación, que se inicia a los seis meses.

6.2.1 Movimientos desde la posición de partida

Con la colocación de la cabeza sobre la frente (**tuber frontale**) se establece la condición previa para el giro esperado de la cabeza desde el lado facial hacia el lado nucal. Con la activación se extiende la columna cervical, y especialmente también en la zona de la unión de esta con la cabeza. Y la cabeza se queda libre para girar.

6.2.2 Signos a observar en las respuestas motoras

Nota: El patrón motor global de la reptación refleja se compone de muchos patrones parciales. En este patrón parcial la cabeza y el cuello se colocan activamente en la posición de partida, y la cabeza gira del lado facial hacia el lado nucal; lo importante es cómo lo hace.

Los signos que se describen aquí para observarlos en la columna cervical deben ayudarle a concentrarse en esta zona del patrón global.

SUGERENCIAS PRÁCTICAS

- Elija uno o dos signos que quiera conseguir en esa sesión de terapia y mantenga su atención en ellos durante el tratamiento.
- Sirve de ayuda que usted adopte una buena "colocación" respecto al niño/paciente, de modo que pueda tener a la vista el patrón parcial y los signos que quiera observar.
- No se olvide del patrón global, a pesar de las limitaciones en algunas de las partes.

- El cuello se extiende, ello se refiere a que se ve que aumenta la longitud, y que también se extiende la cara lateral del cuello.
- La cabeza se mantiene apoyada en el plano sobre la frente (tuber frontale) del lado nucal. Esto se ve después de la terapia por un leve enrojecimiento en esa zona.
- La región ventral (anterior) del cuello se contrae cuando se produce el enderezamiento de la cintura escapular sobre el brazo facial. Aumenta la distancia entre la barbilla y el hueso hioides.
- En el lado dorsal, se mantiene extendida, sin hiperextensión o giba, la zona entre la columna cervical y la cabeza, y entre la columna cervical y la dorsal.
- El niño cierra la boca y deglute. Esto se puede oír. Y cesa momentáneamente de llorar.
- El maxilar inferior se mueve levemente hacia el lado nucal. Esto se puede palpar. Este movimiento lateral de la mandíbula es, con respecto a la mecánica de la articulación del maxilar, de escasa amplitud, como en la masticación.
- Durante la activación, la cabeza se mantiene activamente en el eje longitudinal del cuerpo. La extensión de la columna cervical ocurre durante el giro de la cabeza desde el lado facial, pasando por el centro el cuerpo, hasta el lado nucal (Fig. 5.4).
- Pertenece también a las respuestas en la zona orofacial el movimiento de los ojos hacia el lado nucal. La boca se cierra, la mandíbula se mueve mínimamente hacia el lado nucal y el niño deglute.

Este **patrón motor orofacial** parece ser dependiente de la respuesta activada del brazo facial, porque muestra su máxima intensidad cuando aparece el apoyo máximo sobre el codo facial, al final de la fase de apoyo, cuando la mano realiza un movimiento de prensión y se retrasa el giro de la cabeza hacia el lado nucal al ponerle resistencia (observación personal).

SUGERENCIAS PRÁCTICAS

- Si la cabeza gira activamente hacia el lado nucal, guie ese movimiento oponiéndole resistencia, pero asegúrese de que el giro se realiza sobre la frente.
- Esté atento a si el niño deglute, lo que se observa bien en los lactantes. Se puede oír, porque el niño deja de llorar. Además usted puede comprobar que la sábana de la mesa de tratamiento está seca después de la terapia.

6.2.3 Movimientos de compensación frecuentes

RECUERDE

El colocar la cabeza en la posición de partida no solo les resulta difícil a los padres. También es un desafío para los terapeutas. Si el niño presenta una postura espontánea de la cabeza en inclinación o reclinación va a intentar mantenerla también en la reptación refleja, porque es la postura conocida para él.

Las respuestas motoras compensatorias se presentan casi en cada situación de terapia. El niño está acostumbrado a mantener y utilizar sus patrones "compensatorios" producidos por la alteración motora. Su SNC dispone de esos patrones hasta que pueda utilizar y disponer de los programas innatos y de los patrones preformados. Los siguientes movimientos compensatorios deben ayudarle a formular el objetivo terapéutico y a facilitar ese acceso.

- La columna cervical y la cabeza se mueven en hiperextensión, y con ello la nuca está presionada (reclinada), y se forman arrugas en la piel en el límite entre la cabeza y el cuello (> Fig. 6.6).
- La cabeza se apoya sobre la mejilla del lado nucal, y no sobre la frente (tuber frontale).
- La cabeza está inclinada hacia un lado y desviada del eje longitudinal del cuerpo. Después de la terapia se puede reconocer esta posición incorrecta de la cabeza en el enrojecimiento de la piel en la zona de la mejilla (> Fig. 6.7).
- Una intensa inclinación lateral de la columna cervical se muestra también en las arrugas o depresión en la zona entre el cuello y el hombro (> Fig. 6.7).
- La cabeza se apoya en la mesa y se flexiona cada vez más; la barbilla se aproxima al tronco. Esto se puede reconocer aparece una giba en la zona entre la columna cervical y la dorsal.

SUGERENCIAS PRÁCTICAS

Cuando aparecen movimientos compensatorios se pueden realizar las siguientes medidas:

- Procure que la cabeza se mantenga apoyada en la frente (tuber frontale).
- Mantenga en lo posible esta lábil posición de la cabeza durante el tratamiento.
- Dosifique la resistencia al guiar la cabeza, porque así mejora la motricidad de los ojos, la boca y la deglución.
- Poniendo resistencia al giro de la cabeza se potencia, por la sumación temporal del estímulo, la calidad del movimiento de todo el patrón de locomoción.
- Compruebe durante toda la terapia la posición de la cabeza y de la columna cervical.

6.3 La columna y el tronco

RECUERDE

- Los movimientos de la columna cervical y dorsal, de la cabeza, de la pelvis y del resto de las extremidades están estrechamente relacionadas con el enderezamiento de la zona de los hombros.
- Con el apoyo del codo se produce el enderezamiento sobre ese brazo con el objetivo de desplazar el tronco hacia el codo de apoyo.

El tronco, y especialmente la columna, adquiere una importancia decisiva en el patrón de locomoción de la reptación refleja, porque la postura del tronco es condición indispensable para el movimiento de las extremidades y de la cabeza, así como para las funciones motoras finas. Igualmente hay que tener en

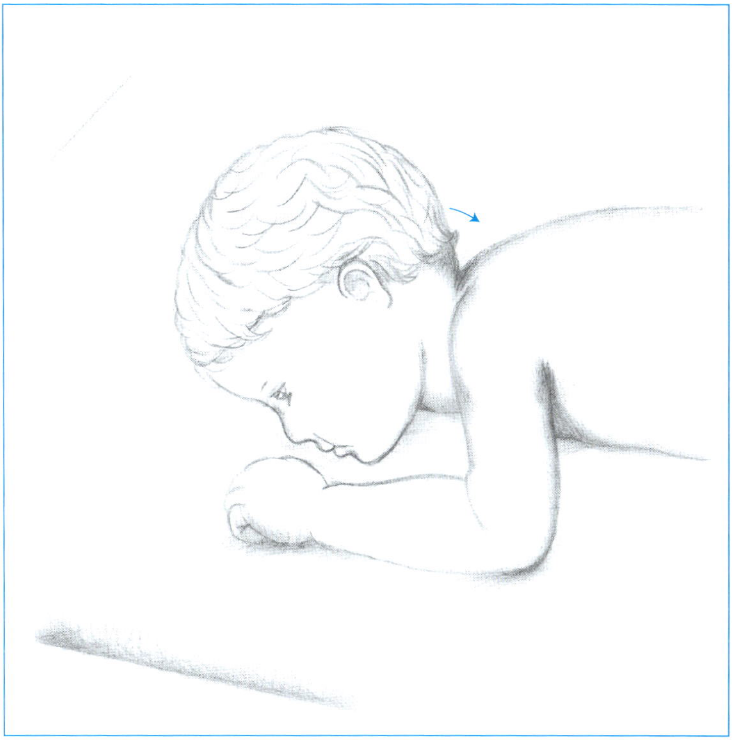

Fig. 6.6 Ejemplo de un movimiento compensatorio de la cabeza. La flecha señala la dirección del movimiento de cabeza. La cabeza se apoya en el plano en la zona de la mejilla y del maxilar inferior. (L286)

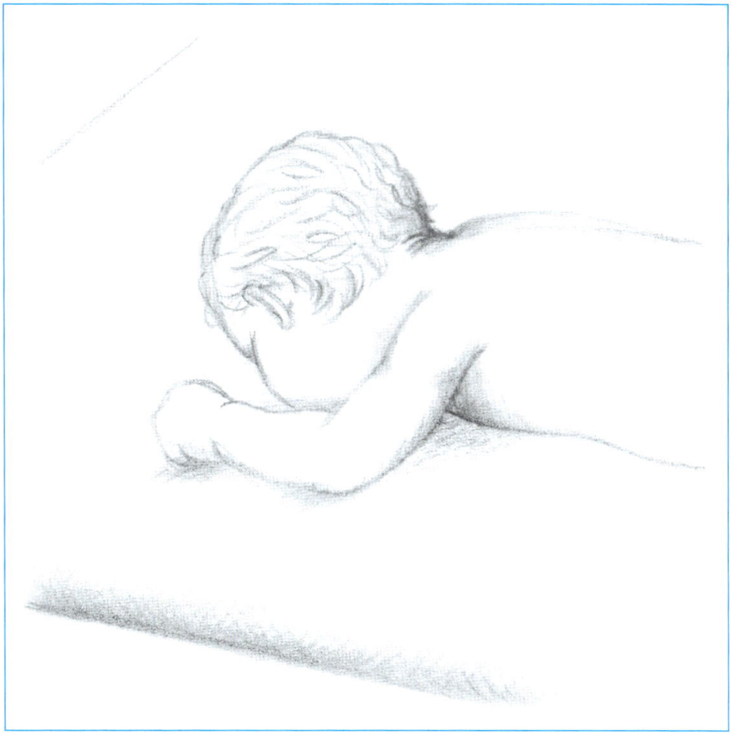

Fig. 6.7 Ejemplo de un movimiento compensatorio del cuello. En la arrugas del lado nucal se reconoce la inclinación lateral de la cabeza. (L286)

cuenta que hay una relación directa entre la movilidad libre de la columna y la movilidad libre de los hombros y caderas.

Si la movilidad del hombro está restringida, el movimiento limitado del brazo hacia arriba se compensa con un movimiento compensatorio del tronco y de la columna, como por ej., al peinarse o al alcanzar una taza del armario alto.

En el **desarrollo motor espontáneo del niño** patrones parciales comparables, en el decúbito ventral, se muestran en el final del primer trimestre hasta el primer año de vida.

- Hacia los tres meses el niño utiliza el patrón del **apoyo simétrico en los codos.** En este patrón la columna está extendida y enderezada. La pelvis ya ha abandonado la posición en flexión.
- El giro del tronco aparece, generalmente, a los cuatro meses y medio en el patrón motor del **apoyo asimétrico en un codo.**
- El **cambio de la respiración,** de una respiración abdominal, mantenida muscularmente en inspiración y con las costillas separadas (abdución) en la parte inferior de la caja torácica, a una respiración costal, aparece por lo general de forma espontánea cuando termina la **diferenciación funcional del diafragma,** entre los tres y los seis años [2].

6.3.1 Movimientos desde la posición de partida

Las cinturas escapular y pélvica

Las cinturas escapular y pélvica están colocadas en oblicuo debido a la posición angular del brazo del lado facial y de la pierna del lado nucal. Esa **oblicuidad** de **ambas cinturas** aparece en el plano frontal y en el transversal en sentido contrario. Se produce una **preelongación** en la **musculatura y las fascias de la columna** vertebral debido a esa posición en oblicuo, y también por el giro de la cabeza, lo que supone una preparación favorable para la función (> Fig. 5.4). Debido a esta posición de partida se produce un giro y una inclinación lateral diferenciados en cada uno de los segmentos de la columna.

La columna

- Debido a la posición girada de la cabeza, la **columna cervical** está inclinada hacia el lado facial. El movimiento de ajuste para que la cabeza pueda mantenerse en el eje longitudinal del cuerpo se realiza preferentemente en las articulaciones entre la primera vértebra cervical (atlas) y la nuca (os occipitale) [14].
- La **columna lumbar** está inclinada hacia el lado nucal, debido a la posición de la pierna nucal. Es en la columna dorsal donde tiene lugar el ajuste de estos dos segmentos de columna inclinados en sentido contrario.

Por todo, ello la columna vertebral está girada en sentido contrario en el eje longitudinal del cuerpo y se puede suponer que eso produce en sus músculos y fascias un estímulo de elongación.

6.3.2 Potenciación de la respuesta motora en el tronco

Durante la activación del patrón de locomoción aumenta la elongación previa. Ello ocurre fundamentalmente por la respuesta motora en sentido opuesto de la cabeza y de la pelvis. Se aplica una resistencia al giro de la cabeza hacia el lado nucal y con ello se provoca un aumento del estímulo, una sumación espacial del estímulo.

La pelvis

La pelvis se extiende y se dirige hacia la pierna nucal. En la fase de apoyo/impulso de la pierna se potencia especialmente la extensión de la columna en el lado nucal. En la columna cervical y nucal están los segmentos más móviles, por ello los movimientos son aquí más manifiestos (> Fig. 6.8).

Sin la posición de partida del codo facial y del patrón motor activado en el brazo, la caja torácica se desplazaría hacia el pie (caudal), desviándose lateralmente la columna hacia el lado inclinado. Pero este movimiento no aparece en la reptación refleja, porque el codo se convierte en punto fijo en la fase de apoyo, como ya quedó claro al describir el patrón del brazo del lado facial, de modo que la cintura es-

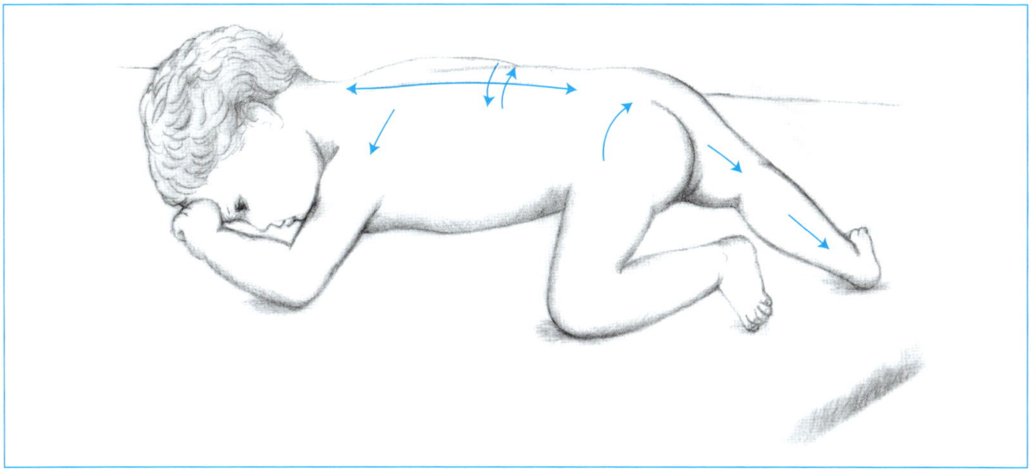

Fig. 6.8 Extensión y rotación de la columna en el enderezamiento de la pelvis sobre la pierna nucal, y enderezamiento de la cintura escapular sobre el brazo facial. En la charnela dorsolumbar se produce un movimiento contrario. (L286)

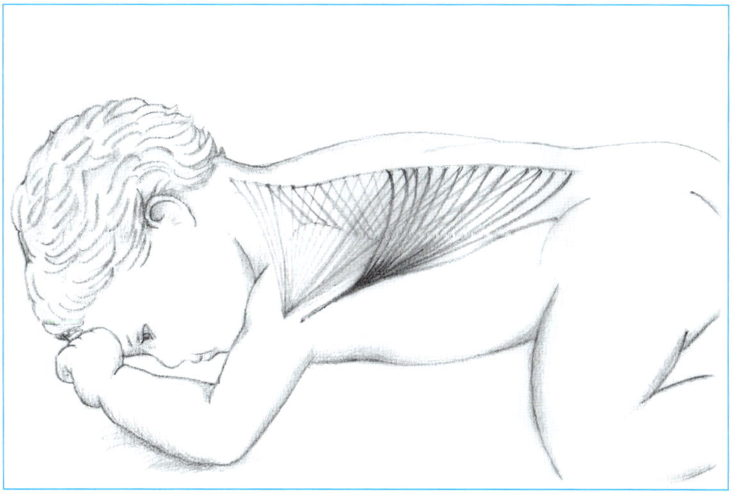

Fig. 6.9 Disposición y dirección de la tracción de la musculatura del hombro y del tronco en el enderezamiento sobre el brazo facial (punto fijo).

capular y la caja torácica se enderezan sobre el brazo y se convierten en la parte móvil (punctum mobile) (➢ Fig. 6.9).

Solo puede producirse un enderezamiento óptimo si el brazo se mantiene como punto fijo durante todo el enderezamiento. Solo entonces la musculatura ventral puede asumir su función de enderezar el tronco contra la gravedad y desplazarlo sobre el brazo de forma coordinada con la musculatura del hombro y del tronco. Con ello se produce una respiración más profunda, con un ensanchamiento de los espacios intercostales y un aumento del diámetro sagital de la caja torácica (distancia entre el esternón y la columna dorsal).

Si con la posición de partida se produce una preparación previa espontánea del sistema miofascial en la columna y en el tronco, al continuar la estimulación esa tensión aumenta. Uno puede imaginarse la posición tridimensional de la musculatura de la columna y la dirección de sus fascias (➢ Fig. 6.10), como un arco tenso compuesto por muchos tirantes de energía que, como resortes que se tensan al ser extendidos en el eje longitudinal del cuerpo, provocan un fuerte impulso con componentes de rotación y de inclinación. Los múltiples y pequeños movimientos individuales no se pueden diferenciar desde fuera. En la práctica hay que limitarse a valorar los distintos segmentos de la columna. De todas formas, se puede valorar la suma de todos los movimientos en la extensión/movimiento/postura de la columna. El conocimiento sobre esas relaciones funcionales permite sacar conclusiones sobre la calidad de cada uno de los movimientos individuales.

Activar funcionalmente la columna es importante para la locomoción y para la locomoción refleja (generador espinal de locomoción) [16].

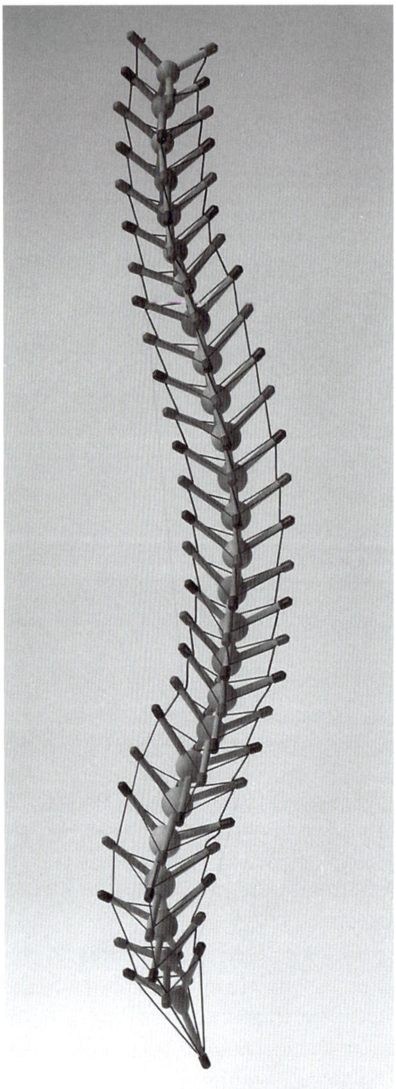

Fig. 6.10 Modelo de columna con mecánica simplificada: ante el mínimo cambio de tensión a lo largo de las bandas elásticas (corresponden a la musculatura autóctona) la estructura reacciona deformándose toda ella. (G461)

RECUERDE

La columna vertebral con sus estructuras miofasciales, que pueden compararse con un arco tensado, produce un fuerte impulso extensor en el eje longitudinal del cuerpo.

La zona de transición de la columna dorsal a la lumbar

En el proceso descrito más arriba es importante la participación de la tercera vértebra lumbar y la duodécima dorsal.

- La tercera vértebra lumbar forma el **punto vértice** de la lordosis lumbar. Al contrario que la cuarta y quinta vértebras lumbares, que están más estáticas y unidas a la pelvis, la tercera vértebra lumbar forma el punto móvil (punctum mobile) para la musculatura que asciende desde el sacro y el ilíaco. Además representa el punto fijo (punctum fixum) para la musculatura dorsal, que tira hacia fuera. Se convierte, por así decir, en la zona de inflexión en el movimiento de la columna. En la cara ventral se inserta el diafragma con sus fibras descendentes (primera a tercera vértebra lumbar).
- La duodécima vértebra dorsal marca el punto límite entre la cifosis de la columna dorsal y la lordosis de la columna lumbar. Está descrita en la literatura como el elemento comparativamente más móvil (14). En la cara dorsal no hay ninguna inserción digna de reseñar. Los músculos pasan por encima como en un arco. En la cara ventral tiene su origen el m. psoas mayor (desde la duodécima vertebral dorsal a la tercera lumbar).

RECUERDE

La diferente inclinación y rotación de la columna dorsal y lumbar, provocada por la posición de partida, potencia la activación de los segmentos vertebrales de la charnela dorsolumbar (➤ Fig. 6.8).

6

6.3.3 Signos a observar en las respuestas motoras del tórax

Nota: El patrón motor global de la reptación refleja se compone de muchos patrones parciales. En este patrón parcial la columna vertebral se extiende en el eje longitudinal; lo importante es cómo lo hace.
Los signos que se describen aquí para observarlos en la columna dorsal le deben ayudar a concentrarse, dentro del marco del patrón motor global, en esta zona:

SUGERENCIAS PRÁCTICAS

- Elija uno o dos signos que se haya puesto como objetivo para esa sesión de terapia y mantenga su mirada en ellos durante el tratamiento.
- Sirve de ayuda que usted adopte una buena "colocación" respecto al niño/paciente, de modo que sea posible tener a la vista el patrón parcial y los signos que quiera observar.
- No se olvide del patrón global, a pesar de las limitaciones en algunas de las partes.

- Debido a la dirección de la musculatura de la columna, al activar esa zona, la columna se extiende en el eje longitudinal con componentes de rotación y de inclinación lateral.
- La extensión se ve en el cambio de la inclinación lateral de la columna dorsal y lumbar.
- Las apófisis espinosas se colocan en el centro. Aumenta el diámetro sagital entre el esternón y la columna.
- Se produce una respiración más profunda y aumenta el volumen respiratorio.

6.3.4 Potenciación de la respuesta motora mediante resistencia dirigida

Guiar el movimiento de la cabeza poniendo resistencia a su movimiento de giro forma parte de la activación de la columna. Los pequeños músculos de la nuca, entre la columna cervical y la cabeza, adquieren una importancia especial, porque esa musculatura reacciona al menor movimiento de elongación, y son corresponsables en la regulación de la postura del cuerpo.

El movimiento anteriormente descrito de la columna se puede estimular y potenciar **guiando la cabeza y la pelvis**, así como **poniendo resistencias** a los movimientos de paso, p. ej., de la pierna del lado facial, o del brazo del lado nucal. En el patrón de locomoción de la reptación refleja, la musculatura ventral de la columna cervical y la de la columna lumbar adoptan la función de enderezamiento contra la gravedad.

El enderezamiento de la cintura escapular sobre el brazo facial y el de la pelvis sobre la pierna nucal potencian la extensión de la columna debido a la **posición opuesta de sus puntos de apoyo** (> Fig. 6.8).

RECUERDE

- Al oponer resistencia al giro de la cabeza usted potencia la activación de la columna, porque la charnela entre la columna cervical y la cabeza es también responsable de la regulación de la postura del cuerpo.
- La zona miofascial de esa charnela reacciona a la menor elongación.

6.3.5 La escápula como eslabón entre la columna, la caja torácica y el brazo

En el movimiento de extensión de la columna anteriormente descrito, la escápula del lado facial es un eslabón importante entre la columna, la caja torácica y el brazo. Forma, por un lado, la parte móvil de la articulación del hombro, con la cavidad glenoidea deslizándose sobre la cabeza del húmero del brazo apoyado y, por otro, se convierte en punto fijo para la caja torácica y la columna en el movimiento hacia el brazo. Para la musculatura de la escápula eso supone una exigencia enorme, entre mantener y mover (> Fig. 6.2).

La unidad funcional entre el brazo de apoyo y la caja torácica se mantiene fundamentalmente gracias a la escápula. En la dinámica del enderezamiento sobre el brazo ella tiene la importante tarea de mantener el equilibrio. En ese enderezamiento su función es clave, porque la caja torácica se desliza sobre esa escápula firme en dirección al brazo.

RECUERDE

- La libertad de movimiento y la simultánea estabilidad postural de la escápula son determinantes para la gran movilidad funcional de los brazos y las manos.
- Si se consigue optimizar el equilibrio postural en la colocación de la escápula en la reptación refleja, se tiene la condición necesaria para el movimiento libre de la articulación del hombro.
- El resultado es la libertad funcional de los brazos y de las manos, también en una posición del cuerpo más enderezada.

En el desplazamiento equilibrado del tronco sobre el brazo de apoyo se exige un enorme trabajo a la musculatura abdominal, junto con el m. pectoral, porque la musculatura recta y oblicua abdominal es la que sostiene contra la gravedad y mueve el tronco sobre el brazo.

Aumenta el diámetro sagital entre el esternón y la columna, y se ensanchan los espacios intercostales. La respiración se hace más profunda, y de ello se deduce el cambio de la función del diafragma, porque debido a la activación de la musculatura abdominal recta y oblicua, así como de la musculatura que asegura la charnela toracolumbar, el diafragma tiene la posibilidad de apoyarse para realizar una respiración profunda. La función fisiológica del diafragma actúa también sobre la tensión longitudinal del esófago y apoya a la musculatura esfinteriana, especialmente en el paso del esófago al estómago. Si la unidad funcional entre el diafragma y la musculatura abdominal es insuficiente se puede producir reflujo.

RECUERDE

- Si hay reflujo, con el patrón de locomoción de la reptación refleja se puede activar la unidad funcional entre el diafragma y la musculatura abdominal.
- La experiencia muestra que de este modo se puede favorecer el mecanismo de cierre de la entrada al estómago.

6.3.6 Signos a observar en las respuestas motoras del tronco

Nota: El patrón motor global de la reptación refleja se compone de muchos patrones parciales. En este patrón parcial el tronco se extiende, se eleva ligeramente del plano de apoyo y se mueve hacia el brazo del lado facial; lo importante es cómo lo hace.

Los signos que se describen aquí para observarlos en el tronco le deben ayudar a concentrarse en esta zona, dentro del marco del patrón motor global.

SUGERENCIAS PRÁCTICAS

- Elija usted uno o dos signos que se haya puesto como objetivo para esa sesión de terapia y mantenga su vista en ellos durante el tratamiento.
- Sirve de ayuda que usted adopte una buena "colocación" respecto al niño/paciente, de modo que sea posible tener a la vista el patrón parcial y los signos que quiera observar.
- No se olvide del patrón global, a pesar de las limitaciones de algunas de las partes.

- La columna dorsal y el tronco se extienden, con lo que se aplana la intensa cifosis de la columna dorsal. La pelvis y la cabeza se mueven levemente en direcciones contrarias.
- Los espacios intercostales se ensanchan, lo que se puede ver claramente en el lado nucal, en la zona inferior de la caja torácica.
- Aumenta el diámetro sagital entre el esternón y la columna. La inspiración, pero sobre todo la espiración, se hacen más profundas. El movimiento respiratorio se puede ver hasta en la parte inferior del abdomen y en la zona de paso entre la columna lumbar y la pelvis.
- La musculatura abdominal anterior y lateral se tensa, aunque sin incluir el talle. Aumenta la distancia entre el borde inferior de la caja torácica y la pala ilíaca.
- Debido a la dirección de la musculatura de la columna, esa zona de la columna se extiende en el eje longitudinal del cuerpo, a la vez que rota y se inclina.
- La extensión se ve en el cambio de la inclinación lateral de la columna lumbar y dorsal.
- Las apófisis espinosas se colocan en el centro. El diámetro sagital entre el esternón y la columna aumenta.
- La respiración se hace más profunda, y aumenta el volumen respiratorio.

6.3.7 Movimientos de compensación frecuentes

Casi en cada sesión de terapia aparecen movimientos de compensación. El niño está acostumbrado a mantener y utilizar sus "patrones sustitutorios" provocados por la alteración motora. Su SNC tiene a su disposición esos patrones hasta que encuentre el acceso a los programas motores innatos, y con ello a los patrones preformados. Los siguientes movimientos compensatorios deben ayudar a formular el objetivo de la terapia y a facilitar ese acceso.

- La columna dorsal se cifosa y se redondea. Es especialmente frecuente que la columna solo se "desvíe" en la charnela cervicodorsal y en la dorsolumbar. Aparecen entonces en relieve las apófisis espinosas (> Fig. 6.11).
- En las charnelas cervicodorsal y dorsolumbar puede aparecer una hiperextensión. Esto se muestra porque esas zonas se contraen y se hunden las apófisis espinosas (> Fig. 6.11).
- Con frecuencia aparece una hiperextensión en la zona media de la columna dorsal, entre las escápulas, lo que produce un hundimiento de las vértebras de esa zona. El efecto se ve en la cara ventral, porque la caja torácica es empujada contra el plano de apoyo en la zona del esternón. Se muestra claramente la falta de coordinación de la musculatura abdominal, porque también el abdomen aparece aplanado sobre la base de apoyo y se abulta lateralmente.
- La columna se desvía lateralmente del eje longitudinal.

SUGERENCIAS PRÁCTICAS

Ante estos movimientos se pueden adoptar las siguientes medidas:
- Reduzca o aumente la presión del estímulo, por ej., en el epicóndilo del brazo facial o en otras zonas.
- Pruebe estimulando otras zonas y varíe la combinación de ellas.
- Utilice la zona del tronco, influyendo de ese modo directamente sobre la musculatura autóctona de la columna.
- Corrija, asimismo, la posición de partida y la posición de la cabeza.

6.4 La zona lumbar y pelvis

RECUERDE

El enderezamiento de la pelvis sobre la pierna del lado nucal y su movimiento hacia el brazo apoyado del lado facial se realiza en los tres planos del movimiento. El brazo facial y la pierna nucal adoptan la función de apoyo y aseguran el enderezamiento. El desplazamiento se realiza desde la pierna del lado nucal hacia el brazo del lado facial.

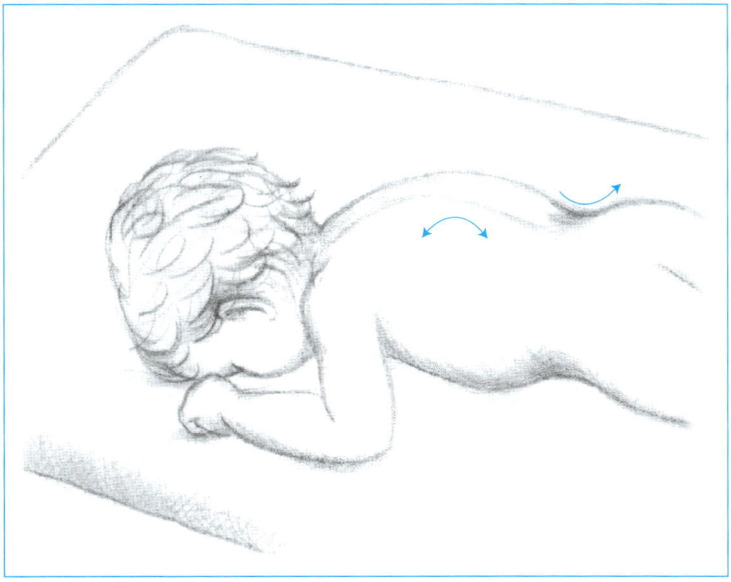

Fig. 6.11 Movimiento compensatorio: la columna dorsal muestra una fuerte cifosis, y la columna lumbar un aumento de la lordosis. (L286)

Lo que caracteriza a la función muscular de esta zona es permitir un ajuste fino entre postura y movimiento. Esas funciones diferenciadas dependen del apoyo del brazo facial y del apoyo de la pierna nucal, porque entre estos dos polos se realiza el enderezamiento y el desplazamiento del cuerpo (> Fig. 6.15). La unión muscular entre la caja torácica y la pelvis solo se puede realizar completamente, en su función postural y motora, si la pierna del lado nucal adopta la fase de apoyo/impulso, y si el brazo del lado facial consigue la fase de relajación/apoyo.

El enderezamiento de la pelvis sobre la pierna del lado nucal se puede comparar, en el **desarrollo espontáneo** del niño, con el enderezamiento de la pelvis extendida sobre la pierna durante la marcha. Este patrón de marcha se completa hacia los siete años. La posición oblicua de la pelvis ocurre, por ej., cuando el niño empieza a subir una escalera o al trepar a una silla. La pierna que se eleva lo hace en una flexión mayor de 90º (> 2.2).

6

6.4.1 Movimientos desde la posición de partida

La colocación ya descrita de la columna provocada por la posición de partida, junto con la posición en oblicuo de la pelvis, suponen para los músculos y las fascias de esa zona del cuerpo una **diferente situación de elongación en cada lado del cuerpo.** En el lado nucal, la posición de partida acerca la caja torácica a la pelvis, y en el lado facial ambas partes del cuerpo están alejadas entre sí.

La activación desde esta posición de partida significa el **enderezamiento de la pelvis** sobre la pierna del lado nucal y su movimiento hacia el lado facial, en dirección hacia el brazo de apoyo (> Fig. 6.12). Este movimiento de la pelvis acontece en los tres planos del espacio. El eje de la pelvis, antes oblicuado, en el cual la cadera del lado nucal estaba colocada en posición más dorsal y craneal que la del lado facial, se coloca ahora en perpendicular y, cuando la pierna facial consigue su posición final en flexión, adopta una posición en oblicuo, pero contraria a la de la posición de partida. La articulación de la cadera del lado facial está ahora más dorsal que la del lado nucal.

Mientras la pierna nucal alcanza la fase de apoyo/impulso, la columna lumbar cambia su posición, y pasa de su inclinación lateral hacia el lado nucal a una inclinación lateral hacia el lado facial. Ese cambio es dependiente del grado de flexión de la pierna facial.

En ese cambio de posición de la columna lumbar y de la pelvis descrito en el párrafo anterior, es decisiva la acción de la musculatura profunda de esta zona, que une la caja torácica, la pelvis y la columna (m. quadratus lumborum y m. transversus abdominis). Si esa musculatura está activada, tensa la pared abdominal lateral y posterior. Los músculos nombrados participan en **asegurar la postura y el movimiento** de esa parte del cuerpo. Reaccionan de forma especialmente sensible frente al estímulo de elongación durante la activación. La ancha y plana musculatura abdominal transversa, el m. transverso abdominal, que se inserta en la últimas costillas, en la cresta ilíaca y en la fascia de la musculatura abdominal y del tronco, contrae y tensa la fascia de la pared abdominal, como una red, que contiene los órganos abdominales (> Fig. 6.13). Los padres suelen expresar reconociendo: "Ahora mi hijo ha conseguido una buena figura".

La unidad funcional descrita, entre la musculatura abdominal y lumbar, está alterada de forma importante, por ej., en la parálisis cerebral infantil. Pero también está insuficientemente desarrollada, en grado diverso, en los niños con debilidad postural o con alteración postural. Las consecuencias son un aumento de la lordosis, una pelvis flexionada y un abdomen flácido, así como una carga anormal de la columna y de las caderas. Los pacientes con estos déficits muestran problemas de espalda en la edad adulta.

Cuando se activa la musculatura nombrada suele observarse en los lactantes el vaciado de la vejiga y del intestino.

RECUERDE

La debilidad postural y la alteración postural debida al déficit de tensión de las fascias en la musculatura abdominal y lumbar se manifiestan por un abdomen flácido, un aumento de la lordosis y una pelvis en flexión, con las caderas también en flexión. Las consecuencias son una carga anormal en la columna y en las caderas.

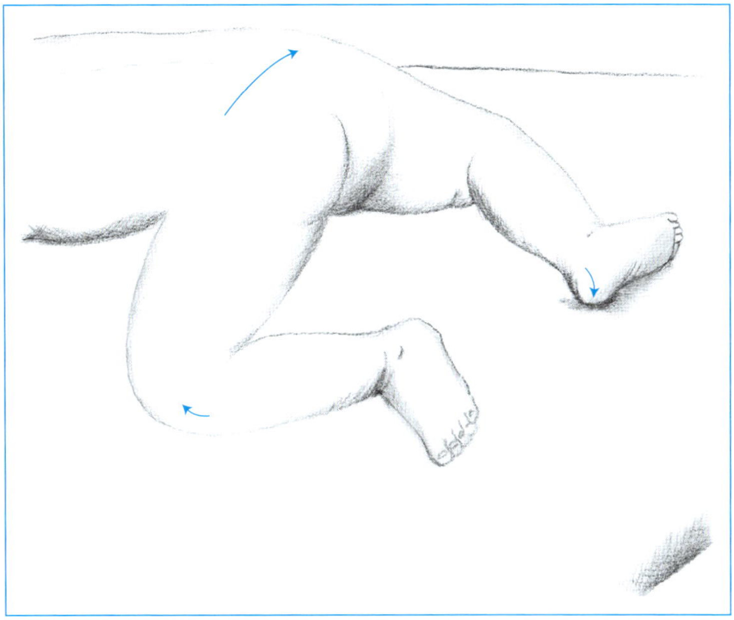

Fig. 6.12 Enderezamiento de la pelvis sobre la pierna nucal (fase de apoyo). La pierna facial muestra el movimiento de paso (fase de flexión). (L286)

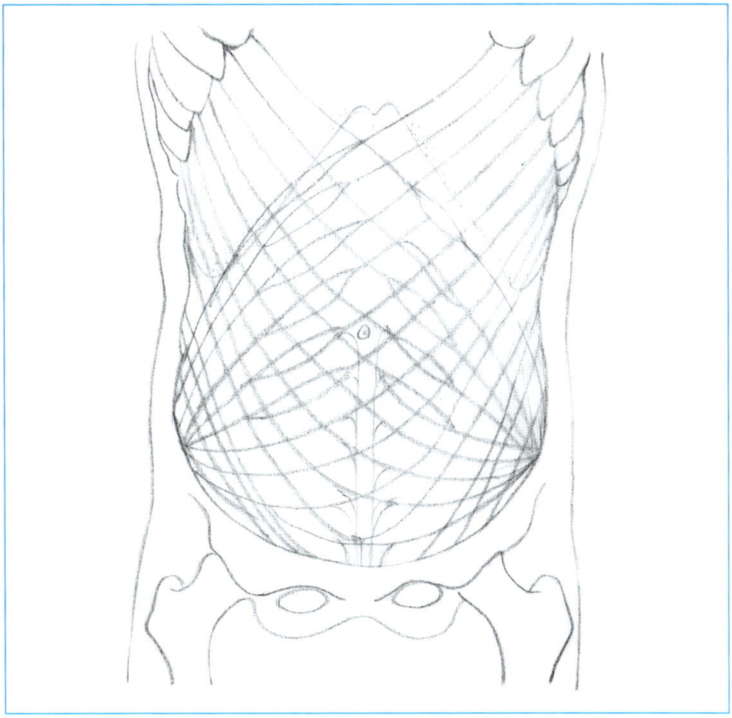

Fig. 6.13 Pared abdominal (esquema). Un refuerzo miofascial del centro del cuerpo. En el enderezamiento del cuerpo, en la reptación refleja, lo sostiene en contra de la gravedad. (L286)

6.4.2 Signos a observar en las respuestas motoras

Nota: El patrón motor global de la reptación refleja se compone de muchos patrones parciales. En este patrón parcial la pelvis se endereza sobre la pierna del lado nucal; lo importante es cómo lo hace.
Los signos a observar que se describen en este patrón parcial le deben ayudar a concentrarse, dentro del patrón motor global, en esta zona.

SUGERENCIAS PRÁCTICAS

- Elija uno o dos signos que se haya puesto como objetivo en esa sesión de terapia y manténgalos a la vista durante el tratamiento.
- Sirve de ayuda que usted adopte una buena "colocación" respecto al niño/paciente, de modo que sea posible tener a la vista el patrón parcial y los signos que quiera observar.
- No se olvide del patrón global, a pesar de las limitaciones de algunas de las partes.

- La pared abdominal lateral se tensa y se aplanan los abultamientos y las arrugas
- Las retracciones o depresiones al lado de la columna se borran.
- Aparece un perfil muscular igualado
- La contracción exagerada de la musculatura lateral de la columna se normaliza
- La lordosis se iguala
- Las costillas inferiores no se incurvan más lateralmente
- La inspiración y la espiración se hacen más profundas. Esto se ve mejor en el lado nucal
- En la pelvis disminuye la fuerte flexión. La cresta ilíaca se separa de la caja torácica. Aumenta la distancia entre las últimas costillas y la pelvis.
- El enderezamiento de la pelvis sobre la pierna nucal se reconoce por la contracción muscular que se extiende desde la cadera hacia la pierna. Se aplanan las arrugas y depresiones de alrededor de la cadera. Las nalgas aplanadas se redondean.
- Cuando la pierna nucal ha alcanzado la fase de apoyo/impulso y la pierna facial la fase de flexión, la pelvis del lado facial se mueve en sentido craneal y la del lado nucal hacia el caudal, sin hundirse en la base de apoyo. La columna lumbar se inclina hacia el lado facial.

6.4.3 Movimientos de compensación frecuentes

Casi en cada sesión de terapia aparecen movimientos de compensación. El niño está acostumbrado a mantener y utilizar sus "patrones sustitutorios" provocados por la alteración motora. Su SNC dispone de esos patrones hasta que encuentre el acceso a los programas motores innatos, y con ello a los patrones preformados. Los siguientes movimientos compensatorios deben ayudar a formular el objetivo de la terapia y a facilitar ese acceso.

- Los arcos costales se ensanchan hacia fuera, si la musculatura de la pared anterior y lateral del abdomen no sostiene suficientemente la parte inferior de la caja torácica.
- El abdomen se abomba lateralmente, o se deprime.
- Aparece una lordosis y la pelvis se flexiona, con lo que se aproximan la cresta ilíaca y las costillas. Esta aproximación ocurre siempre que la musculatura abdominal no sujeta de forma adecuada a la pelvis (> Fig. 6.14).
- Se produce un hundimiento, o un abultamiento, en la zona de la charnela dorsolumbar.
- Toda la columna lumbar se redondea (se cifosa) y las apófisis espinosas sobresalen.
- Se produce una depresión lateral de la zona lumbar del lado nucal.
- La pelvis se hunde en el lado nucal hacia el plano de apoyo, en vez de enderezarse sobre la pierna de ese lado. Las arrugas sobre la cadera lo demuestran.
- La pelvis se hunde en el lado facial y se apoya en el plano.

SUGERENCIAS PRÁCTICAS

Ante estas respuestas inadecuadas se pueden aplicar las siguientes medidas: combinar la zona del tronco y las zonas cercanas a la pelvis con zonas más alejadas de las piernas. De este modo emplea usted sumación espacial del estímulo.

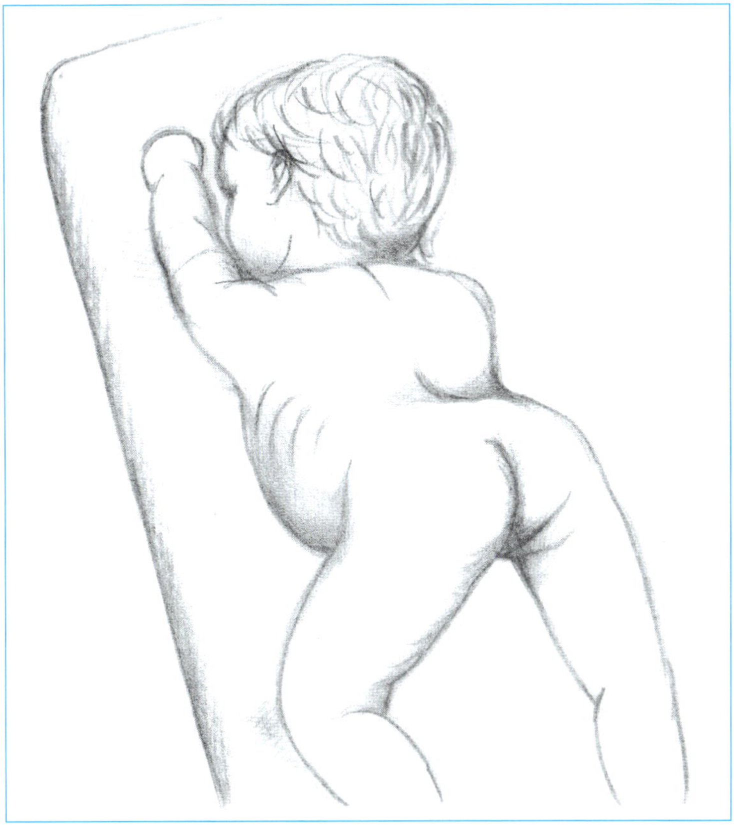

Fig. 6.14 Ejemplo de un movimiento compensatorio en la zona lumbar y pélvica (lordosis, fuerte flexión de la pelvis). La musculatura abdominal no puede enderezar el tronco contra la gravedad. (L286)

6.5 La pierna del lado nucal

RECUERDE

En esta pierna se origina el impulso de locomoción hacia el brazo facial. La cadena de enderezamiento ventral discurre desde el pie, pasando por la rodilla, hacia la cadera y sigue por el tronco hasta el codo apoyado del lado facial.

Debido a la posición de partida de las articulaciones del lado nucal –cadera, rodilla y pie–, se producen estímulos de elongación en la musculatura de la cadera y de la pierna, y también de las fascias. Actúan favoreciendo la activación de la fase de apoyo/impulso (> Fig. 6.15). El enderezamiento de la pelvis sobre la pierna exige que la pierna no se desplace de su posición de partida.

En el **desarrollo espontáneo del niño** la extensión de la pelvis ya está presente hacia los tres años. El despegue del suelo, que corresponde a la fase de impulso, se alcanza hacia los siete años, cuando el patrón de marcha se hace semejante al del adulto. El cambio de la posición del calcáneo, desde el pie del recién nacido hasta el pie que se apoya y realiza la marcha, tiene lugar en estos primeros años de vida (> Fig. 6.16).

RECUERDE

Puesto que se mantiene la posición angular de la rodilla y de la cadera, no se produce elongación de la musculatura, pero sí un aumento de la contracción isométrica.

6.5.1 Movimientos desde la posición de partida

Con la posición del pie durante la estimulación en la zona del talón se provoca el necesario estí-

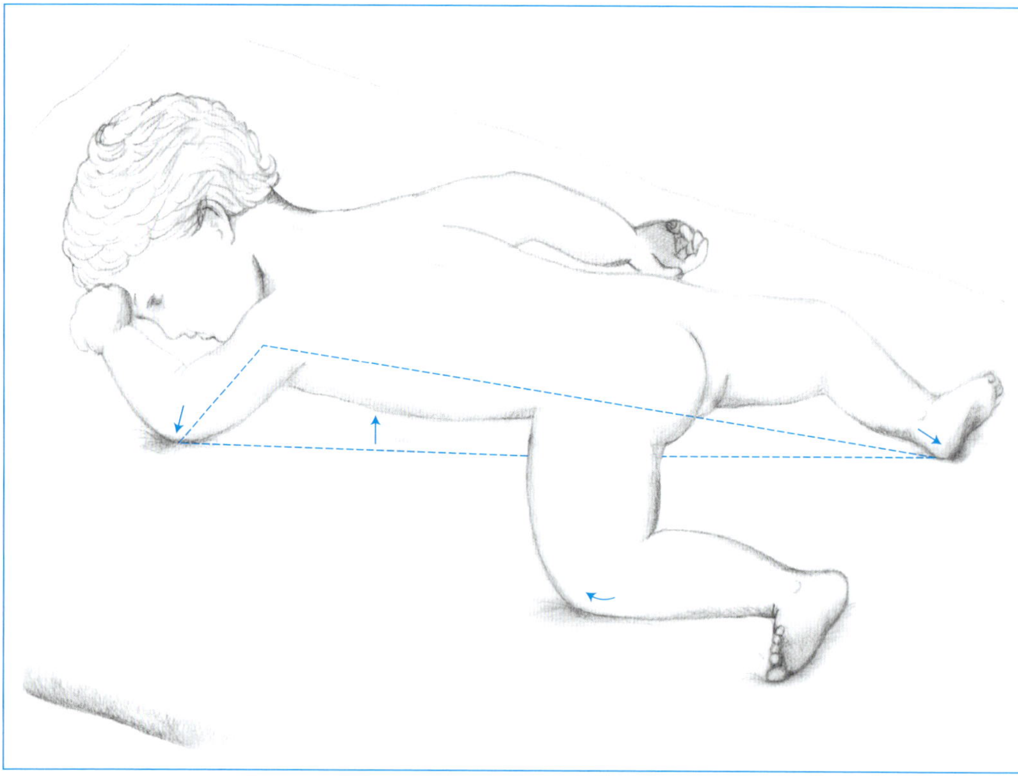

Fig. 6.15 El triángulo muestra el enderezamiento del cuerpo en la reptación refleja sobre el brazo facial desde la pierna nucal. (L286)

mulo de elongación de la musculatura de la pantorrilla, lo que provoca el impulso hacia el brazo de apoyo del lado facial. No hay que infravalorar el estímulo de elongación sobre las fascias. Puesto que las fascias son un tejido elástico, es decir, que adaptan su forma al estímulo de elongación lento, hay que realizar despacio la colocación de pierna y el pie.

RECUERDE
El pie adopta la función de apoyo en la fase de apoyo/impulso del patrón de locomoción.

El contacto firme del **calcáneo** (> Fig. 6.16) con el plano posibilita el apoyo del pie. La colocación previa en inversión de la articulación del tobillo se mantiene ahora de forma activa. Esto se observa en los recién nacidos, que todavía tienen el calcáneo en eversión fisiológica (> Fig. 6.17).

La pierna se endereza en el tobillo sobre el pie, y el muslo a su vez sobre la pierna. La cadena de enderezamiento se continúa en la cadera, donde la pelvis se extiende y se desplaza sobre la cabeza del fémur (> Fig. 6.17). Puesto que la cadera y la rodilla mantienen su posición angular de partida, no se produce ningún cambio en la longitud de los músculos, sino un aumento de su tensión, que se difunde hacia la rodilla y el muslo.

6.5.2 Signos a observar en las respuestas motoras

Nota: El patrón motor global de la reptación refleja se compone de muchos patrones parciales. En este patrón parcial el movimiento de impulsa hacia delante se realiza desde la pierna del lado nucal; lo importante es cómo lo hace.

Los signos que se describen aquí para observarlos en este patrón parcial le deben ayudar a concentrarse en esta zona, dentro del marco del patrón motor global.

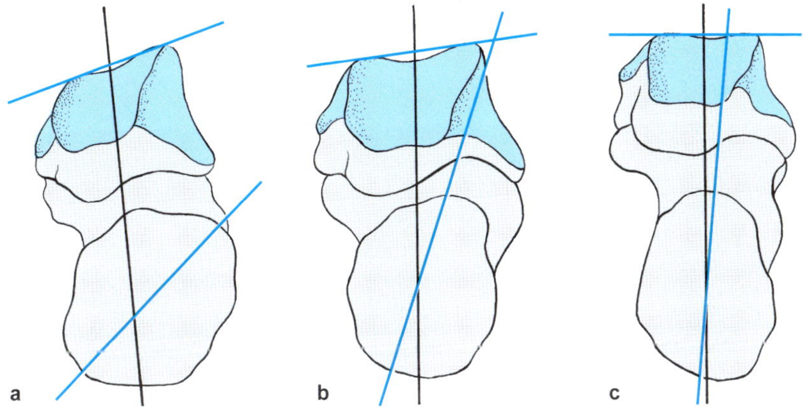

Fig. 6.16 Posición y forma del calcáneo: a) recién nacido, b) niño de 2 años, c) adulto. En los niños con alteración motora el calcáneo no se modifica, y se produce un apoyo anormal del pie. (S010-17)

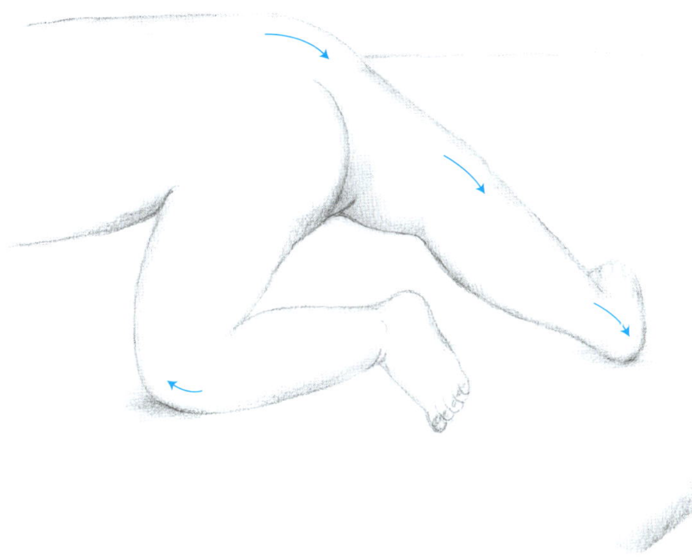

Fig. 6.17 Enderezamiento de la pelvis sobre la pierna nucal. Las flechas señalan el enderezamiento de la pelvis sobre la pierna nucal y el impulso del pie sobre el plano en dirección al brazo facial apoyado. La flecha de la rodilla facial indica la fase de flexión de la pierna. (L286)

SUGERENCIAS PRÁCTICAS

- Elija usted uno o dos signos que se haya puesto como objetivo para esa sesión de terapia y manténgalos a la vista durante el tratamiento.
- Sirve de ayuda que usted adopte una buena "colocación" respecto al niño/paciente, de modo que sea posible tener a la vista el patrón parcial y los signos que quiera observar.
- No se olvide del patrón global, a pesar de las limitaciones en algunas de las parte.

- Las nalgas se redondean debido a la activación de su musculatura, y desaparecen posibles hundimientos alrededor de la cadera.
- Si al comienzo de la terapia la musculatura del muslo está bastante resaltada hacia el cuerpo (proximal), y se ve una disminución del músculo por encima de la rodilla, ambos contrastes desaparecen al repetir la activación.

- Si la rótula está desplazada hacia arriba al comienzo de la terapia, al activarse durante la terapia el músculo extensor de rodilla (m. quadriceps femoris) se desplaza hacia la pierna, es decir hacia su posición normal.
- En la musculatura de la pantorrilla se aprecia con frecuencia el vientre muscular desplazado al tercio superior de la pierna. Esto se ve sobre todo si existe un pie equino. Durante la terapia se ve cómo cambia esta musculatura elevada, y con el tiempo se extiende hacia el pie.
- La fascia de la pierna, muy tensa y frecuentemente pegada, se ablanda (tejido elástico).

SUGERENCIAS PRÁCTICAS

Ante estas desviaciones se pueden aplicar las siguientes medidas.
- Comprobar la posición de partida de la pierna y ajustarla.
- Estimular de forma correcta la zona del talón, habiendo sacado al calcáneo de la rotación externa (eversión) y colocándolo en rotación interna (inversión).
- Sumar temporalmente el estímulo de presión y ajustar la fuerza de la presión.
- Colocar la articulación del tobillo en posición centrada (> Fig. 5.7).
- Combinar la zona del talón con otras zonas, p. ej., con la zona del epicóndilo del brazo facial.

6.5.3 Movimientos de compensación frecuentes

Casi en cada sesión de terapia aparecen movimientos de compensación. El niño está acostumbrado a mantener y utilizar sus "patrones sustitutorios" provocados por la alteración motora. Su SNC tiene a disposición esos patrones hasta que encuentre el acceso a los programas motores innatos, y con ello a los patrones preformados. Los siguientes movimientos compensatorios deben ayudar a formular el objetivo de la terapia y a facilitar ese acceso.
- La pierna se rota hacia dentro en la cadera, y la rodilla presiona contra la base de apoyo (> Fig. 6.18).
- La rodilla se extiende y, con ello, el niño es empujado hacia la cabeza (> Fig. 6.18).
- El talón gira hacia fuera y el antepié se levanta del plano de apoyo.
- El pie se desvía hacia el equino, y por tanto el talón se aproxima a la pierna (> Fig. 6.18).
- El talón se eleva del plano, el antepié se encoge.
- Los dedos del pie se hiperextienden o se apelmazan.
- Se pierde el eje entre el calcáneo, la cadera y el hombro, y el muslo se extiende hacia un lado.

6.6 La pierna del lado facial

RECUERDE

La pierna del lado facial responde con la fase de flexión del ciclo del paso.

La respuesta motora de la pierna del lado facial es un movimiento de paso en dirección al brazo facial. En el patrón de locomoción de la reptación refleja este paso significa la fase de flexión en el ciclo del paso. Ella depende del apoyo del brazo del mismo lado en la fase de apoyo, y del impulso del pie del lado nucal en la fase apoyo/impulso.

Al final de la fase de flexión, la rodilla se mueve hacia la base de apoyo. La fase de flexión pasa a la fase de relajación/apoyo, y la pelvis se endereza sobre la pierna (> Fig. 6.19).

En el **desarrollo espontáneo del niño**, la posición en oblicuo de la pelvis con la correspondiente flexión de cadera y rodilla en la puesta en pie, aparece entre los nueve y diez meses de edad. A esta edad, el pie se coloca del mismo modo que durante la flexión de la pierna en la puesta en pie (> 2.2, > Fig. 1.6).

El ángulo de movimiento de la pierna, de unos 140° de flexión de cadera con rotación externa y abducción, se observa cuando el niño se pone en pie desde la posición de cuclillas, al subir un escalón alto o al escalar.

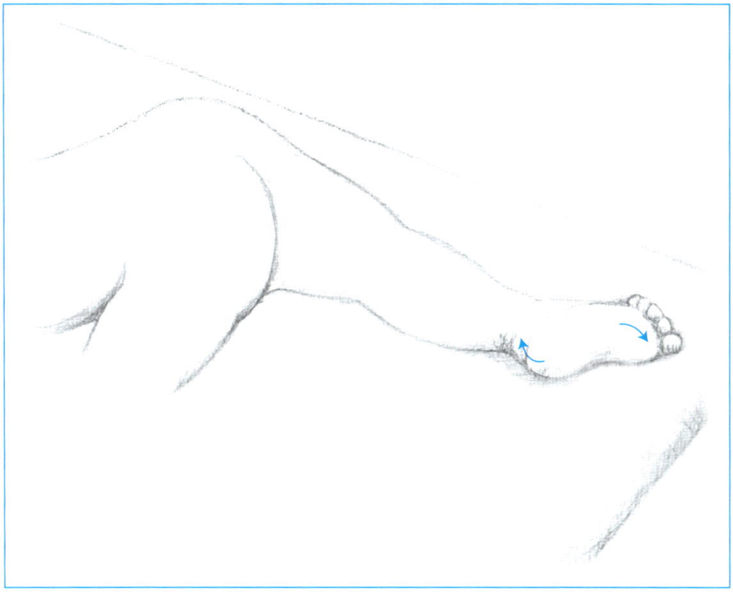

Fig. 6.18 Ejemplo de un movimiento compensatorio de la pierna nucal en rotación interna y extensión. El pie muestra la posición en equino. (L286)

6.6.1 Movimientos desde la posición de partida

- Debido al enderezamiento de la pelvis sobre la pierna nucal, queda un espacio libre para la flexión de la pierna facial. La pelvis se convierte ahora en elemento estable para el movimiento de la cabeza femoral.
- La pierna se mueve hacia el brazo facial mediante un movimiento de rotación externa y separación (abducción) de la cadera y flexión de rodilla. La flexión de la pierna en la cadera es de unos 140°.
- El eje de la pelvis está en posición oblicua, con la hemipelvis del lado facial más elevada hacia la cabeza, en sentido craneal, y la del lado nucal más caudal (> Fig. 6.19).
- El pie se eleva y los dedos se extienden, pero sin hiperextensión de las articulaciones de la base de los dedos (metatarsofalángicas).
- El calcáneo y el antepié están dirigidos hacia fuera (eversión) al comienzo del paso. En el camino hacia la posición final de la fase de flexión, el pie pierde esta posición de partida y se coloca en posición media en las articulaciones del tobillo (tibioperoneoastragalina y astragalocalcánea). Los huesos de la parte media del pie están separados y el mediopié se ensancha.

6.6.2 Signos a observar en las respuestas motoras

Nota: El patrón motor global de la reptación refleja se compone de muchos patrones parciales. En este patrón parcial la pelvis se extiende; lo importante es cómo lo hace.

Los signos que se describen aquí para observarlos en esta pierna y que se decriben aquí le deben ayudar a concentrarse en esta zona, dentro del marco del patrón motor global.

SUGERENCIAS PRÁCTICAS

- Elija uno o dos signos que se haya puesto como objetivo para esa sesión de terapia y manténgalos a la vista durante el tratamiento.
- Sirve de ayuda que usted adopte una buena "colocación" respecto al niño/paciente, de modo que sea posible tener a la vista el patrón parcial y los signos que quiera observar.
- No se olvide del patrón global, a pesar de las limitaciones en algunas de las partes.

- Se ve que la parte inferior del abdomen se contrae y la pelvis se extiende, dirigiéndose el sacro hacia el pie (caudal). Con este enderezamiento sobre el lado facial la pelvis no debe hundirse en el lado nucal, sino que tiene que mantenerse enderezada sobre la pierna (> Fig. 6.17).

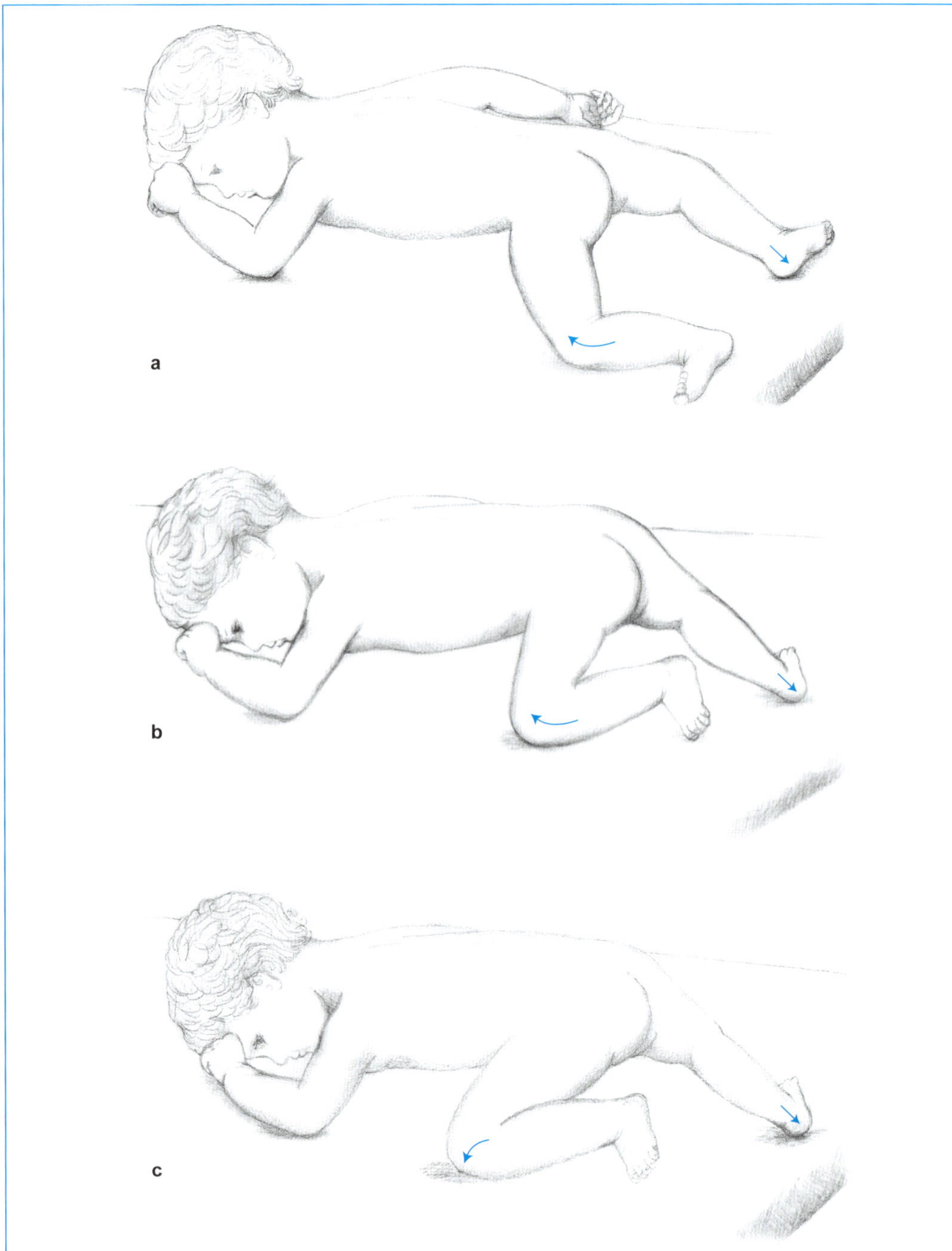

Fig. 6.19 Movimiento de paso de la pierna facial desde el comienzo de la fase de flexión hasta la fase de relajación/apoyo. El brazo facial apoyado permite el enderezamiento del tronco, crea el espacio libre para la fase de flexión del brazo nucal y para colocar la cabeza en el eje longitudinal de la columna.

- La separación y rotación externa de la pierna en la cadera se reconoce por la posición de la rodilla. Durante todo el movimiento, el cóndilo interno de la rodilla (condilus medialis femoris) se dirige hacia el plano de apoyo y se mantiene en contacto con él.
- La pierna y el pie no se levantan hacia fuera.

6.6.3 Movimientos de compensación frecuentes

Casi en cada sesión de terapia aparecen movimientos de compensación. El niño está acostumbrado a mantener y utilizar sus "patrones sustitutorios" provocados por la alteración motora. Su SNC pone a su disposición esos patrones hasta que encuentre el acceso a los programas motores innatos, y con ello a los patrones preformados. Los siguientes movimientos compensatorios deben ayudar a formular el objetivo de la terapia y a facilitar ese acceso.

- La pelvis del lado facial se queda apoyada en la base de apoyo.
- La pelvis se flexiona y las nalgas se impulsan hacia arriba.
- La pelvis del lado facial se eleva de forma exagerada.
- La pierna se flexiona en la cadera y la rodilla, pero sin rotación externa y separación (> Fig. 6.20).
- La pierna y el pie se desplazan hacia arriba y hacia fuera, con lo que la rodilla presiona en el plano de apoyo. El muslo gira hacia dentro en la cadera.

SUGERENCIAS PRÁCTICAS

Ante estas desviaciones se pueden aplicar las siguientes medidas.
- Compruebe y corrija la posición de partida del tronco y de la pelvis y coloque la pierna en la posición de partida correcta.
- Coloque el tobillo en la medida de lo posible en la posición media entre flexión y extensión, y lleve el calcáneo a una rotación interna (inversión).
- Si no consigue colocar el pie al principio, vaya ajustándolo durante la activación.
- Combine la zona del talón con la del epicóndilo.

RECUERDE

- Es conveniente activar los movimientos de la cadera en las distintas fases del paso en la reptación refleja. Los distintos grados de movimiento articular de la cadera requieren una variada diferenciación funcional de la musculatura de la cadera y de la rodilla, lo cual tiene un efecto formativo sobre la articulación de la cadera.
- Puesto que estas funciones dependen de la coordinación de cada parte del cuerpo, es necesario realizar la activación desde ambos lados.

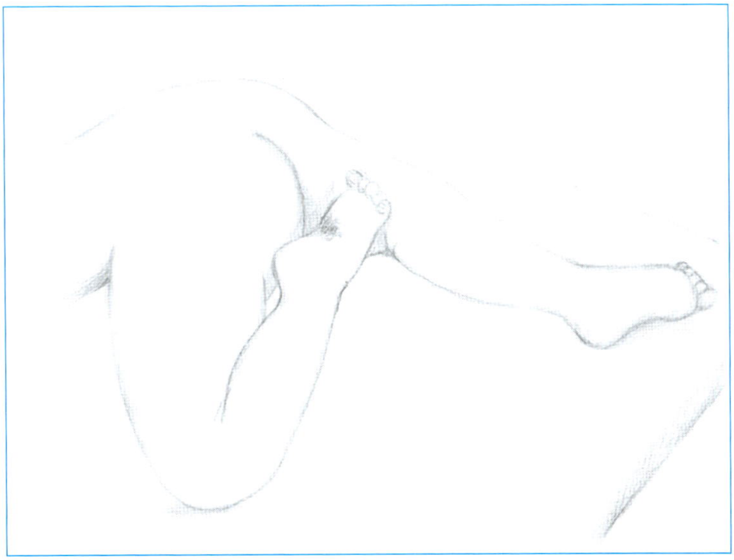

Fig. 6.20 Ejemplo de un movimiento compensatorio de la pierna facial, con flexión de la pelvis, rotación interna de la cadera y fuerte flexión de rodilla. (L286)

6.7 El brazo del lado nucal

El enderezamiento de la cintura escapular sobre el brazo facial crea el **espacio libre** necesario para el **movimiento de paso del brazo nucal**.

En el **desarrollo espontáneo del niño**, el movimiento del brazo nucal aparece en su motricidad espontánea generalmente entre los cuatro/cinco a los siete meses de vida. En este tiempo, el niño se apoya sobre un codo y luego sobre la mano. El brazo y la mano del otro lado se utilizan para la prensión. El brazo prensor se separa de la base de apoyo y se mueve hacia delante. El patrón comparable de la mano se encuentra hacia el final del sexto mes, cuando la parte media de la mano y el pulgar están desplegados (> 2.2).

RECUERDE

- Los patrones parciales de la reptación refleja descritos forman, interrelacionados y coordinados entre sí, el patrón global de locomoción. De este modo es posible el desplazamiento del tronco desde la pierna del lado nucal al brazo del lado facial.
- Los movimientos de paso se desarrollan, uno tras otro, en fases. Es decir, que las extremidades superiores respecto a las inferiores, y las del lado nucal respecto a las del lado facial, desfasadas en el tiempo, completan una fase del paso.

6

6.7.1 Movimientos desde la posición de partida

El brazo queda apoyado junto al cuerpo, con el hombro en rotación interna y aducción, y con el codo en extensión relajada. Hace un movimiento de paso en una casi rotación externa y abducción –hacia el lado– en dirección craneal (> Fig. 6.21). En el ciclo del paso, a este movimiento de paso hacia delante del brazo se le denomina fase de flexión. Condición previa para este movimiento es que el hombro se eleve de la base de apoyo y que quede un espacio libre para la rotación externa y la abducción del brazo. Esto solo sucede si la cintura escapular se ha enderezado sobre el brazo del lado facial, y si la columna y el tronco aseguran ese enderezamiento y se adaptan a él durante el movimiento de paso del brazo.

La escápula en el movimiento de paso del brazo

El brazo se mueve dentro de la cavidad de la articulación del hombro, formada por la escápula y la clavícula. En este movimiento de paso, la escápula está en una posición muy lábil, porque se tiene que mover a la vez que el brazo se abduce y se mueve lateralmente hacia craneal. Al mismo tiempo tiene que ofrecer a la cabeza humeral la mayor estabilidad posible para ese movimiento. Para la musculatura de la escápula esto supone una enorme demanda entre postura y movimiento (> Fig. 6.2).

La unidad funcional que se establece entre el brazo que se mueve hacia delante y la caja torácica está fundamentalmente mantenida por la escápula. En la dinámica del movimiento de paso hacia delante, la aportación de la escápula es decisiva para mantener el equilibrio postural del hombro nucal. Tiene que adaptar su posición al brazo que se mueve, es decir, deslizarse sobre la caja torácica sin limitar la libertad del movimiento articular.

La escápula se convierte, por ello, en una zona de conexión, lábil y fácilmente alterable, entre el brazo y la caja torácica en el lado nucal. Se necesita que se activen las funciones musculares que regulan a la escápula durante todo el movimiento de paso. En eso participan los músculos que unen la escápula y la columna, los músculos que unen el brazo y la escápula, así como los músculos que unen las costillas y la escápula (> Fig. 6.2).

El antebrazo y la mano

Es necesario que se mantenga la rotación externa y la abducción del brazo en el hombro para que pueda proseguir el movimiento del antebrazo y de la mano. El codo se flexiona en su camino hacia craneal, y el antebrazo se supina. Solo al final de la fase, cuando el codo adopta la posición de partida del futuro brazo facial, el antebrazo vuelve a colocarse en pronación.

La mano se abre empezando por el quinto dedo, la zona media de la mano se ensancha con abducción de los huesos del metacarpo, incluido el pulgar. Las articulaciones de la base de los dedos (metacarpofalángicas) se extienden, pero no se hiperextienden. La

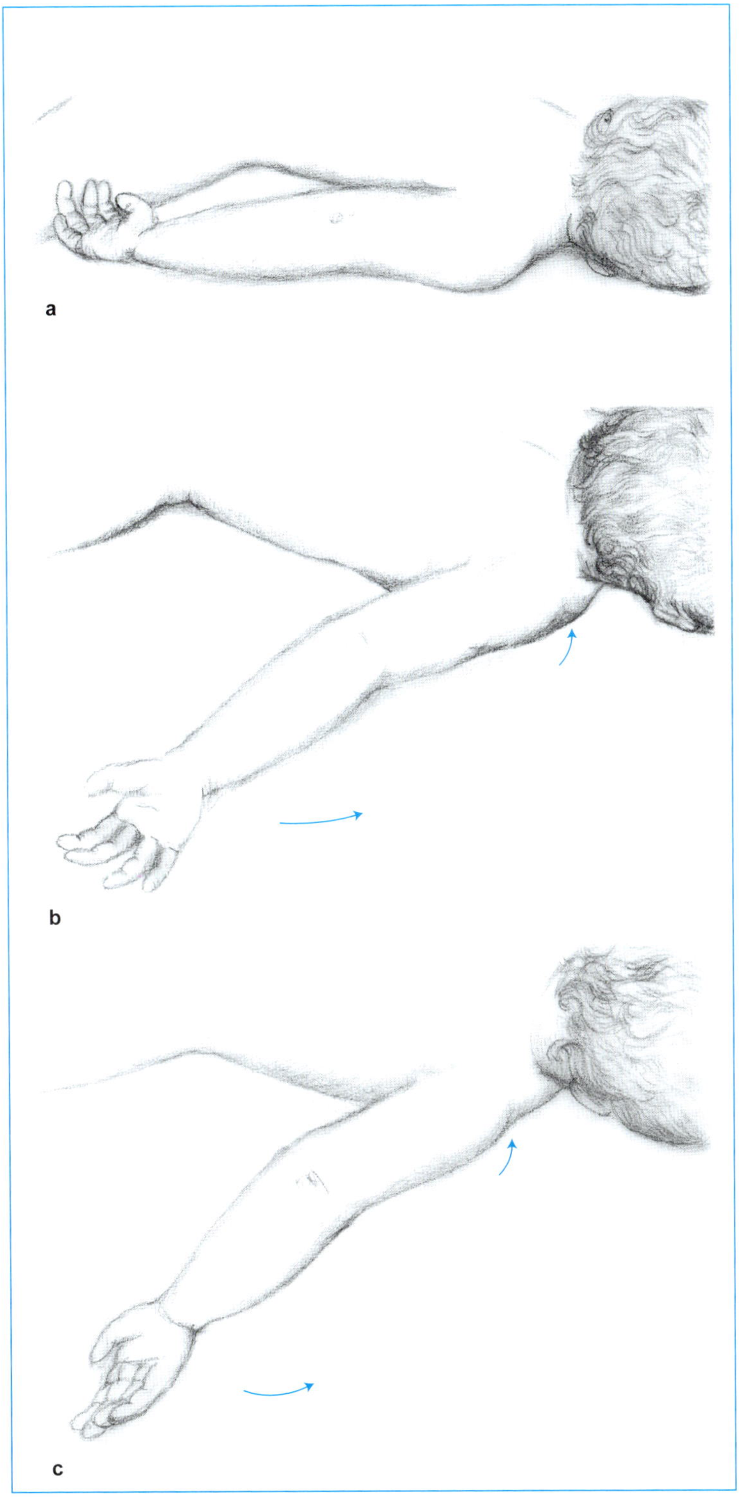

Fig. 6.21 El brazo nucal. El movimiento del brazo nucal (fase de flexión) desde la posición de partida en rotación interna, hasta la rotación externa y abducción en sentido craneal. El enderezamiento del hombro (flecha) es la condición previa para este movimiento. En el curso de a hasta c se observa la apertura de la mano empezando por el dedo meñique, y la extensión de la muñeca. (L286)

mano se mantiene también extendida en la muñeca (> Fig. 6.21).

De este modo la mano del lado nucal se prepara para la prensión. La posición final del brazo es la nueva posición de partida del futuro lado facial.

6.7.2 Signos a observar en las respuestas motoras

Nota: El patrón motor global de la reptación refleja se compone de muchos patrones parciales. En este patrón parcial el brazo completa la fase de flexión a lo largo del ciclo; lo importante es cómo se hace.
Los signos que se describen aquí para observar en el brazo nucal deben ayudarle a concentrarse en esta zona, dentro del marco del patrón motor global.

SUGERENCIAS PRÁCTICAS

- Elija usted uno o dos signos que se haya puesto como objetivo para esa sesión de terapia y manténgalos a la vista durante el tratamiento.
- Sirve de ayuda que usted adopte una buena "colocación" respecto al niño/paciente, de modo que sea posible tener a la vista el patrón parcial y los signos que quiera observar.
- No se olvide del patrón global, a pesar de las limitaciones en algunas de las partes.

- En el hombro y en el brazo aparece una contracción muscular que anuncia la rotación externa.
- El brazo hace un movimiento de rotación externa y abducción a partir de la rotación interna de la posición de partida. Con ello aumenta la distancia entre la escápula y el brazo, y alrededor del hombro no se forman arrugas ni retracciones.
- El codo se mantiene en el mismo plano con el hombro.
- El hombro del lado nucal se separa lentamente de la base de apoyo.
- El codo se mantiene en extensión relajada, el antebrazo abandona la pronación y empieza a supinarse.
- La mano se abre empezando por el lado del quinto dedo, el pulgar se abre generalmente el último (> Fig. 6.22).
- Mit der Handöffnung streckt sich die Hand im Handgelenk.

6.7.3 Movimientos de compensación frecuentes

Casi en cada sesión de terapia aparecen movimientos de compensación. El niño está acostumbrado a mantener y utilizar sus "patrones sustitutorios" provocados por la alteración motora. Su SNC pone a su disposición esos patrones hasta que encuentre el acceso a los programas motores innatos, y con ello a los patrones preformados. Los siguientes movimientos compensatorios deben ayudar a formular el objetivo de la terapia y a facilitar ese acceso.

- El hombro nucal se queda en el plano de apoyo, o presiona sobre él.
- El hombro y la cabeza se aproximan (> Fig. 6.23).
- Se reduce la distancia entre el brazo y la caja torácica, y aparecen arrugas y retracciones.
- El codo se flexiona con fuerza y se mantiene por detrás (dorsal) del hombro (> Fig. 6.23).
- El antebrazo gira hacia dentro (pronación).
- Se produce una extensión rígida del codo, la mano se cierra en puño con el pulgar incluido.
- El dorso de la mano se apoya en la mesa.

SUGERENCIAS PRÁCTICAS

Ante estas compensaciones se pueden aplicar las siguientes medidas.

- Asegúrese de que el codo del lado facial se ha constituido como punto fijo para el enderezamiento de la cintura escapular.
- Varíe la combinación de las zonas, p. ej., el acromion con la apófisis estoliodes (procesus stiloideus), o con otras zonas del tronco o de las piernas.
- Haga sumación espacial y temporal de los estímulos.

6.8 Posición de partida al borde de la mesa

La posición de partida en el borde de la mesa, que se describe a continuación, ofrece una posibilidad efectiva de **activar el patrón de locomoción.** En ella están disponibles todas las zonas de estimulación de la reptación refleja, y se pueden combinar. Y también está disponible para realizar la resistencia guiada. En

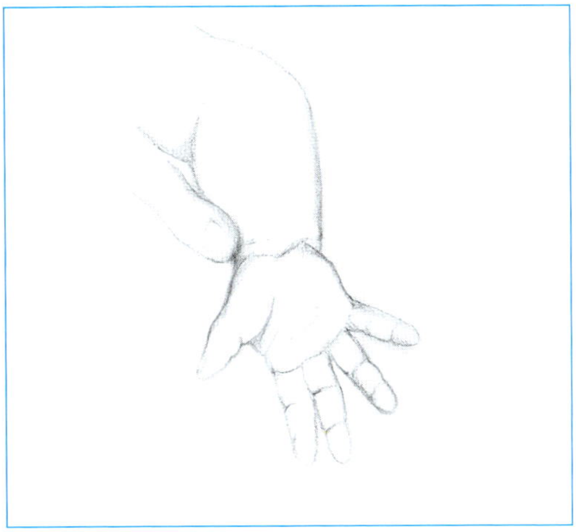

Fig. 6.22 Apertura de la mano nucal: la mano nucal se despliega (patrón parcial del patrón global), el dedo señala la zona de estimulación en la apófisis estiloides. (L286)

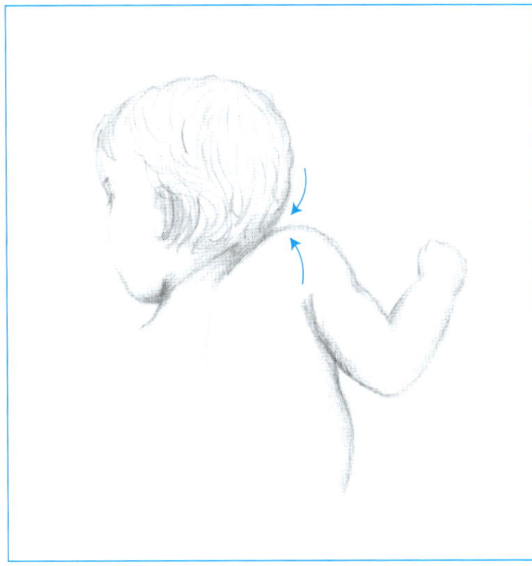

Fig. 6.23 Ejemplo de un movimiento compensatorio en la zona de la cabeza y hombro (aproximación del hombro a la cabeza) y del brazo pegado al tronco. El codo está en extensión rígida y la mano en puño. (L286)

esta lábil posición de partida se producen estímulos de elongación en las cadenas musculares y en las fascias del tronco y de la columna, y de su musculatura que, de este modo, puede activarse especialmente bien.

La pierna del lado facial, incluida la cadera, cuelga del borde de la mesa de tratamiento. La pelvis y la pierna del lado nucal se mantienen encima de la mesa. El tronco está colocado en oblicuo sobre la mesa, de modo que el brazo facial puede apoyarse en ella. El brazo del lado nucal se mantiene a lo largo del cuerpo, tal como ha sido descrito en la posición de partida de la reptación refleja. El calcáneo, la cadera y el hombro del lado nucal se encuentran alineados, o se alinean en el curso de la activación. La cabeza se apoya lateralmente sobre la frente (tuber frontale) (➢ Fig. 6.24a–b).

Esta posición de partida es muy lábil, y supone una posibilidad favorable para la estimulación del movimiento segmentario de la columna. Facilita la activación de la musculatura autóctona de columna y de la musculatura del tronco.

El recorrido tridimensional de los cortos músculos de la columna (m. rotadores) se asemeja a muchas pequeños resortes que ya están pretensadas en la posición de partida y que durante la activación se tensan aún más. El efecto se ve en la extensión de la columna en el eje longitudinal del cuerpo (➢ Fig. 6.8). Desde la pierna del lado nucal se produce el impulso (fase de impulso) para el desplazamiento hacia el brazo facial.

El estímulo a través de la pierna que cuelga potencia la estimulación de la columna lumbar y dorsal, así como de la musculatura de la cadera. La resistencia y la guía en la cabeza, así como la gran libertad de movimiento de la pelvis y de la cadera en esta posición, provocan una estimulación variable de toda columna vertebral.

El brazo del lado facial asume en esta variante al borde de la mesa el apoyo necesario para la cintura escapular, lo mismo que se describió antes respecto a la posición de partida sobre la mesa.

- Al estar la pierna facial colgando en el borde de la mesa se crea el espacio libre necesario para el movimiento de paso (fase de flexión) de esa pierna en el plano sagital. La pierna se flexiona en contra de la gravedad (➢ Fig. 6.24). Esto no es posible desde la posición de partida sobre la mesa anteriormente descrita.
  - Tenga cuidado que el borde de la mesa esté acolchado para el movimiento de la pierna facial, y deje libre el paso del muslo hacia la cadera. De este modo evita usted la presión de la mesa sobre la cara interna del muslo (m. aductores).

- Asegúrese de que la pelvis está en posición oblicua respecto a la mesa, de modo que la cadera facial asiente más en profundo (en el plano transversal) que la del lado nucal. Evite que la pierna se abduzca demasiado con la activación.

- La respuesta motora de la pierna nucal, y también la de la pierna facial, dependen de la activación de los segmentos vertebrales dorsales y lumbares (charnela dorsolumbar). Ese segmento de la columna se puede activar bien desde esta posición de partida.
- Se ha observado que los movimientos compensatorios de la columna se modifican más rápidamente en las respuestas motoras deseadas.
- Además, la posición de partida permite activar el cambio de la posición de la pelvis en los tres planos.

SUGERENCIAS PRÁCTICAS

Cuide especialmente el guiar y dirigir con cuidado el brazo facial y la cabeza.

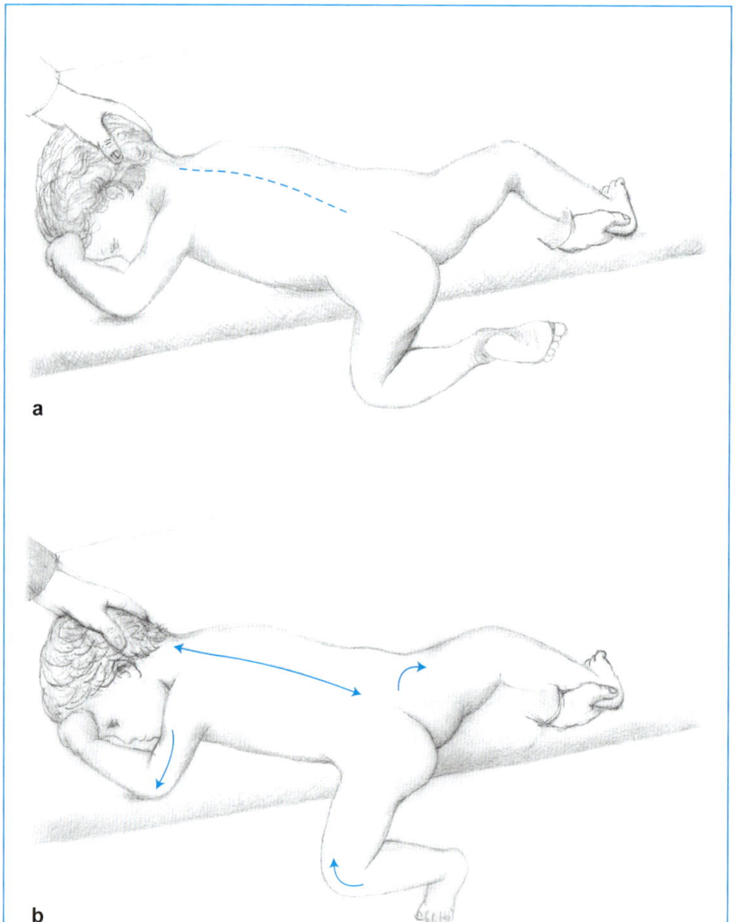

Fig. 6.24 a–b Reptación refleja al borde de la mesa: a) posición de partida iniciándose la activación. b) clara respuesta en flexión de la pierna facial, las flechas muestran la dirección del movimiento de la pierna, de la columna y de la pelvis. Se observa el movimiento de la pierna hacia la flexión con rotación externa y abducción. (L286)

CAPÍTULO

7 El volteo reflejo: un patrón de locomoción desde el decúbito dorsal

7.1 Fundamentos

El volteo reflejo es un patrón de locomoción que está representado en el desarrollo ontogénico en su totalidad. El niño utiliza este patrón en su desarrollo del enderezamiento y de la locomoción. El desarrollo empieza con la estabilidad del tronco en el decúbito dorsal simétrico, y en el volteo espontáneo desde el decúbito dorsal. Se continúa, pasando por el decúbito lateral, hasta el gateo, la puesta en pie y la marcha lateral apoyado en la pared o en los muebles (➢ 2.1).

RECUERDE

El volteo reflejo se activa desde el decúbito dorsal con la zona pectoral (1ª fase). De ese modo se pone en marcha todo el proceso del volteo. A la 1ª fase le siguen otras fases, o fases de transición, de las cuales se emplean terapéuticamente, junto a esta 1ª fase, la 2ª y la 3ª fase, así como la sedestación oblicua. La zona pectoral se puede utilizar siempre como zona de estimulación. Además se pueden añadir para potenciar algunas zonas de la reptación refleja.

En la 1ª fase, la posición de partida en el decúbito dorsal es una postura asimétrica debido al giro de cabeza hacia un lado. Al activar el volteo estimulando la zona pectoral, la postura asimétrica del tronco y de la columna se convierte en simétrica. La columna vertebral se coloca en el eje longitudinal del cuerpo. Se origina una base de apoyo lábil entre el occipucio y el triángulo formado por las dos escápulas y la columna, hasta la charnela dorsolumbar. La cabeza gira hacia el centro del cuerpo. El peso se desplaza en sentido craneal, porque las piernas son traccionadas, en contra de la gravedad, hasta alcanzar la posición media articular en las rodillas, los tobillos y la cadera. El trabajo de mantenimiento postural del tronco aumenta y acompaña el siguiente proceso de giro entre la pelvis y la cintura escapular, así como la diferenciación de las extremidades y de la zona orofacial.

Si el tronco sigue girando, aparecen movimientos de paso en las extremidades, lo que se entiende como continuación del giro entre la pelvis y la cintura escapular. El volteo reflejo es, como la reptación refleja, un patrón de locomoción que incluye a todo el cuerpo (➢ 1.2). Las lábiles posturas corporales del volteo reflejo representan, para la columna, un gran trabajo de estabilización del tronco y de regulación de la postura.

Los cambios de posición del cuerpo provocados por la activación requieren, en primer lugar, el ajuste postural del tronco, que es una condición importante para el movimiento libre de las extremidades. Las respuestas motoras de las extremidades y de la cabeza se valoran en relación a este ajuste postural.

En las siguientes explicaciones se describen los movimientos que aparecen en el volteo reflejo. De este modo se pueden comparar con los patrones motores activados. Se renuncia conscientemente a detallar los juegos musculares que intervienen [23].

RECUERDE

Se utilizan generalmente las tres posiciones de partida siguientes:
- Decúbito dorsal - 1ª Fase (➢ 7.2.)
- Decúbito lateral - 2ª Fase (➢ 7.3)
- Decúbito lateral - 3ª Fase (➢ 7.4)

A esto se añaden las variantes en el decúbito lateral, que se diferencian, p.ej., por la colocación angular de la cadera y de la rodilla de la pierna de abajo. Además se utiliza en la terapia la ***sedestación oblicua*** (➢ 7.5) para el enderezamiento desde el decúbito lateral, como posición de partida más elevada.

El nombre de las fases permite la clasificación de cada proceso motor. Las descripción motora de las fases se debe al desarrollo cronológico de la terapia. Se intenta, con su ayuda, facilitar la comprensión de este complejo proceso y hacerlo más transparente para la aplicación terapéutica, o para la enseñanza del mismo.

- **Decúbito dorsal - 1ª Fase:** Aquí se utiliza terapéuticamente todo el patrón motor del volteo reflejo hasta el comienzo del decúbito lateral. La activación en el decúbito dorsal termina cuando empieza el apoyo en el hombro nucal. El comienzo de este apoyo se puede designar como la transición a la 3ª Fase del volteo reflejo.

- **Decúbito lateral - 2ª Fase:** En la siguiente 2ª fase se apoya el hombro y el brazo, así como la parte lateral del tronco y de la pelvis que quedan colocados abajo. Generalmente no se utiliza la *sedestación oblicua,* que es la transición hacia el enderezamiento desde el decúbito lateral. La sedestación oblicua parte ya de una posición más elevada.
- **Decúbito lateral - 3ª Fase:** Esta fase se puede considerar como el "eslabón terapéutico" entre las otras dos fases.

El volteo reflejo solo se puede **desencadenar** en su totalidad desde el **decúbito dorsal.** Si se dejara continuar el proceso sin tener en cuenta la optimización del patrón motor, el volteo continuaría del decúbito dorsal al lateral y en el enderezamiento siguiente. Los patrones motores en el decúbito dorsal y el lateral constituyen el material básico para que se dé el **paso fluido** de una postura a la siguiente. No es fácil delimitar con exactitud las secuencias o las fases; sin embargo tiene sentido definirlas, porque en cada niño o adulto se utilizarán con frecuencia determinadas secuencias según sus necesidades individuales.

En la terapia no se completa la transición al gateo y a la puesta en pie, ya que las mismas funciones musculares que se utilizarán para un mayor enderezamiento se activan ya en el decúbito lateral.

7.2 El volteo reflejo desde el decúbito dorsal – 1ª Fase

7.2.1 Posición de partida

RECUERDE

- El volteo reflejo comienza en el decúbito dorsal. La cabeza se coloca alineada en el eje longitudinal del cuerpo y girada unos 30° hacia un lado, con lo que se provoca una posición de partida asimétrica.
- El patrón motor global corresponde al del volteo espontáneo del niño.

La designación de los lados del cuerpo se realiza según el giro de la cabeza. El lado hacia el que está girada la cara es el **lado facial,** y aquel hacia el que mira el occipucio es el **lado nucal** (> Fig. 7.1).

Una orientación segura para colocar la cabeza es la superficie de la protuberancia externa (**linea nucae**) del hueso occipital (**os occipitale**). Si la cabeza no se puede colocar enseguida en esa posición hay que irla ajustando durante la terapia. No hay ninguna posición angular definida previa para los hombros y caderas, y tampoco para las extremidades. En el lactante se dejan los brazos y las piernas como los tenga espontáneamente el niño. En el niño más mayor, o en el adulto, se dejan los brazos relajados junto al tronco, y las piernas en extensión relajada, o se

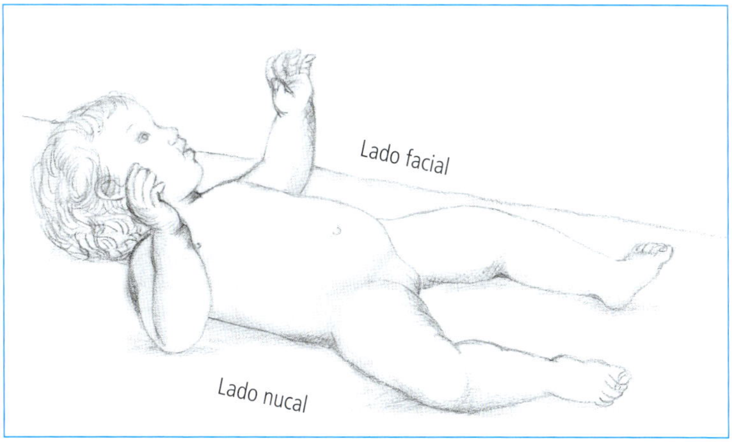

Fig. 7.1 La posición de partida de la 1ª fase del volteo reflejo es el decúbito dorsal, la denominación de lado facial y lado nucal se refiere al giro de la cabeza. (L286)

dejan según las posibilidades del cuadro clínico o de la enfermedad que presenten.

SUGERENCIAS PRÁCTICAS

Al colocar la cabeza en la posición de partida hay que girarla manteniéndola en el eje longitudinal de la columna. Si solo se gira la cabeza hacia un lado, se desvía del eje.

7.2.2 Zona de estimulación: localización y activación

La zona pectoral es la zona de desencadenamiento del volteo reflejo. Con su estimulación se activa el proceso de volteo en el decúbito dorsal. Se pueden añadir las zonas de estimulación de la reptación refleja para potenciar la respuesta. Se han mostrado eficaces las siguientes:

- **Lado nucal:**
  - el acromion de la escápula
  - la epitróclea (el *epicondilus humeri*) del lado nucal
- **Lado facial:**
  - la espina ilíaca anterior superior
  - la parte final del radio, cerca de la muñeca, o
  - el cóndilo medial del muslo de la pierna facial.

RECUERDE

Estas zonas de estimulación son ya conocidas de la reptación refleja. Pero no sustituyen a la zona pectoral.

Localización y efecto especial

La **zona pectoral** está localizada en el lado facial, en el espacio intercostal cinco/seis o seis/siete/ocho (>Fig. 7.2). Por lo general para la estimulación se utiliza el espacio que es más estrecho. La estimulación de esa zona relativamente pequeña, en un espacio entre la quinta y la séptima costillas, tiene un efecto muy amplio porque con ella se desencadena un proceso complejo, como es el volteo reflejo. A primera vista aparece este fenómeno de forma asombrosa. Muchos padres y pacientes adultos se preguntan sorprendidos cómo se puede explicar este proceso.

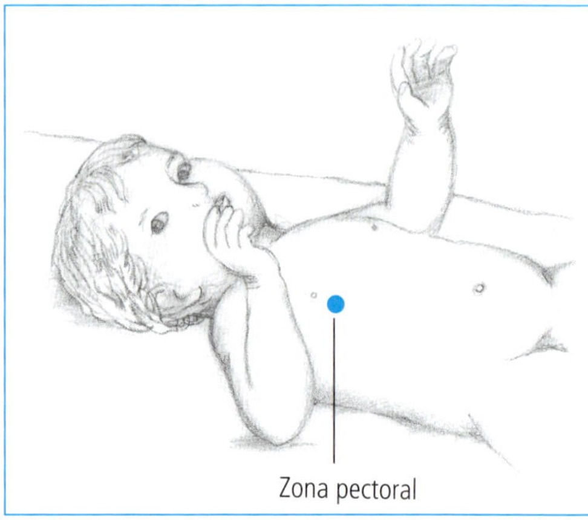

Fig. 7.2 La zona pectoral se localiza en la línea mamilar en el sexto a octavo espacios intercostales (L286)

La fisiología posibilita acercarse a esta sensible región del cuerpo con sus características propias. Sus relaciones funcionales ayudan a entender y clasificar, en la aplicación práctica, las respuestas motoras y las reacciones vegetativas. A continuación se describen algunos efectos al estimular esta zona.

- **Estímulos de elongación de la musculatura:** Al estimular la zona se provocan estímulos de distensión en la musculatura y en las fascias de los espacios intercostales. Puesto que se trata de estímulos propioceptivos que trasmiten sensaciones de posición y situación, se pueden estimular por largo tiempo. Al estimular los receptores de distensión de la musculatura intercostal (m. intercostales externos e internos) se accede indirectamente a la musculatura autóctona de columna. Esta musculatura está también distribuida, lo mismo que la musculatura intercostal, en segmentos denominados metámeras. Su inervación se realiza, como en los pequeños músculos de la columna, directamente desde sus respectivos segmentos.
- **Efecto sobre la columna:** con el estímulo se activa la separación (abducción) de las costillas, y ello tiene un efecto sobre las articulaciones costovertebrales (entre las costillas y la columna). Los músculos rotadores de la columna (m. rotadores cortos y largos, m. multífidos) también

se activan. La característica de estos músculos es que irradian la información del estímulo desde su nivel segmentario a las zonas vecinas. Y con ello se imprime a la columna vertebral un efecto de rotación y extensión. La información del estímulo, que es conducido a la médula (aferencia), comprende la zona media de la columna dorsal (desde la T6 hasta la T8).

- **Estimulación del diafragma:** el estímulo de la zona pectoral produce además una estimulación del diafragma. Como consecuencia de ello se observa una respiración más profunda y, a largo plazo, un cambio mantenido del volumen respiratorio y de la frecuencia respiratoria. Al estimular el diafragma se estimula también al nervio frénico, que lo inerva. Con ello, la entrada de la aferencia en la médula se realiza a través de los segmentos más altos de la columna cervical (desde la C1 hasta la C4).
- **Estímulos de distensión de la musculatura oblicua abdominal y del tronco:** Mediante los estímulos de distensión que, al estimular las zonas, se producen sobre la musculatura abdominal (*m. obliquus abdominis externus*) y sobre la musculatura que discurre entre la columna, las últimas costillas y la cresta ilíaca (*m. quadratus lumborum*), se puede conseguir la entrada a la médula en los segmentos T5 hasta L4.
  - **Influencias vegetativas:** con el estímulo de presión y con la contracción que produce de la pared abdominal se espera que se produzca, además, una compresión indirecta de los pulmones, con una estimulación de sus receptores de distensión. También se estimula la pleura, que cubre el espacio entre la cara interna de la caja torácica y el pulmón, y la zona media del **mediastino**. Por este espacio discurren grandes vasos (la aorta torácica) y nervios, p.ej., el n. frénico, que con sus dos ramas sensibles inerva el pericardio. El corazón y el esófago también tienen relación directa con este espacio corporal. En esta región se alcanza una zona vegetativa muy sensible y vital, y como se muestra en la práctica, es muy fácil de influir sobre ella.
  - **Estimulación de las funciones excretoras:** La contracción de la musculatura abdominal posibilita el descenso del diafragma durante la inspiración, con ello se aumenta la presión sobre los órganos abdominales. Se estimulan la vejiga y el intestino, y en el lactante se observa con frecuencia el vaciado de ambos.

Las posibilidades de intervención descritas permiten una amplia aplicación de la terapia. Al lactante con un cierre insuficiente del esófago, que le provoca reflujo del alimento desde el estómago (reflujo gastroesofágico), el volteo reflejo le puede ayudar (> 5.4, > 5.5). Una explicación posible es que el esófago, que llega hasta el estómago a través del diafragma, al activar la unidad funcional –musculatura abdominal y diafragma– por el estímulo de la zona pectoral, experimenta una tensión longitudinal que favorece los mecanismos de cierre fisiológicos.

RECUERDE

En el niño con reflujo, el volteo reflejo puede ser el tratamiento de elección.

Activación

La posición de partida descrita produce una determinada distensión de distintos grupos musculares y fascias. Por ej., el giro de la cabeza afecta a la musculatura y a las fascias del cuello, y también a las articulaciones de la columna y, a través de ellas, a la musculatura autóctona.

- Mediante la estimulación de la zona pectoral esa distensión se extiende a otros grupos musculares y fascias, y se **potencia el input** (aferencia) al SNC.
- Oponiendo **resistencia al movimiento activado,** especialmente al giro de la cabeza, se puede aumentar la estimulación y provocar una sumación temporal (> 4.1.2) [13].

La **estimulación de la zona pectoral** se provoca mediante un estímulo de presión constante o intermitente [20]. Con esa presión se produce un estímulo de distensión sobre la musculatura intercostal (husos musculares). De este modo también se induce un movimiento en las articulaciones entre las costillas y la columna (articulaciones costovertebrales), que a su vez produce una estimulación de la musculatura que mantiene esas articulaciones (musculatura costovertebral).

7

7.2.3 La presión del estímulo

- La presión se realiza en perpendicular a la superficie de la piel, hacia el plano profundo, y durante la activación se dirige enseguida hacia la **columna dorsal media.**
- Al continuar la activación, cuando se produce el desplazamiento del peso hacia el hombro nucal, más exactamente hacia la escápula y a la articulación del hombro, la presión se dirige hacia el **hombro de apoyo.**

La presión debe aplicarse con cuidado y con sensibilidad, y en el transcurso de la activación ir aumentándola despacio. Aquí hay que ajustar la respuesta motora deseada, y la presión necesaria para ello, con la tolerancia a la presión del paciente. Hay que considerar también las frecuentes diferencias en las aferencias de un lado y de otro, por lo que puede ser diferente el ajuste postural del tronco y las respuestas motoras, hasta que se origine una postura simétrica del tronco.

Procedimiento

RECUERDE

- Al estimular la zona pectoral, el dolor está contraindicado. Altera el proceso de ajuste en la red neuronal del SNC y la percepción del patrón sensomotor, así como la retroalimentación positiva al SNC.
- Tenga en cuenta que el volteo reflejo demanda generalmente más al sistema vegetativo del paciente que la reptación refleja.

- Piense antes de colocar al niño en decúbito dorsal en qué lado y con qué mano va a realizar la estimulación de la zona pectoral. Lo adecuado es que usted se coloque en el lado de la zona que quiera estimular.
- Coloque al niño despacio en el decúbito dorsal, y tenga en cuenta que el decúbito dorsal es una postura más inestable que el ventral, y que el niño puede reaccionar con llanto y susto debido a la inseguridad de la postura.
- Al colocar al niño ofrézcale seguridad con sus manos y permanezca en contacto con él. Puede hacerlo si, al tumbarle, le coloca la mano con la que después va a estimular la zona sobre su abdomen o caja torácica. De este modo tranquiliza al niño y puede deslizar esa mano hacia la zona y estimular.
- Con la otra mano puede llevar la cabeza a la posición de partida.
- Aumente con cuidado la presión en la zona.
- Mientras coloca al niño en la posición de partida, háblele con voz tranquila. Dígale solo lo que hace, sin explicarle el porqué, porque no lo comprende. Pero el niño siente si usted está seguro o si apoya emocionalmente lo que hace.
- Aumente la presión lentamente, generalmente usted ve y siente si el tronco adopta la posición de partida.

SUGERENCIAS PRÁCTICAS

- Refuerce al niño alabándole, y no lo debilite con expresiones de compasión.
- Maniobre con tranquilidad, pero sin interrupción.

Favorecer y potenciar el movimiento

La guía y la resistencia en la cabeza contribuyen a optimizar y potenciar el estímulo aferente desde la zona pectoral. Hay que tener en cuenta que la cabeza es el órgano efector (> 2.1) que sigue al giro de la columna. Solo si la cabeza se ha colocado en el eje longitudinal se puede utilizar el estímulo de la base de la lengua (descrito más abajo). También este estímulo debe aplicarse con mucho cuidado y sensibilidad.

Guía y resistencia de la cabeza

Se puede guiar la cabeza y realizar la resistencia selectiva desde los distintos **huesos del cráneo** (> Fig. 7.3a, > Fig. 7.3b). En el lado nucal puede hacerse desde:

- Hueso occipital
- Apófisis mastoides
- Hueso temporal
- Hueso parietal
- Hueso frontal
- Hueso cigomático
- Mandíbula

Guiando la cabeza se corrige su movimiento compensatorio. Oponiendo resistencia al giro de la cabe-

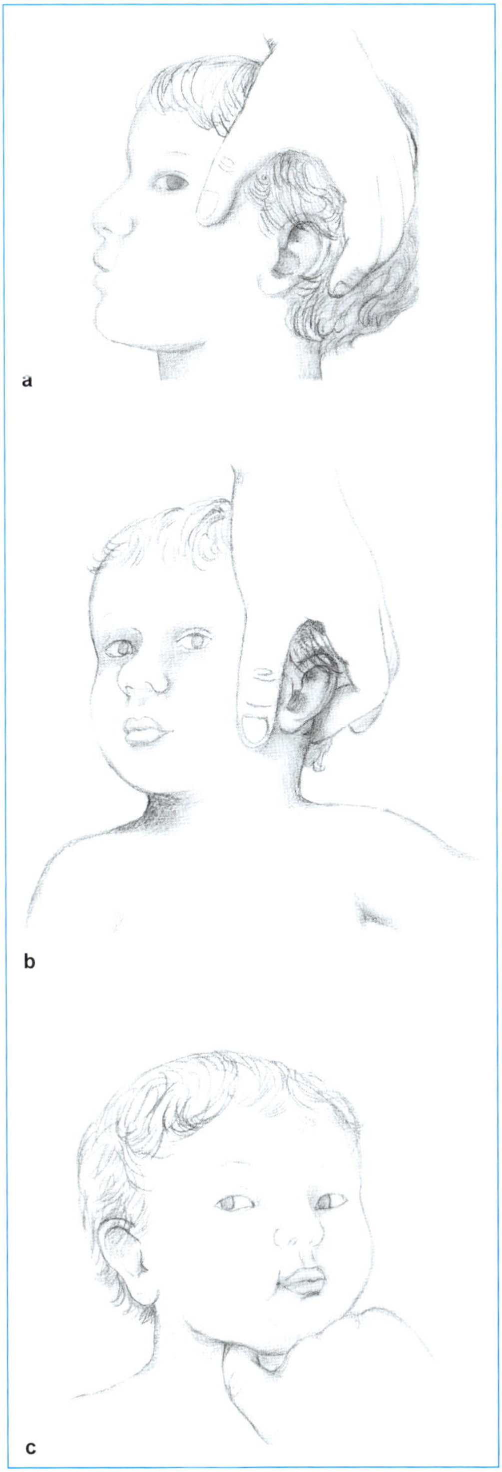

Fig. 7.3 Guía con resistencia de la cabeza, ejemplos: a) en el hueso cigomático (movimiento ojos) y nuca, p. ej., línea de la nuca; b) En el maxilar inferior y la nuca; c) en el suelo de la boca (m. milohioideo, m. digástrico). (L286)

za se alarga el volteo, se produce una sumación temporal de los estímulos y se potencia el patrón sensomotor. Mientras gira la cabeza, esta tiene que mantenerse en contacto con la superficie de apoyo sobre la linea nucae (protuberancia occipital externa); empieza en el lado facial, después en el centro de la protuberancia ósea y, al final del giro de la cabeza, sobre el lado nucal (➤ Fig. 7.5).

La posición de partida asimétrica provoca una inclinación de las últimas vértebras cervicales y de las primeras dorsales hacia el lado del giro de la cabeza. Pero la cabeza no tiene que estar inclinada (charnela columna cervical-cabeza), sino colocada en el eje longitudinal del cuerpo. De ello se puede deducir que, a causa de este giro de la cabeza, se produce una rotación de los músculos cortos de la nuca, así como de la musculatura rotadora de cabeza y de la columna cervical.

Estimulación y guía desde el suelo de la boca

El suelo de la boca o base de la lengua (*diafragma oris*) forma el triángulo muscular que se extiende entre la mandíbula y el hueso hioides. Está compuesto de distintas capas musculares. La lengua se apoya ahí al moverse para la toma de alimento o al hablar.

Al desencadenar el volteo reflejo se activa el patrón funcional orofacial. La resistencia al giro de la cabeza actúa potenciando la motricidad de la boca, p. ej., el cierre de la boca, la deglución y la musculatura mímica. El lugar desde el que se opone la resistencia depende de la respuesta motora que se quiera potenciar (➤ Fig. 7.3c). La resistencia desde el hueso cigomático, en prolongación del ángulo externo del ojo, p.ej., conduce por lo general a potenciar el giro de la mirada activado.

Mientras la cabeza se coloca activamente en la posición de partida, se ofrecen distintas posibilidades desde la zona inferior (caudal) del suelo de la boca para estimular y guiar a la lengua y al **hioides**:

- **Hueso hioides:** se dirige al hioides con cuidado en su posición hacia atrás (dorsal) y arriba (craneal), para que la lengua se pueda apoyar en la deglución como corresponde.

- **Movimiento de la lengua:** el movimiento lateral de la lengua es estimulado desde la raíz de la lengua, y se potencia con una suave resistencia.
- **Musculatura del suelo de la boca:** se puede producir una estimulación, o una resistencia, directamente en la musculatura del suelo de la boca. Estos estímulos se provocan, en el lado nucal, en la parte interna de la mandíbula (visto desde abajo), en el músculo que se inserta ahí (m. milohioideo), o en el vientre muscular del m. digástrico (> Fig. 7.4).

7.2.4 El giro de la columna y del tronco

RECUERDE

El mecanismo decisivo de giro en el volteo reflejo transcurre (no solo en la 1ª fase) en la columna y en el tronco. El volteo se realiza desde el lado facial hacia el lado nucal, con un claro componente craneal. El movimiento parte del tronco y se continúa en las extremidades.

En los tres primeros meses del **desarrollo espontáneo del niño** se utilizan patrones motores que se corresponden con los descritos. Ya al final del tercer mes (> 2.2.1) el niño puede colocar la cabeza en el eje longitudinal del cuerpo y girarla hacia ambos lados independientemente del cuerpo. Se ha producido la extensión del tronco, y la espalda está disponible para el apoyo del cuerpo. Ya es posible a esta edad acomodar la postura del tronco al movimiento libre de las extremidades y de la cabeza en el decúbito dorsal.

La pelvis puede mantenerse en una posición media entre la flexión y la extensión. El niño puede elevar las piernas de la superficie de apoyo manteniendo las caderas, rodillas y tobillos en la posición media articular. Unas seis semanas después el niño empieza a voltearse, y la musculatura oblicua abdominal coloca la pelvis en posición oblicua, posibilitando el proceso del volteo (> 2.2.2).

Toda la columna es el eje decisivo, imprescindible en cada detalle, alrededor del cual se realiza el movimiento de giro. El fondo postural para el giro del tronco es el resultado de la suma de cada impulso de movimiento en los segmentos vertebrales.

El movimiento libre de los hombros y de las caderas (las llamadas articulaciones clave), depende de ese ajuste postural del tronco. Ellas siguen al giro de las cinturas escapular y pélvica.

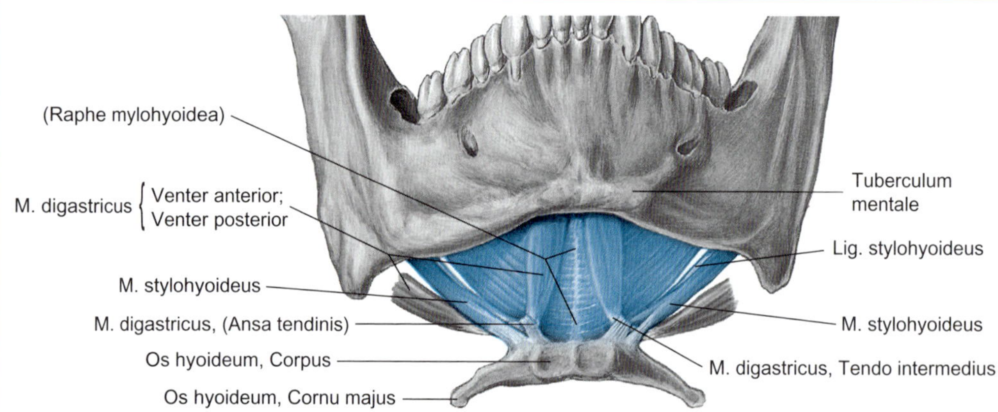

Fig. 7.4 El suelo de la boca desde abajo: la estimulación sobre el m. digástrico y el m. milohioideo del lado nucal ofrece la posibilidad de optimizar el patrón orofacial. (S007-3-23)

El giro de la columna

El proceso del volteo comienza con la estimulación de la zona pectoral. Si se deja girar la cabeza hasta el centro, a partir de la posición de partida asimétrica, se origina un decúbito dorsal activo y simétrico.

- La columna y el tronco se extienden, la pelvis se coloca y se mantiene en posición media entre la flexión y la extensión, las piernas se elevan y son llevadas a la posición media articular de la cadera, la rodilla y el tobillo en contra de la gravedad (➢ Fig. 7.5a).
- Debido a este desplazamiento craneal del peso del cuerpo, se establece una base de apoyo muy lábil entre el occipucio, las escápulas y la columna hasta la charnela dorsolumbar.
- La musculatura del tronco, en esta postura tan lábil, tiene que ajustar constantemente el apoyo.

Preparación a la función de apoyo y de locomoción

RECUERDE

La 1ª fase del volteo reflejo ofrece la condición necesaria para las siguientes secuencias del volteo y de la diferenciación de las extremidades para el enderezamiento y la locomoción.

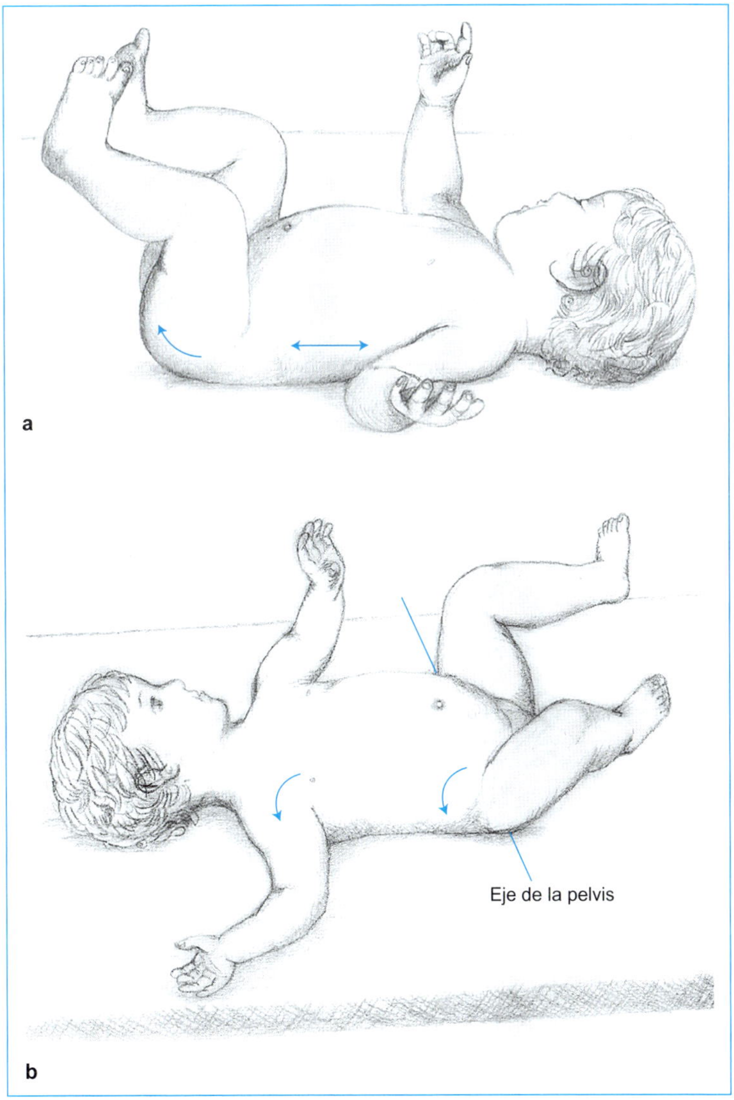

Fig. 7.5 Signos a observar: a) extensión del tronco, colocación de la pelvis en posición media y elevación de las piernas en contra de la gravedad con todas las articulaciones centradas; b) desplazamiento del peso del cuerpo hacia el lado nucal/colocación en oblicuo de la pelvis, rotación externa del brazo del lado nucal. El brazo facial sigue al giro de la cintura escapular. (L286)

Si se ha conseguido la extensión del tronco con la elevación de las piernas en posición media, se dan las condiciones para el paso del decúbito dorsal al lateral, y para las demás secuencias del volteo y del enderezamiento. Durante el volteo, los brazos y las piernas se preparan para su futura función de apoyo y de locomoción mediante el desplazamiento del punto de apoyo hacia el hombro nucal, y la colocación en oblicuo de la pelvis (➤ Fig. 7.5b).

- Al continuar el volteo la pierna nucal sostiene al tronco, primero desde la pelvis y la cadera, y después también con la cara externa del muslo hasta la rodilla. La dirección del movimiento va de la hemipelvis del lado facial hacia el hombro del lado nucal.
- El enderezamiento se continúa a través de la "sedestación oblicua", con sus movimientos diferenciados en el tronco y en las extremidades.

Signos a observar en las respuestas motoras

Nota: El patrón motor global del volteo reflejo se compone de muchos patrones parciales. Uno de los patrones parciales es la extensión y la rotación de la columna; lo importante es cómo se hace.

Los signos que se describen aquí deben ayudarle a concentrarse en esta zona, dentro del marco del patrón motor global.

SUGERENCIAS PRÁCTICAS

- Elija usted uno o dos signos que se haya puesto como objetivo para esa sesión de terapia y manténgalos a la vista durante el tratamiento.
- Sirve de ayuda que usted adopte una buena "colocación" respecto al niño/paciente, de modo que le sea posible tener a la vista el patrón parcial y los signos que quiera observar.
- No se olvide del patrón global, a pesar de las limitaciones en algunas de sus partes.

- La caja torácica se extiende y la pelvis se coloca en posición media entre la flexión y la extensión.
- Las piernas se elevan de la superficie de apoyo y se mantienen en posición media articular de cadera, rodilla y tobillo.
- Debido a la flexión de las piernas, el peso del cuerpo se desplaza en sentido craneal y se apoya en las escápulas, en la columna hasta la charnela dorsolumbar, y en la musculatura de la espalda. La pelvis se mantiene en posición media entre la flexión y la extensión.
- El suelo de la pelvis se contrae, y la zona anal se retrae.
- Se produce el desplazamiento del cuerpo hacia el lado nucal y el apoyo en el hombro nucal con rotación externa del brazo.
- La pelvis se coloca en oblicuo, moviéndose en el lado facial en sentido craneal. En la columna lumbar esto produce una leve concavidad en el lado facial, que se extenderá al proseguir el volteo.
- La pelvis gira hacia el lado nucal, y el cuerpo empieza a apoyarse en ese lado.
- La cabeza sigue la dirección de giro del cuerpo.

El giro del tronco

RECUERDE

La extensión del tronco es el requisito para que la pelvis pueda colocarse en oblicuo (➤ Fig. 7.6).

Si se activa el proceso del volteo desde la zona pectoral, se observa que la pelvis se coloca en posición oblicua en el plano frontal, moviéndose en sentido craneal en el lado facial y en sentido caudal en el lado nucal. Los hombros y las caderas se mantienen en rotación externa. La colocación en oblicuo de la pelvis la realiza el m. cuadrado lumbar (m. quadratus lumborum) y el m. oblicuo abdominal interno (m. obliquus abdominus internus) del lado facial. Esta secuencia del volteo es la condición necesaria para la rotación del tronco hacia el decúbito lateral.

Las cadenas musculares oblicuas del abdomen son las responsables fundamentales de este volteo (➤ Fig. 7.6). Hay que nombrar dos cadenas musculares:

- La **primera cadena muscular** discurre desde la pelvis facial a la caja torácica del lado nucal (mm. oblicuo abdominal interno y externo). Esta primera cadena

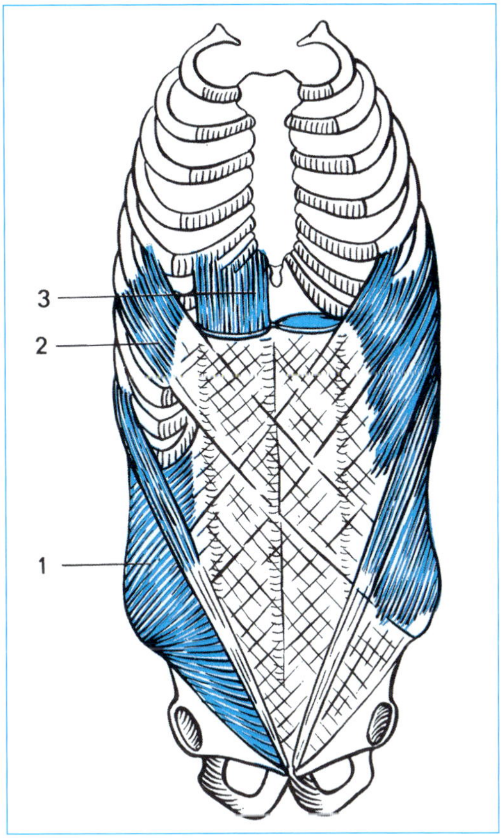

Fig. 7.6 Las cadenas musculares abdominales que discurren en diagonal son los músculos decisivos para el volteo. (G099)
1. M. oblicuo interno abdominal
2. M. oblicuo externo abdominal
3. M. recto abdominal (como orientación: no forma parte de las cadenas oblicuas)

- coloca la pelvis en oblicuo,
- mueve la pelvis ya oblicuada, llevando la espina ilíaca inferior del lado facial hacia el lado nucal,
- y gira la pelvis en dirección al hombro nucal (plano transversal/sagital). Como lo primero que se observa para el giro del tronco es el cambio de posición de la pelvis, se designa a esta cadena muscular como la primera cadena rotadora. Se continúa con el m. serrato anterior, los mm. rotadores externos y abductores del hombro del lado nucal hasta la unión muscular de la columna.

- La **segunda cadena muscular** discurre desde las costillas del lado facial hasta la pelvis del lado nucal. Esta cadena muscular gira la caja torácica y endereza con ello la cintura escapular sobre el hombro nucal. Los mm. oblicuo abdominal externo e interno son apoyados durante el giro por los mm. pectoral mayor y menor de los lados facial y nucal.

RECUERDE

El giro del tronco depende de la adecuada estabilización postural de toda la columna. La columna es el eje decisivo sobre el que se produce el giro.

Para que pueda realizarse el volteo es necesaria la participación de muchos músculos. La dinámica entre movimiento y apoyo para enderezar el tronco y girarlo tiene que estar asegurado posturalmente por la columna.

El giro hacia el hombro nucal

El giro hacia el hombro nucal se acompaña de un movimiento de deslizamiento entre la escápula y la caja torácica. Debido a este movimiento, la espina de la escápula toma contacto con la superficie de apoyo y **la escápula se convierte en punto de apoyo**. La caja torácica puede entonces girar hacia ese punto de apoyo. Los músculos que unen la escápula y el tronco posibilitan esta estabilización (> Fig. 6.2).

A los músculos que participan en esta función pertenecen sobre todo el gran m. serrato anterior, y los músculos que tiran de la escápula hacia la columna (mm. romboideos), así como la parte superior del m. trapecio. Estos músculos continúan la **primera cadena abdominal** en el lado nucal hasta la columna. El resto de los músculos que mueven la escápula tienen que integrarse en esta función de apoyo.

Al continuar la activación del volteo se alcanza el paso del decúbito dorsal al lateral, y el peso del cuerpo se desplaza más hacia el hombro nucal y se apoya en él.

El giro hacia el lado nucal

Al continuar el volteo, la caja torácica gira hacia el lado nucal. La pelvis, la cara lateral de la caja torácica y el hombro van sosteniendo al tronco. Al continuar el desencadenamiento del volteo, son reclamados cada vez más los músculos rotadores externos y abductores del brazo y de la pierna en el lado sobre el que se realiza el volteo, porque ellos tienen que mantener el tronco en el decúbito lateral en contra de la gravedad.

La **segunda cadena abdominal** discurre, como se describió antes, desde las costillas del lado facial a la pelvis del lado nucal. Los rotadores externos y los abductores de la cadera continúan la cadena hacia la pelvis y hacia la cadera. Empiezan a soportar la pelvis mientras la caja torácica y la cintura escapular giran hacia ese punto de apoyo. Este proceso del volteo exige asegurar la estabilidad muscular de la charnela dorsolumbar.

RECUERDE

Mediante la resistencia al giro de la cabeza las respuestas motoras se realizan más lentamente en la columna y en el tronco, y pueden así optimizarse.

Signos a observar en las respuestas motoras

Nota: El patrón motor global del volteo reflejo se compone de muchos patrones parciales. En este patrón parcial la cabeza gira del lado facial hacia el lado nucal; lo importante es cómo lo hace.

Los signos que se describen aquí deben ayudarle a concentrarse en esta zona, dentro del marco del patrón motor global.

SUGERENCIAS PRÁCTICAS

- Elija uno o dos signos que se haya puesto como objetivo para esa sesión de la terapia y manténgalos a la vista durante el tratamiento.
- Sirve de ayuda que usted adopte una buena "colocación" respecto al niño/paciente, de modo que le sea posible tener a la vista el patrón parcial y los signos que quiera observar.
- No se olvide del patrón global a pesar de las limitaciones en algunas de las partes.

- El tronco se extiende en el eje longitudinal del cuerpo, la cabeza se coloca activamente en el eje desde la posición previa girada.
- La pared abdominal se contrae, y por ello el ombligo se redondea y se retrae.
- La caja torácica se ensancha, aumentando la distancia de los espacios intercostales.
- El diámetro de la caja torácica desde el esternón a la columna (sagital) se agranda.
- La pared lateral del tronco, entre la caja torácica y la pelvis, se contrae y las arrugas o retracciones desaparecen.
- La escápula con su espina se apoya en la superficie de apoyo, y sostiene a la caja torácica.
- El peso del cuerpo se desplaza hacia el lado nucal.
- La musculatura oblicua abdominal empieza a girar la pelvis y la caja torácica (> Fig. 7.5).

Movimientos de compensación frecuentes

Casi en cada sesión de terapia aparecen movimientos de compensación. El niño está acostumbrado a mantener y utilizar sus "patrones sustitutorios" provocados por la alteración motora. Su SNC pone a su disposición esos patrones hasta que encuentra el acceso a los programas motores innatos, y con ello a los patrones preformados. Los siguientes movimientos compensatorios deben ayudar a formular el objetivo de la terapia y a facilitar ese acceso.

- El peso del cuerpo se desplaza hacia el lado facial y la caja torácica "se gira" hacia ese lado.
- El esternón y la parte superior del abdomen se abomban hacia delante (> Fig. 7.7a).
- La caja torácica se desvía lateralmente hacia el lado nucal, y con ello el hombro nucal se levanta de la superficie de apoyo (> Fig. 7.7b).
- La distancia entre las costillas disminuye.
- El hombro nucal se eleva hacia la oreja.
- El hombro del lado facial se eleva.
- Ambos hombros se elevan.

SUGERENCIAS PRÁCTICAS

Cuando aparezcan movimientos inadecuados combine la zona pectoral con otras medidas.

- Revise el estímulo de la zona pectoral (también la presión), y dirija la presión claramente hacia la zona media de la columna dorsal o al hombro nucal.
- Complete la estimulación en la zona pectoral guiando la cabeza de forma selectiva y oponiéndole resistencia una o dos veces. Cuando el tórax se desvía hacia el lado nucal:
  - Puede usted sujetar con la mano libre suavemente la caja torácica desde el lado nucal,
  - o combinar la zona pectoral con la zona del acromion del lado nucal, pero dando prioridad a la zona pectoral.
- Cuando usted estimula la zona del acromion con el dedo, coloque el antebrazo suavemente sobre la cabeza oponiendo resistencia al giro de la cabeza.

7.2.5 La zona orofacial

RECUERDE

Después de un cambio de posición del cuerpo la columna, se coloca de nuevo en el eje longitudinal y la cabeza se queda libre para moverse de nuevo en ese eje. Las funciones orofaciales se pueden desarrollar, de ese modo, de forma simétrica en ambos lados de la cara, generalmente con insignificantes diferencias.

La condición para la motricidad fina orofacial es la regulación postural en la columna cervical, realizada especialmente por la musculatura ventral profunda, el m. largo de la cabeza y el m. largo del cuello (longus capitis y longus colli), y por los cortos músculos de la nuca, el grupo de los mm. rectos.

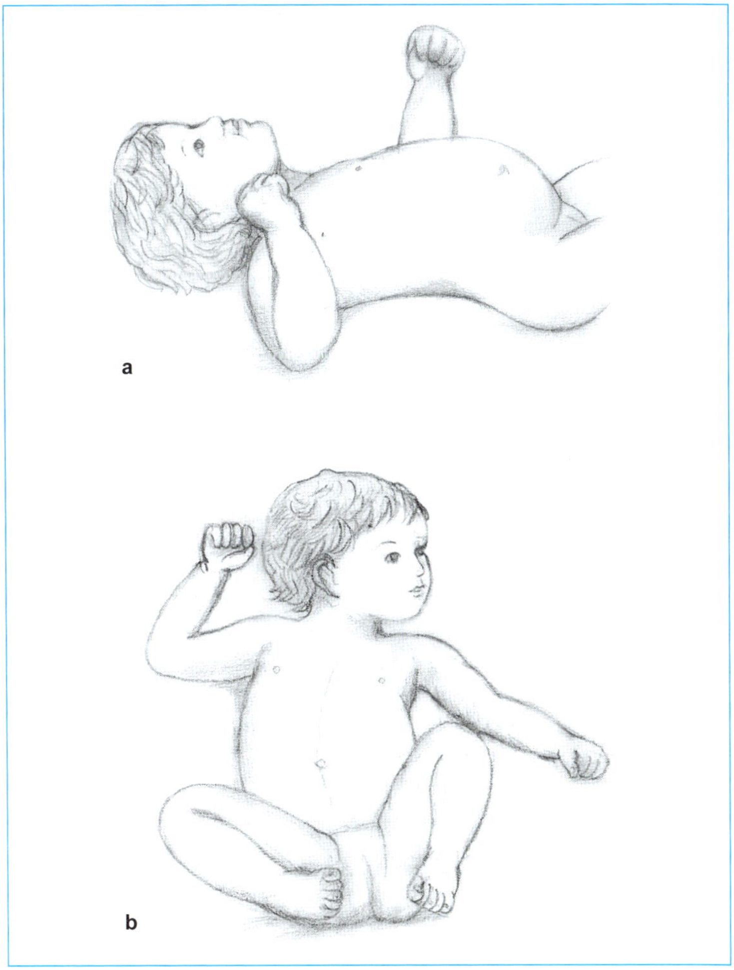

Fig. 7.7 Ejemplo de movimientos compensatorios: a) el tórax y el abdomen se abomban, produciéndose una lordosis, la cabeza se reclina; b) el tórax se desplaza lateralmente, las piernas en máxima flexión y en excesiva abducción. (L286)

En el **desarrollo espontáneo del niño** se reconocen los siguientes patrones motores:

- Las funciones de la musculatura de las mejillas, de la masticación y de los labios son utilizados ya por el niño al mamar, p.ej., cuando los labios rodean el pecho, lo succionan dentro de la boca, el arco mandibular mantiene el atrio, y los movimientos de masticación exprimen la leche.
- La función de la musculatura de los labios se continúa en la alimentación con cuchara, cuando arrastran con el labio superior el contenido de la cuchara.
- El movimiento coordinado de desviación lateral de la mandíbula y de la lengua comienza al final del sexto mes, cuando empiezan los movimientos de masticación (> 2.2.2).
- La desviación de la mirada desde el centro hacia un lado, sin acompañarse de movimiento de la cabeza, es posible normalmente al final del tercer mes.
- El giro de la cabeza se hace posible por el apoyo de la espalda en la superficie de apoyo. La columna y el tronco aseguran la motricidad fina de los músculos de los ojos, de la boca y de la laringe. La estabilidad de la cabeza asegura que los ojos se puedan mover para mirar en todas las direcciones necesarias, y asegura además la colocación centrada de los ojos en la que pueda encontrar una "posición de reposo". De este modo se puede utilizar y experimentar todo el campo visual.

En la terapia Vojta la colocación de la columna en el eje longitudinal del cuerpo es la respuesta motora al estímulo de la zona pectoral, y la cabeza sigue a la columna (por eso se designa a la cabeza órgano efector). La columna y el tronco forman la seguridad postural para la cabeza. La espalda asume el apoyo del cuerpo. Ese fondo postural ofrece una buena condición para las funciones motoras finas de la musculatura de los ojos, la boca y la faringe.

Signos a observar en las respuestas motoras

Nota: El patrón motor global del volteo reflejo se compone de muchos patrones parciales. En este patrón parcial la cabeza gira del lado facial hacia el lado nucal; lo importante es cómo lo hace. Los signos que se describen aquí deben ayudarle a concentrarse en esta zona, dentro del marco del patrón motor global.

SUGERENCIAS PRÁCTICAS

- Elija uno o dos signos que se haya puesto como objetivo para esa sesión de la terapia y manténgalos a la vista durante el tratamiento.
- Sirve de ayuda que usted adopte una buena "colocación" respecto al niño/paciente, de modo que le sea posible tener a la vista el patrón parcial y los signos que quiera observar.
- No se olvide del patrón global a pesar de las limitaciones en algunas de las partes.

- La cabeza gira sobre la protuberancia del hueso occipital (*linea nucae*).
- Los ojos se colocan en una línea horizontal y se mueven hacia el lado nucal, como si la mirada se dirigiera voluntariamente hacia el lado del giro (> Fig. 7.3a-c).
- La distancia entre la punta de barbilla y el hioides se agranda.
- La lengua se extiende plana entre la mandíbula y se mueve lateralmente hacia el maxilar superior e inferior del lado nucal; parece como si repartiera el alimento entre el arco mandibular o dental (esto se observa muy bien en los lactantes).
- La boca se cierra, manteniéndose la mandíbula, respecto al maxilar superior, en posición de descanso. Ambos maxilares contactan y se siente un pequeño movimiento del maxilar inferior hace delante y lateralmente, hacia el lado nucal, como un movimiento de moler.
- El ángulo de la boca se mueve levemente hacia el lado nucal. Este movimiento suele unirse a la deglución. El lactante cesa de llorar en ese momento y se puede oir como traga.
- El hueso hioides se mueve, al comienzo de la deglución, hacia arriba y atrás.
- Los músculos de las mejillas (*m. buccinator*) así como los de la masticación (m. masseter) se tensan, y provocan una presión lateral sobre la mandíbula o los dientes que se puede palpar en el lado nucal.
- La musculatura de los labios (*m. orbicularis oris*) cierran la boca y se pegan contra los

dientes incisivos, o en el lactante sin dientes, contra la mandíbula. La musculatura de la barbilla (*m. mentalis*) no se contrae.
- Se contraen los músculos del suelo de la boca y de la cara anterior del cuello. El hioides y la laringe se retraen.
- La voz frecuentemente aguda y tensa de los pacientes con alteraciones motoras se hace más profunda, más abierta y mejor modulada. En los niños se oye este cambio directamente en el llanto. Por lo general, después de la terapia continúa una vocalización más amplia y variada. En los niños más mayores y en los adultos la voz, que antes de la terapia era aguda, se vuelve más llena y con un tono más grave. Si el lenguaje era poco articulado, con la terapia se vuelve más claro e inteligible.
  - La pérdida de la voz, por cansancio de las cuerdas vocales, se reduce o desaparece del todo, p.ej, en profesiones que necesitan hablar mucho o cantar.
  - También se observa una respiración más profunda, o un cambio mantenido del volumen y de la frecuencia respiratoria

Estas funciones finamente sintonizadas ofrecen, especialmente en el niño en desarrollo, una buena base para las posteriores y múltiples funciones orales, entre otras el habla. Además, esas funciones motoras forman una base para el tratamiento logopédico.

Si el niño, debido a su alteración motora, presenta una postura asimétrica del cuerpo o de la cabeza, la cara también se desarrolla con asimetría. Por lo general aparece una hemicara mas pequeña y la otra más grande, o se ven diferencias en la mímica, o en la motricidad de la boca, en un lado respecto al otro.

A lo largo del desarrollo, la motricidad de los ojos y de la boca se adapta a la postura inclinada de la cabeza. La forma de la mandíbula y la colocación de los dientes se afectan negativamente cuando hay una presión desequilibrada de la lengua al tragar y al masticar, y se desarrollan deformidades que tienen como consecuencia alteraciones funcionales. Con el volteo reflejo se puede actuar en contra de ese desarrollo anormal.

En los niños de riesgo intubados con parálisis de las cuerdas vocales, la laringoscopia muestra una mayor normalización, o una clara mejoría, en los que son tratados con la terapia Vojta que en los tratados con otras terapias. Es decisivo el comienzo precoz con la terapia antes del tercer mes. A partir del octavo mes las mejorías son menores (18).

RECUERDE

- Si el niño mantiene una postura de predilección de la cabeza hacia un lado, se produce una deformidad de la cabeza y una postura asimétrica del cuerpo (12).
- El lado sobre el que se apoya la cabeza se aplana. La hemicara que apoya se desarrolla más y la otra, que se dirige hacia arriba, se desarrolla menos.
- Se producen alteraciones funcionales y deformidades de la motricidad orofacial, p.ej., deformidades del maxilar, y colocación anormal de los dientes.
- Con la aplicación precoz de la terapia Vojta antes del tercer mes de vida, y con ayuda más tarde, si es necesario, de otras medidas terapéuticas (ortesis de cabeza, etc.) se puede conseguir, por lo general, una función y una forma simétricas.

Movimientos de compensación frecuentes

Casi en cada sesión de terapia aparecen movimientos de compensación. El niño está acostumbrado a mantener y utilizar sus "patrones sustitutorios" provocados por la alteración motora. Su SNC pone a su disposición esos patrones hasta que encuentre el acceso a los programas motores innatos, y con ello a los patrones preformados. Los siguientes movimientos compensatorios deben ayudar a formular el objetivo de la terapia y a facilitar ese acceso.
- Se pierde el contacto con la línea de la nuca del occipital del lado nucal, y la cabeza se desvía del eje longitudinal del cuerpo en inclinación lateral y también se desvían los ojos de su posición centrada (> Fig. 7.8)
- La distancia entre la oreja y el hombro nucal o facial se acorta (> Fig. 7.8).
- La punta de la barbilla se desplaza hacia delante o arriba.
- La distancia entre la barbilla y el hueso hioides se estrecha.
- El suelo de la boca se abomba (doble barbilla)
- El músculo de la barbilla (*m. mentalis*) está muy tenso.

7

- La lengua se desplaza hacia delante entre el maxilar y los dientes.
- El dorso de la lengua se abomba hacia arriba, la punta de la lengua está engrosada.
- La lengua se presiona contra el paladar duro.
- La voz en el lactante es chillona o tensa.

SUGERENCIAS PRÁCTICAS

- Si la distancia entre la oreja y el hombro del lado nucal está acortada:
  - Revise y corrija el estímulo en la zona pectoral; con frecuencia se pierde la presión adecuada, y el tórax no se apoya en el triángulo formado por las escápulas y la columna hasta la charnela dorsolumbar.
  - Complemente la zona pectoral con la del acromion del lado nucal y observe si la escápula adopta su función de apoyo.
- Si la base de la lengua no está tensa (doble barbilla):
  - Compruebe si la columna, el tronco y la pelvis están extendidos, y si la cabeza está en el eje longitudinal y apoyada en la linea nucae.
  - En caso necesario, estimule primero con la zona pectoral la extensión del tronco y de la columna para que la cabeza se pueda colocar con facilidad en el eje de la columna y abandone la reclinación. Después, inicie la resistencia acompañando la estimulación de la zona guiando la cabeza.
- Si la barbilla se desvía hacia arriba y adelante::
  - Seguramente la cabeza está reclinada y la columna lumbar en lordosis.
  - Compruebe si las últimas vértebras dorsales contactan con la superficie de apoyo.
  - "Despierte" la zona pectoral para que el tronco se apoye sobre las últimas vértebras dorsales junto con las escápulas. Además guíe la cabeza desde el *tuber frontalis* o desde el hueso cigomático.

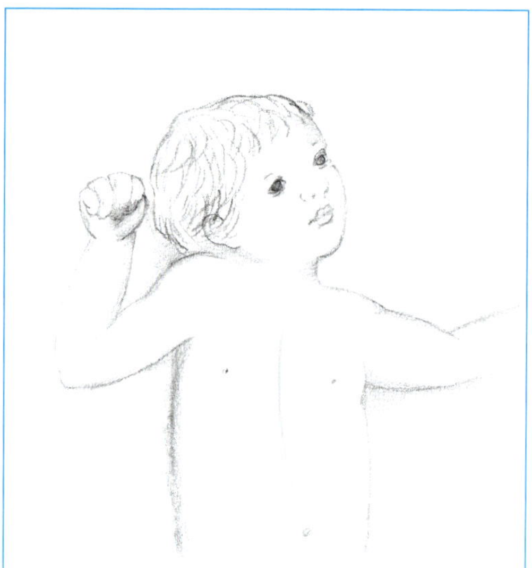

Fig. 7.8 Ejemplo de movimientos compensatorios: la cabeza está inclinada lateralmente y desviada del eje del cuerpo, el hombro y la oreja se aproximan, los ojos se desvían de la línea media. (L286)

7.2.6 El brazo del lado nucal

RECUERDE

El giro hacia el hombro del lado nucal va acompañado de la extensión relajada del codo y de la apertura de la mano empezando por el quinto dedo.

En el **desarrollo espontáneo del niño,** a los tres meses, la escápula ya está incluida en el apoyo del cuerpo en el decúbito dorsal. El niño entre los cuatro y los cinco meses empieza a voltear desde el decúbito dorsal al ventral. Para ello se apoya en el hombro sobre el que va a girar. El apoyo sobre el hombro y la cintura escapular ocurre también cuando el volteo no termina en el decúbito ventral, sino sobre el decúbito lateral, en el enderezamiento que conduce a la *sedestación oblicua* (➤ Fig. 2.19).

El brazo del lado nucal sigue al giro de la cintura escapular (paso al decúbito lateral, 2ª fase). Se abduce en el hombro, con rotación externa y con leve flexión del codo. La amplitud del movimiento depende de la posición en que se encuentran las articulaciones en la posición de partida. La mano se abre, la palma se ensancha y el pulgar se abduce (➤ Fig. 7.9). El patrón motor de este brazo se describe con los siguientes signos a que se deben observar:

Signos a observar en las respuestas motoras

Nota: El patrón motor global del volteo reflejo se compone de muchos patrones parciales. En este patrón parcial el brazo se prepara para el futuro apoyo; lo importante es cómo lo hace. Los signos que se describen a continuación deben ayudarle a concentrarse en esta zona, dentro del marco del patrón motor global.

SUGERENCIAS PRÁCTICAS

- Elija usted uno o dos signos que se haya puesto como objetivo para esa sesión de la terapia y manténgalos a la vista durante el tratamiento.
- Sirve de ayuda que usted adopte una buena "colocación" respecto al niño/paciente, de modo que le sea posible tener a la vista el patrón parcial y los signos que quiera observar.
- No se olvide del patrón global a pesar de las limitaciones en algunas de las partes.

- El hombro del lado nucal se mueve hacia la superficie de apoyo y soporta el peso del cuerpo cuando este, en el curso de la activación, se desplaza lateralmente.
- El brazo se coloca en ángulo recto respecto al tronco, con abducción y rotación externa del hombro (➤ Fig. 7.9).
- La zona de paso de la escápula al brazo asume cada vez más el peso del cuerpo, tal como se refirió antes, al describir la escápula.
- El codo se coloca durante la activación en la posición media y en una extensión de hasta 45º. El antebrazo gira hacia dentro (pronación), pero el hombro se mantiene en rotación externa.
- La mano se abre desde el lado del dedo meñique, la palma se ensancha (abducción de los metacarpianos), incluido el pulgar. Los dedos están en extensión relajada. La mano se extiende en la muñeca. El patrón motor de la mano muestra ya la futura función de apoyo del gateo.

Movimientos de compensación frecuentes

Casi en cada sesión de terapia aparecen movimientos de compensación. El niño está acostumbrado a mantener y utilizar sus "patrones sustitutorios" provocados por la alteración motora. Su SNC pone a su disposición esos patrones hasta que encuentre el acceso a los programas motores innatos, y con ello a los patrones preformados. Los siguientes movimientos compensatorios deben ayudar a formular el objetivo de la terapia y a facilitar ese acceso.

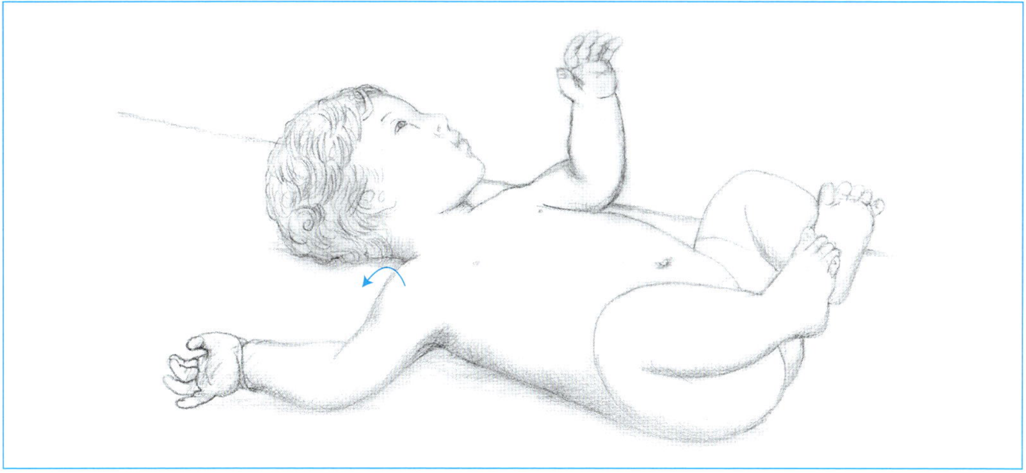

Fig. 7.9 Ejemplo de signos a observar: apertura y rotación externa del brazo nucal con mano abierta desde el dedo meñique. (L286)

- El brazo se extiende con rotación interna del hombro
- El antebrazo se flexiona con fuerza.
- La mano se cierra en puño, con el pulgar incluido (> Fig. 7.10).
- La mano se cierra con flexión de muñeca y con desviación cubital.
- El codo presiona la superficie de apoyo, y eleva el hombro.
- Todo el hombro nucal gira hacia dentro (rotación interna), y con ello se acorta la distancia entre el brazo y los músculos del tórax (*m. pectoralis major*). Este músculo está tenso y acortado, lo que se puede ver y palpar (> Fig. 7.12).
- El hombro nucal es traccionado hacia la cabeza.

SUGERENCIAS PRÁCTICAS

Cuando aparezcan movimientos inadecuados, puede aplicar las siguientes medidas:.

- Complemente el estímulo de la zona pectoral oponiendo resistencia a la cabeza utilizando uno o dos de los modos descritos, para p.ej., potenciar la respuesta u optimizar las respuestas de la zona orofacial.
- Una vez que ha revisado la estimulación de la zona pectoral:
  - tome la zona del acromion de la reptación refleja,
  - o utilice la zona del epicóndilo del lado nucal. Para ello debe seguir estimulando la zona pectoral de forma específica.

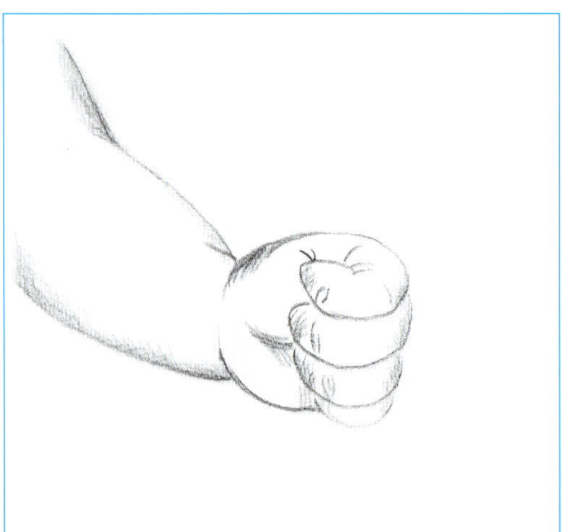

Fig. 7.10 Ejemplo de movimiento compensatorio: mano en puño y pulgar incluido (L286)

7.2.7 El brazo del lado facial

RECUERDE

El brazo del lado facial sigue a la cintura escapular, el antebrazo gira hacia dentro y la mano y el brazo se preparan para el apoyo en el gateo.

En el **desarrollo espontáneo del niño** el movimiento del brazo se utiliza para llevarlo a la línea media a los tres meses. El brazo está en rotación externa del hombro y en abducción, y la mano abierta, como ya ha sido descrito (> 2.2.1).

El brazo facial sigue a la cintura escapular que realiza la rotación. Se separa del cuerpo con abducción del hombro, en rotación externa y con una leve flexión del codo. La amplitud del movimiento depende de las posiciones articulares de partida. La mano se abre, la palma se ensancha y el pulgar se abduce. Las respuestas motoras óptimas aparecen más rápidamente en el lactante que en el niño más mayor o en el adulto.

El patrón motor de ese brazo se describe a continuación con los signos que deben observarse.

Señales a observar en las respuestas motoras

Nota: El patrón motor global del volteo reflejo se compone de muchos patrones parciales. En este patrón parcial el brazo facial sigue al hombro que gira; lo importante es cómo lo hace. Los signos que se describen aquí deben ayudarle a concentrarse en esta zona, dentro del marco del patrón motor global.

SUGERENCIAS PRÁCTICAS

- Elija usted uno o dos signos que se haya puesto como objetivo para esa sesión de terapia y manténgalos a la vista durante el tratamiento.
- Sirve de ayuda que usted adopte una buena "colocación" respecto al niño/paciente, de modo que le sea posible tener a la vista el patrón parcial y los signos que quiera observar.
- No se olvide del patrón global a pesar de las limitaciones en algunas de las partes.

- El brazo del lado facial se separa del cuerpo -sin que el cuerpo le acompañe en ese movimiento lateral- y sigue a la cintura escapular en su giro hacia el lado nucal; esto lo hace con una rotación externa del hombro y separándose (abducción).
- En el curso del movimiento el antebrazo rota hacia dentro (pronación) sin que el brazo pierda la rotación externa del hombro.
- La mano sea abre desde el lado del dedo meñique; la palma de la mano se extiende, también el pulgar (abducción de los metacarpianos, > Fig. 7.11). La mano y el brazo se preparan para el apoyo en el gateo.

Movimientos de compensación frecuentes

Casi en cada sesión de terapia aparecen movimientos de compensación. El niño está acostumbrado a mantener y utilizar sus "patrones sustitutorios" provocados por la alteración motora. Su SNC pone a su disposición esos patrones hasta que encuentre el acceso a los programas motores innatos, y con ello a los patrones preformados. Los siguientes movimientos compensatorios deben ayudar a formular el objetivo de la terapia y a facilitar ese acceso.

- El brazo se extiende rígido y con rotación interna del hombro
- La mano se cierra en puño con el pulgar incluido en la palma.
- El brazo se flexiona rígido.
- El niño manosea con su mano el cuerpo, la mesa o el vestido de la madre.
- El niño se lleva la mano a la boca.

SUGERENCIAS PRÁCTICAS

Ante movimientos inadecuados –el brazo se extiendo rígido, o se flexiona y la mano quizá se cierra en puño– pueden aplicarse las siguientes medidas:

- Compruebe el estímulo de la zona pectoral, y si la caja torácica se desplaza hacia el lado nucal, corrija la posición de partida del tronco para conseguir una mejor estimulación de la zona.
- Añada la zona de la reptación refleja de la parte final del radio.

7.2.8 La pelvis y las piernas

RECUERDE

Las piernas siguen a la colocación en oblicuo de la pelvis manteniendo las posiciones angulares descritas (Fig. 7.5a).

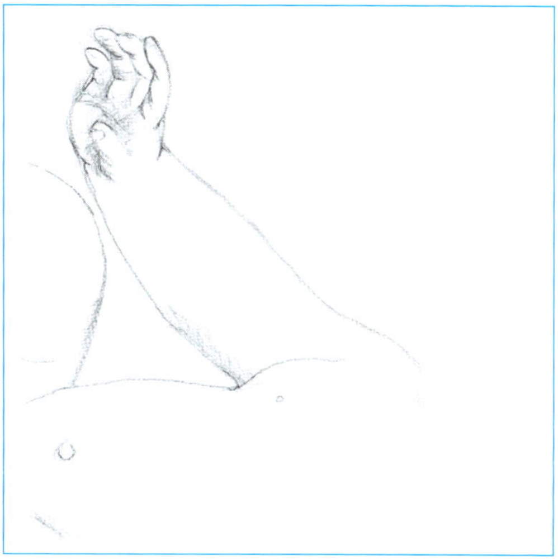

Fig. 7.11 Ejemplo de signo a observar: el brazo facial sigue al giro de la cintura escapular, la mano se abre y se prepara para la posterior función de apoyo. (L286)

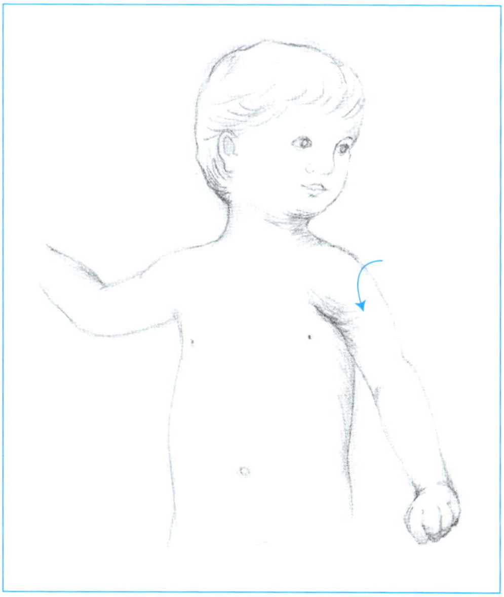

Fig. 7.12 Ejemplo de un movimiento compensatorio: rotación interna del brazo en extensión rígida con la mano en puño en el lado facial. (L286)

Si se compara el patrón motor de la pelvis y de las piernas con el **desarrollo motor espontáneo del niño,** ese patrón de la pelvis y las piernas aparece ya hacia los tres meses, cuando ya puede mantener la pelvis en posición media en el decúbito dorsal y también mantiene las piernas elevadas en posición media articular. Cuando el niño empieza a voltear de dorsal a ventral, a los cuatro o cinco meses, la pelvis se coloca en oblicuo y el peso del cuerpo se desplaza lateralmente (> 2.2.1).

Como ya ha sido descrito en la columna y en el tronco, en este patrón motor la pelvis gira del lado facial hacia el nucal. Para ello, en el lado facial se mueve en sentido craneal, y en el lado nucal en sentido caudal. El eje de la pelvis se coloca en oblicuo en el plano frontal (> Fig. 7.5b).

El apoyo del cuerpo en la espalda, y sobre todo la función muscular coordinada de la pared abdominal, posibilitan la elevación de ambas piernas. Se mantienen elevadas en posición media articular de caderas, rodillas y tobillos, con las caderas en ligera rotación externa.

SUGERENCIAS PRÁCTICAS

Esté atento a que se mantenga la ligera rotación externa y abducción de las caderas.

Signos a observar en las respuestas motoras

Nota: El patrón motor global del volteo reflejo se compone de muchos patrones parciales. En este patrón parcial la pelvis dirige el movimiento de giro; lo importante es cómo lo hace.

Los signos que se describen aquí deben ayudarle a concentrarse en esta zona, dentro del marco del patrón motor global.

SUGERENCIAS PRÁCTICAS

- Elija usted uno o dos signos que se haya puesto como objetivo para esa sesión de terapia y manténgalos a la vista durante el tratamiento.
- Sirve de ayuda que usted adopte una buena "colocación" respecto al niño/paciente, de modo que le sea posible tener a la vista el patrón parcial y los signos que quiera observar.
- No se olvide del patrón global a pesar de las limitaciones en algunas de las partes.

- La parte inferior del abdomen se contrae y desaparecen las arrugas o retracciones a ese nivel. El ombligo se redondea y se retrae hacia dentro.
- La pelvis gira, y se mantiene con la cresta ilíaca en contacto con la superficie de apoyo.
- La pelvis se eleva levemente en el lado facial hacia el tórax. Esto ocurre sin que aparezcan arrugas en la cara lateral del tronco, entre la cresta ilíaca y la últimas costillas, o se retraiga. En el lado nucal el tronco se mantiene también contraído y no se abomba hacia fuera.
- En la pelvis, ya colocada en oblicuo, se produce un desplazamiento del peso hacia el lado nucal.
- Las piernas se mantienen en posición media en la cadera, rodilla y tobillo. Los pies se colocan también centrados en el tobillo (articulación astragalocalcánea) en posición media entre la eversión y la inversión.

Movimientos de compensación frecuentes

Casi en cada sesión de terapia aparecen movimientos de compensación. El niño está acostumbrado a mantener y utilizar sus "patrones sustitutorios" provocados por la alteración motora. Su SNC pone a su disposición esos patrones hasta que encuentre el acceso a los programas motores innatos, y con ello a los patrones preformados. Los siguientes movimientos compensatorios deben ayudar a formular el objetivo de la terapia y a facilitar ese acceso.

- La pelvis se flexiona, con lo que apoya la zona más baja (distal) del sacro y aparece una lordosis lumbar.
- La parte inferior del abdomen se abomba.
- La pelvis se eleva; las piernas son llevadas hacia el abdomen, y la columna lumbar se redondea.
- La pelvis del lado nucal se desplaza hacia el tórax.
- La pelvis se vuelca hacia el lado facial.
- Las piernas se extienden, a veces en rotación interna. Los pies se desvían de la posición media.
- Los talones se apoyan en la superficie de apoyo (> Fig. 7.13).
- Se produce una flexión excesiva de las caderas y rodillas, de modo que el muslo se aproxima al abdomen y los talones casi tocan las nalgas (especialmente en los lactantes. (> Fig. 7.14).

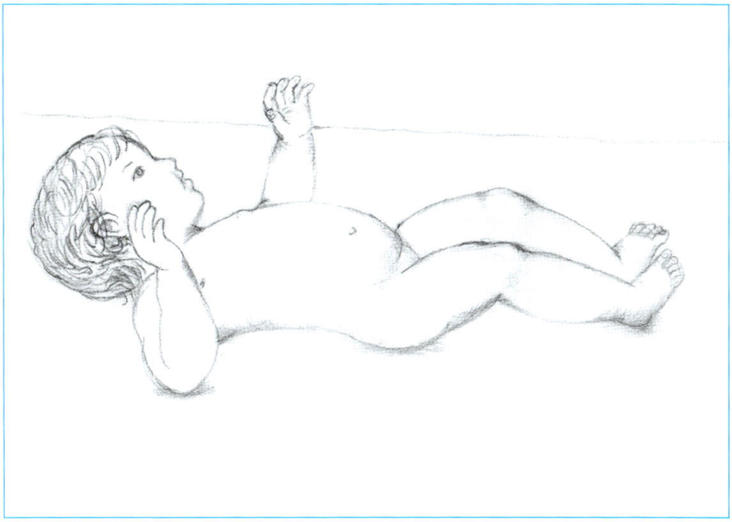

Fig 7.13 Ejemplo de un movimiento compensatorio: las piernas van a extensión, los talones se apoyan en el plano, la espalda se tensa y la columna se hiperextiende. (L286)

- Las piernas se flexionan y se separan al nivel de las caderas (abducción).

SUGERENCIAS PRÁCTICAS

Cuando aparecen movimientos compensatorios –el brazo se extiendo rígido, o se flexiona, y la mano quizá se cierra en puño– pueden aplicarse las siguientes medidas:

- Cuando aparece una lordosis lumbar debido a la flexión de la pelvis:
  - Compruebe la estimulación de la zona pectoral y procure aplicarla de forma intermitente (secuencias cambiantes rápidas).
  - Estimule la zona del tronco junto con la de la espina ilíaca anterosupeior del lado facial.
  - Compruebe si la cabeza se apoya en la línea de la nuca del occipital.
- Cuando los talones se apoyan en el plano:
  - desplace al niño hacia el borde de la mesa, de modo que los pies queden fuera; de ese modo se impide el contacto del talón en la mesa (cuidado con la lordosis).
  - estimule de forma correcta la zona pectoral y mire si la cabeza está reclinada. En ese caso colóquela de nuevo sobre la línea de la nuca del lado facial.
- Cuando las caderas se flexionan demasiado, de modo que el muslo toca el abdomen y el talón las nalgas, o que las caderas están demasiado abducidas:
  - estimule, además de la zona pectoral, la zona del epicóndilo de la rodilla del lado facial de la reptación refleja. Dirija el muslo hacia la articulación de la cadera haciendo una pequeña presión.
  - estimule, además de la zona pectoral, la zona de la espina ilíaca anterosuperior de la reptación refleja.

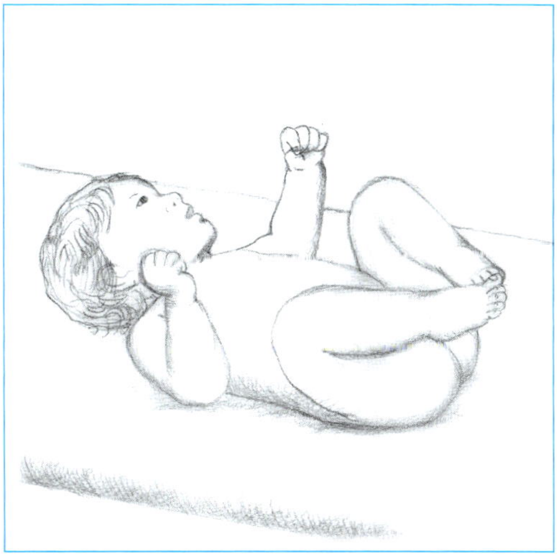

Fig. 7.14 Ejemplo de un movimiento compensatorio: las piernas se flexionan en exceso en caderas y rodillas, los talones en contacto con nalgas, la pelvis está flexionada, las manos en puño. (L286)

- Cuando la pelvis se gira hacia el lado facial: combine la zona pectoral con la zona del glúteo de la reptación refleja.

RECUERDE

El volteo reflejo del decúbito dorsal puede ser utilizado terapéuticamente, desde el lactante al adulto, en las distintas alteraciones motoras del sistema nervioso central y periférico, así como en las enfermedades neuroortopédicas y ortopédicas (➤ 3.2).

7.3 El volteo reflejo desde el decúbito lateral – 2ª Fase

RECUERDE

En el volteo reflejo el decúbito lateral se alcanza al progresar el giro, y generalmente se aplica a continuación del patrón motor activado en decúbito dorsal, la 1ª fase. Pero también se puede utilizar el decúbito lateral sin la 1ª fase, si es necesario. La división de los lados, facial y nucal, pierde ahora sentido, y se habla solo del lado de arriba y del lado de abajo.

El volteo reflejo desde el decúbito lateral es comparable al patrón motor que utiliza el **niño en el desarrollo espontáneo** para desplazarse desde el decúbito dorsal sobre el lateral, al final del quinto mes. En este tiempo trabajan conjuntamente ambos hemisferios cerebrales de forma coordinada; el niño puede realizar la prensión más allá del centro del cuerpo y apoyarse en el otro hemicuerpo. Generalmente, el volteo de dorsal a ventral en el segundo trimestre, y el posterior enderezamiento desde el decúbito lateral en el tercer trimestre, muestran patrones semejantes motores y posturales del tronco, y también de los brazos y las piernas, incluida la diferenciación de las manos y de los pies (> 2.2.1).

El decúbito lateral es un momento de todo este proceso. Mediante el apoyo en las articulaciones esféricas del hombro y de la cadera, colocadas abajo, y en la pared lateral del tronco, se produce una situación de tránsito extremadamente lábil. Para la activación del patrón motor se utiliza esta lábil posición del cuerpo, en la que se provocan los necesarios estímulos de distensión de las estructuras miofasciales, no solo estimulando las zonas, sino también realizando cambios posturales adecuados. Las cinturas escapular y pélvica se pueden mover entre sí en sentido contrario. Ese movimiento en sentido contrario produce un efecto especial en las estructuras rotadoras que discurren en espiral.

SUGERENCIAS PRÁCTICAS

- El cambio rápido de los movimientos en sentido contrario de la cintura escapular y pélvica potencia el estímulo sobre las estructuras miofasciales en espiral y potencia la respuesta motora.
- Hay que asegurar que los movimientos en sentido contrario se realizan alrededor del eje de la columna.

7.3.1 Posición de partida (> Fig. 7.15)

El tronco y la cabeza

- El tronco está en una línea que pasa por la cadera y el hombro colocados abajo.
- La cabeza debía caer también en esa línea del tronco extendido, pero no se la coloca ahí manualmente, porque ella misma se coloca, como "órgano resultante", cuando la columna se endereza.
- La pared del tórax y la cara lateral de la pelvis, colocadas abajo, están en contacto con la superficie de apoyo, o lo hacen a lo largo de la activación.
- Los hombros y las caderas están uno encima del otro.

Las extremidades colocadas abajo

- El brazo de abajo se coloca en ángulo recto respecto al tronco.
- La pierna de abajo se flexiona unos 90º en cadera y rodilla, en la posición ya conocida del decúbito dorsal.
- De forma alternativa se puede doblar la pierna de abajo unos 40º de cadera y rodilla. El calcáneo queda entonces colocado en la línea imaginaria que pasa por la tuberosidad isquiática de la pelvis y el hombro de abajo.

Las extremidades colocadas arriba

- En los niños más mayores y en el adulto, el brazo de arriba queda en rotación interna de hombro, con el codo en flexión relajada y con la muñeca y el dorso de la mano sobre la hemipelvis de arriba. La palma de la mano mira hacia arriba, hacia el techo de la habitación. En los lactantes se suele dejar libre ese brazo.
- La pierna de arriba se coloca en ángulo recto de cadera y rodilla sobre la pierna de abajo.
- De forma alternativa, se puede flexionar más la pierna en la cadera y rodilla durante la estimulación, o extenderla, dependiendo del objetivo que se quiera conseguir.

7.3.2 Zonas de estimulación: localización y activación

El tronco

Se puede activar y optimizar el patrón global del volteo reflejo en el decúbito lateral utilizando las **zonas de estimulación** de la pelvis, el tórax, la cintura escapular y las extremidades. Desde las zonas de estimulación se puede poner resistencia, durante la activación, en contra del giro, y potenciar así la estimulación. Esto aporta una mayor calidad al movimiento (sumación temporal del estímulo). Las zonas de estimulación ya son conocidas de la reptación refleja (> 5.4, > 5.5). Pero con ellas se activa un patrón motor distinto, debido a que la posición de partida es distinta. Se trata de las siguientes zonas (> Fig.7.15, > Fig.7.16a):

- Zona pectoral: ventral (por delante), en el lado del tórax colocado arriba.
- Zona del tronco en la espalda (dorsal): se localiza en los espacios intercostales quinto a séptimo, y se puede estimular, según necesidad, en el lado del tórax colocado arriba, o en el de abajo.
- Espina ilíaca anterior superior: en el lado ventral de la hemipelvis colocada arriba.
- M. glúteo medio: del lado de arriba de la pelvis.
- Zona de la escápula colocada arriba, en el borde interior e inferior (*margo medialis*).
- Acromion, que se encuentra en el extremo anterior externo de la espina de la escápula.

SUGERENCIAS PRÁCTICAS

Es muy efectivo utilizar para la estimulación las zonas localizadas por delante (ventral) y por detrás (dorsal) del tronco y de la pelvis, p.ej., la espina por delante y el borde medial de la escápula por detrás. O combinar la zona del tronco (del lado de abajo) y/o con la zona del *gluteus medius*.

Durante la activación, el estímulo de presión se realiza con intensidad constante o variable. A través de las zonas de estimulación se provocan estímulos de distensión de las estructuras miofasciales que envuelven en espiral al cuerpo. Para cada paciente se busca la forma más efectiva de conseguir la activación, variando levemente la presión y la dirección del estímulo.

- Si se estimula la zona pectoral o la del tronco, la presión se dirige hacia la columna dorsal o hacia el hombro de abajo.
- Si se estimula la zona de la pelvis (espina iliaca anterior superior) la presión se dirige hacia la cadera colocada abajo.
- Cuando se estimula la zona de la pelvis (m. glúteo medio) del lado de arriba, la presión se dirige hacia la cadera, o hacia la rodilla de abajo.
- Si se estimula la zona del borde interno de la escápula de arriba (*margo medialis*) la presión se dirige hacia el hombro, o hacia el brazo/ codo de abajo. Esta zona también se puede estimular de forma efectiva desde el borde interno de la escápula de abajo, dirigiendo la presión igualmente hacia el hombro de abajo.

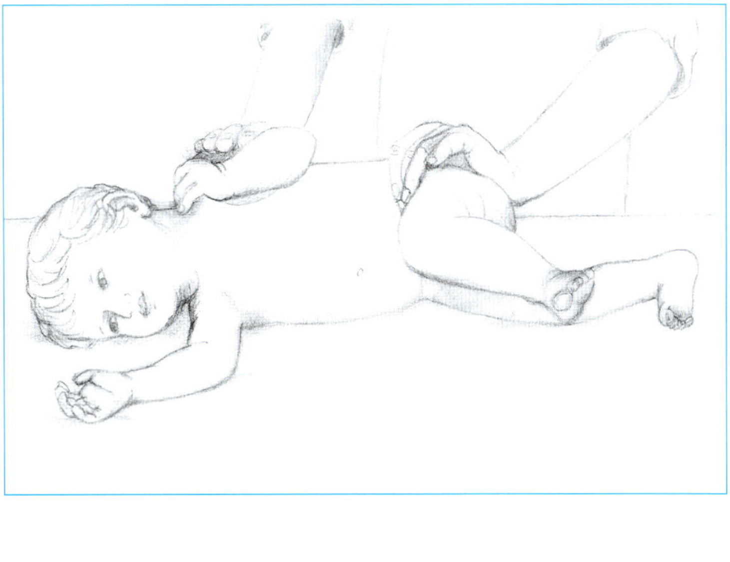

Fig. 7.15 Posición de partida en decúbito lateral con zona de estimulación en la espina ilíaca anterosuperior y la zona de la escápula. (L286)

- Si se estimula el acromion, la dirección es hacia la columna dorsal.

Las extremidades colocadas abajo (> Fig. 7.16b, c)

- En el brazo colocado abajo, en la cara interna del codo (*epicondylus humeri*), la presión se dirige hacia el hombro.
- En la pierna colocada abajo la zona se localiza al final del muslo, en la cara externa de la rodilla (*epicondilus femoris lateralis*) y se dirige hacia la cadera.
- Se puede estimular la zona del talón del pie de abajo (*procesus lateralis calcanei*) hacia el tobillo, en dirección a la rodilla o cadera.

Las extremidades colocadas arriba

- En el brazo de arriba la zona se localiza al final del radio, en la apófisis estiloides (*processus styloideus radii*), dirigiendo la presión hacia el codo.
- En la pierna de arriba la zona se encuentra en la cara interna de la rodilla, ahí donde se ensancha el fémur para formar el epicóndilo medial. La presión se realiza hacia la cadera de arriba.

7.3.3 El patrón motor en el decúbito lateral

Si por distintos motivos terapéuticos se utiliza el decúbito lateral del volteo reflejo, sin haber activado previamente el decúbito dorsal (1ª Fase), p. ej., si el paciente no puede mantener el decúbito dorsal, entonces hay que plantearse si la 1ª fase es el mejor modo de acceder al volteo, y si es necesario utilizarla antes que el decúbito lateral.

Como ya fue descrito en la 1ª fase, el verdadero giro se realiza en la columna y en el tronco. Ahí es donde se produce en primer lugar el desplazamiento del peso del cuerpo y el apoyo del peso del cuerpo. Los brazos y las piernas siguen al giro del tronco. Es en el decúbito lateral cuando estos asumen el sostenimiento del cuerpo desde sus zonas más proximales. El cuerpo entonces se endereza sobre el hombro de abajo, el brazo, la cadera y la cara lateral del muslo.

Con la 2ª fase del volteo reflejo se utiliza terapéuticamente un momento de todo el proceso del volteo. El lábil decúbito lateral y las zonas de estimulación ofrecen un gran potencial de estímulos propioceptivos, es decir, para la percepción del sentido de posición y de la postura. Se consigue un efecto especialmente intenso sobre las estructuras miofasciales que discurren en espiral. El apoyo y el enderezamiento del tronco sobre las articulaciones esféricas del hombro y de la pelvis exigen un equilibrio entre el mantenimiento de la postura y el movimiento. Se puede hacer resistencia en contra del giro a la vez que se estimulan las zonas. Con ello se produce una situación de un movimiento resistido, en el que se suman los estímulos y se optimiza el patrón motor activado.

7.3.4 Signos a observar en las respuestas motoras

Nota: El patrón motor global del volteo reflejo se compone de muchos patrones parciales. En este patrón parcial se produce un efecto especialmente directo sobre las estructuras rotadoras; lo importante es cómo se hace. Los signos que se describen aquí deben ayudarle a concentrarse en esta zona, en el marco del patrón motor global.

SUGERENCIAS PRÁCTICAS

- Elija usted uno o dos signos que se haya puesto como objetivo para esa sesión de terapia y manténgalos a la vista durante el tratamiento.
- Sirve de ayuda que usted adopte una buena "colocación" respecto al niño/paciente, de modo que le sea posible tener a la vista el patrón parcial y los signos que quiera observar.
- No se olvide del patrón global, a pesar de las limitaciones en algunas de las partes.

El tronco

- El tronco se extiende, y con ello la caja torácica se mantiene en contacto con el plano. Se puede

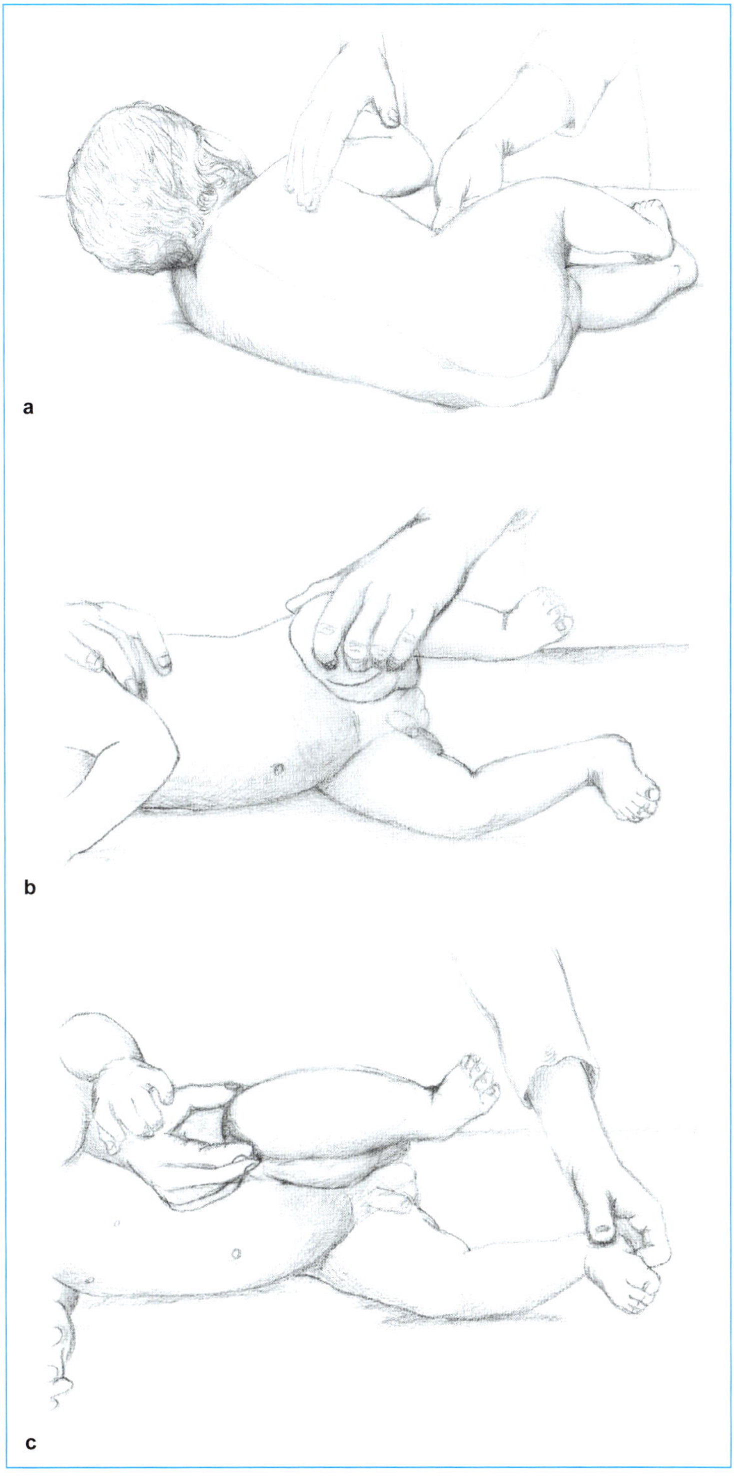

Fig. 7.16 Zonas de estimulación en el decúbito lateral, ejemplos de posibles combinaciones de zonas: a) en el tronco (borde inferior medial de la escápula, espina ilíaca anterior superior), b) en la rodilla de la pierna de arriba (epicóndilo medial, zona del tronco), c) en la rodilla de arriba y en el pie de abajo (zona del talón). (L286)

ver y sentir que se ensanchan los espacios intercostales.
- El diámetro sagital del tórax aumenta. La pared abdominal se contrae y el ombligo se retrae.
- El lado del cuerpo colocado abajo, la zona entre la cresta ilíaca y las últimas costillas, queda en contacto con el plano de apoyo. Puesto que el cuerpo se apoya en el tórax y en la pelvis, la musculatura de esa parte del cuerpo puede extender esa zona.

La cintura escapular del lado de abajo

La cintura escapular se sostiene por la musculatura del hombro de abajo, especialmente por los rotadores externos del hombro y los abductores del brazo, y por la del tronco:
- Se produce un contacto intenso entre el borde externo de la escápula, el brazo y el plano de apoyo. El ángulo inferior de la escápula se mueve hacia el plano de apoyo, sin que el borde medial (margo medialis) se separe (abduzca) de la caja torácica.
- La distancia entre el brazo y el esternón de ese lado se agranda.
- La distancia entre el hombro de abajo y la cabeza aumenta.
- La cabeza se coloca en el eje longitudinal del cuerpo.
- Entre ambos hombros se alarga la cintura escapular, porque aumenta la distancia entre ambos.

La primera cadena oblicua abdominal, que discurre desde la pala ilíaca de la hemipelvis de arriba hasta el lado de abajo de la caja torácica (➢ Fig. 7.6), crea el punto fijo necesario –por medio de la musculatura de apoyo del hombro y del tronco– para girar la pelvis hacia el centro del cuerpo y hacia el brazo apoyado.

El brazo del lado colocado abajo

El brazo realiza una rotación externa en el hombro y se acerca más a la superficie de apoyo. Cuanto más participa el brazo en el sostenimiento de la cintura escapular, más claramente aparece la respuesta motora del antebrazo y de la mano. El antebrazo gira hacia dentro (pronación), pero el brazo queda en rotación externa y la mano se abre para el futuro apoyo, con extensión de la muñeca (➢ Fig. 7.17).

La pelvis y la pierna del lado de abajo

La pelvis se sostiene por la musculatura de la cadera de abajo (rotadores externos) y del muslo:
- La pierna se mueve hacia el plano de apoyo, produciéndose la abducción y rotación externa en la cadera. Estos movimientos son muy pequeños, y solo se notan en ocasiones por el aumento progresivo de la tensión muscular (➢ Fig. 7.18).
- Aumenta la distancia entre la cara interna del muslo y la parte inferior del abdomen (pliegue inguinal) de la parte colocada abajo. Cuando la pelvis se extiende el abdomen se contrae, la pierna rota hacia fuera en la cadera y se abduce en contra del plano de apoyo.
- La musculatura rotadora externa y la que separa la pierna del lado de abajo sostienen la pelvis, y con ello se produce un intenso contacto entre la cara externa del muslo y de la pierna y el plano de apoyo. De esa pierna parte el movimiento de empuje en dirección al hombro y al brazo apoyados.

RECUERDE
- Es una buena posibilidad utilizar la zona del epicóndilo lateral del fémur de la pierna de abajo, que tiene la cadera y la rodilla flexionadas en ángulo recto, para activar la musculatura rotadora y separadora de la cadera y de la pierna.
- Esta musculatura ofrece el correspondiente punto fijo a la segunda cadena oblicua abdominal para el giro del tronco (➢ 7.2).

El pie colocado abajo

El pie se coloca en posición media del tobillo, entre la flexión y la extensión y, un poco más avanzada la activación, en inversión (rotación interna de la articulación astragalocalcánea) y flexión de los dedos (fase de impulso).

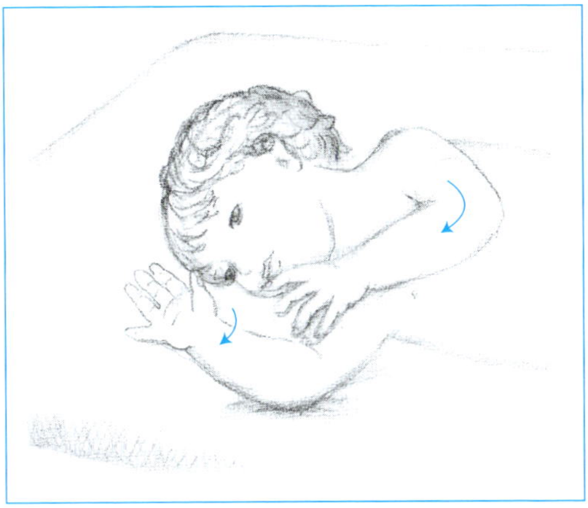

Fig. 7.17 Respuesta motora de los brazos. El brazo de abajo empieza a apoyar el codo, el brazo está en ligera rotación externa y el antebrazo muestra la pronación, la mano está abierta y preparada para la futura función de apoyo. El brazo facial sigue al giro de la cintura escapular. (L286)

El brazo colocado arriba (➢ Fig. 7.17)

- El brazo de arriba se separa (abducción) y rota hacia fuera.
- El antebrazo empieza a cambiar desde su posición de partida en rotación interna (pronación) a una leve rotación externa (supinación).
- La mano se abre, empezando por el dedo meñique hasta el pulgar, con extensión de la muñeca y con la mano preparada para el futuro apoyo.

Si se dejara continuar el giro del tronco, la mano y la rodilla de arriba se apoyarían y cargaría el peso del cuerpo. Oponiendo resistencia selectiva en contra de ese movimiento de giro del tronco, se puede potenciar la función de enderezamiento de la parte inferior del cuerpo y de las cadenas musculares del tronco, y optimizar la calidad del movimiento.

La pierna y el pie de arriba

- La pierna que queda arriba se separa en la cadera (abducción), hasta alcanzar casi una posición media entre la abducción y la aducción, así como entre la flexión y la extensión.
- La rodilla permanece en ángulo recto flexionada, o se flexiona en ángulo recto, dependiendo de la posición de partida.
- El pie se coloca en posición media entre flexión y extensión.

Movimientos de paso de las piernas (➢ Fig. 7.18)

- La pierna de abajo hace un movimiento de extensión junto a una abducción de la cadera. El plano de apoyo ofrece resistencia a esa abducción y extensión de la pierna. Esa resistencia en contra del movimiento de la pierna potencia el apoyo y el movimiento hacia delante del cuerpo, hacia el brazo de abajo apoyado.
- La pierna de arriba se mueve, dependiendo de la posición de partida de la cadera y de la rodilla, en sentido craneal y, con el cuerpo girando en sentido ventral, mantiene la abducción en la cadera.

7.3.5 Movimientos de compensación frecuentes

Casi en cada sesión de terapia aparecen movimientos de compensación. El niño está acostumbrado a mantener y utilizar sus "patrones sustitutorios" provocados por la alteración motora. Su SNC pone a su disposición esos patrones hasta que encuentre el acceso a los programas motores innatos, y con ello a los patrones preformados. Los siguientes movimientos compensatorios deben ayudar a formular el objetivo de la terapia y a facilitar ese acceso.

El tronco y la pelvis

- La columna dorsal se abomba o se hiperextiende.
- La zona lumbar de abajo pierde el contacto con el plano y aparece un hueco entre el plano y el cuerpo (➢ Fig. 7.19).
- El ombligo se ensancha (➢ Fig. 7.19).
- La parte superior del abdomen se desplaza hacia delante (ventral).

- La pelvis se flexiona, con lo que las nalgas se desplazan en sentido dorsal, y en la columna lumbar se refuerza la lordosis.
- La charnela dorsolumbar se hiperextiende.
- La zona lumbar que queda arriba se hunde, con lo que se aproximan la cresta ilíaca y el arco costal inferior.
- La pelvis gira hacia delante (ventral) sin que el lado colocado abajo haga el correspondiente apoyo. Con ello se acorta la distancia entre el muslo de abajo y la parte inferior del abdomen.
- La cadera de abajo no realiza un apoyo activo y se desplaza hacia delante o hacia atrás.

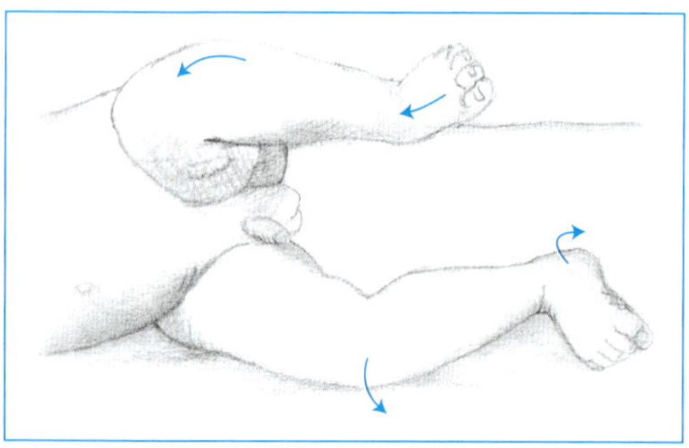

Fig. 7.18 Los movimientos de paso de las piernas y de los pies. La pierna de abajo sostiene a la pelvis (fase de apoyo), la pierna de arriba muestra la fase de flexión. Las flechas muestran la dirección del movimiento. (L286)

SUGERENCIAS PRÁCTICAS

Se recomienda empezar la estimulación por una zona cercana al tronco para conseguir el mantenimiento postural de la columna y del tronco.

La cintura escapular y la cabeza

- La cabeza se hunde entre los hombros y presiona en la nuca (reclinación).
- El hombro colocado abajo se desliza hacia la oreja.
- El hombro de arriba se acerca a la oreja.
- El hombro que queda arriba es empujado hacia atrás (sentido dorsal), y la escápula se tracciona hacia la columna.
- Ambos hombros se aducen, el esternón se hunde.

Las piernas y los brazos

- El brazo colocado abajo se extiende en el codo y puede también rotar hacia dentro (➤ Fig. 7.20).
- El brazo de arriba se pega al cuerpo y se queda en rotación interna en el hombro.
- La mano se cierra en puño con el pulgar incluido (➤ Fig. 7.20).

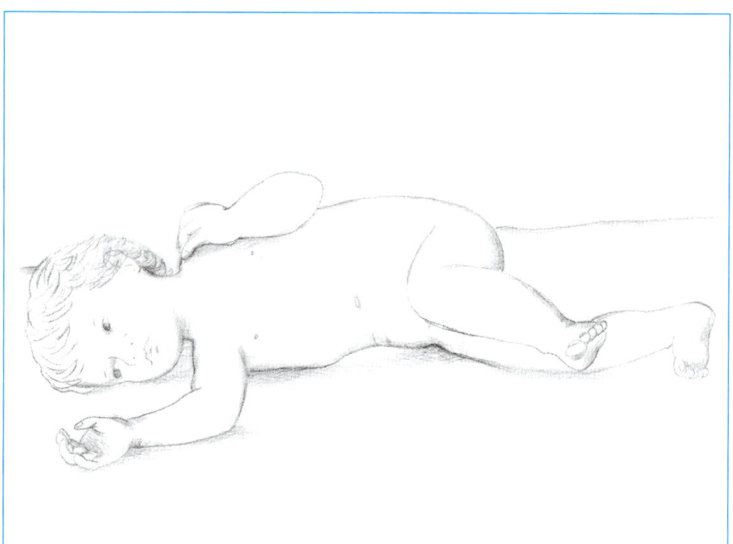

Fig. 7.19 Ejemplo de un movimiento de compensación: la zona lumbar colocada abajo no hace contacto con el plano de apoyo y la columna se inclina lateralmente. La pierna de abajo está en rotación interna y la de arriba en aducción. (L286)

- La pierna de abajo hace una rotación interna de cadera, y no apoya la cara externa de la pierna (> Fig. 7.19).
- La cadera y la rodilla no se pueden mantener en la posición angular de partida y van a una mayor extensión o flexión.

SUGERENCIAS PRÁCTICAS

Si aparecen movimientos compensatorios pueden aplicarse las siguientes medidas:

- Las compensaciones en la columna o en el tórax se pueden evitar, generalmente, combinando el estímulo pectoral con la zona del glúteo, o el de la zona del tronco con el de la espina de la hemipelvis de arriba.
- Compruebe si la cadera y el codo de abajo están alineados en el eje del cuerpo, y corríjalo si es el caso.
- Dirija el estímulo de presión respectivamente hacia la cadera y hacia el hombro de apoyo del lado de abajo.
- Utilice la lábil posición de partida, y combine las zonas de estímulo en el tronco y en la pelvis con las zonas de las extremidades.
- Ponga cuidado en que el hombro de abajo, en la posición de partida, no se desplace hacia la oreja.
- Si p. ej., la columna dorsal se incurva dorsalmente, intente estimular primero la zona del tronco con la zona pectoral. Tenga cuidado de que el hombro de arriba no se vaya hacia delante.
- Otra posibilidad es el combinar la zona del tronco con el epicóndilo del brazo de abajo. Dirija la presión hacia el hombro de apoyo colocado abajo.

7.4 El comienzo del paso al decúbito lateral – 3ª Fase

RECUERDE

Se puede utilizar terapéuticamente la transición entre el final del volteo en el decúbito dorsal y el comienzo del volteo en el decúbito lateral, y se denomina 3ª fase del volteo reflejo.

Al describir esta fase del volteo reflejo se enlaza con la descripción del tronco en el volteo en decúbito dorsal, es decir, con la 1ª fase. Al continuar el proceso del giro, el lado nucal sobre el que el niño voltea en esta fase se convierte en el lado del cuerpo colocado abajo. La división entre lado facial y lado nucal pierde su significado y se habla solo del lado de arriba y lado de abajo.

Se sigue una descripción cronológica. Ya se había descubierto la utilización terapéutica de la 2ª fase, en el decúbito lateral, cuando se encontró la **importancia terapéutica** de la transición entre el decúbito dorsal y el lateral. Por tanto, la denominación numérica según el orden de su descubrimiento no corresponde a la verdadera secuencia del proceso. Se dejó esa denominación porque ya estaba introducida. En la **lábil fase de transición** del volteo reflejo, desde el decúbito dorsal al lateral, se puede activar de forma muy selectiva el giro del tronco, especialmente el giro de la columna en la charnela dorsolumbar (T11-L3). Este segmento vertebral es una zona crítica, tanto respecto a la estabilidad como al movimiento.

RECUERDE

La charnela dorsolumbar es la zona de conexión de los movimientos contrarios entre el tronco y la pelvis, tanto en el volteo reflejo como en la marcha. También es una zona importante para la respiración, porque el diafragma tiene una de sus inserciones en esa zona.

Muscularmente esta zona está bien provista: por el lado ventral, con el m. psoas (*m. psoas minor y major*) y el m. cuadrado lumbar (*m. quadratus lumbo-*

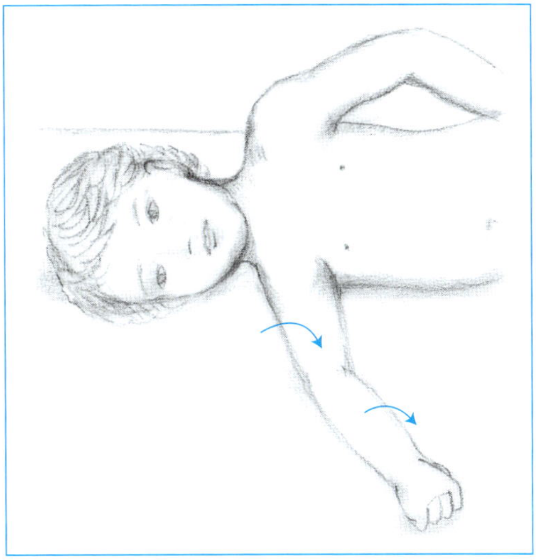

Fig. 7.20 Ejemplo de un movimiento de compensación del brazo de abajo: los hombros no están colocados uno sobre otro, el brazo en rotación interna y extensión empuja al hombro hacia fuera. (L286)

rum); por el lado dorsal, con el m. serrato posterior (*m. serratus posterior*) que participa de forma decisiva en el ajuste fino, y por el m. transverso (*m. transversus*) que se extiende entre la fascia toracolumbar, la fascia abdominal, la cresta ilíaca y las últimas costillas. Generalmente, en la 3ª fase del volteo reflejo se pueden activar todos estos músculos en su compleja función. Cuando la primera y la segunda cadena giran el tronco, la charnela dorsolumbar asume asegurar la postura. Se puede activar en su función postural y motora toda la columna dorsal y la zona de paso entre la columna dorsal y la columna lumbar (la charnela dorsolumbar).

7.4.1 Posición de partida (> Fig. 7.21)

El contacto del lado del cuerpo colocado abajo con el plano de apoyo se realiza con la cresta ilíaca, la cara lateral del tórax y la transición de la escápula al brazo. El brazo de abajo está colocado con una flexión de 90° en el hombro.

Las dos piernas del niño/paciente están flexionadas unos 90° en las caderas y en las rodillas. En esta postura se toman ambas rodillas del lactante a la vez por el cóndilo medial y lateral, y se elevan las piernas y la pelvis del plano. Los muslos y las piernas se mantienen en paralelo entre sí. La cabeza se deja libre.

El paso del decúbito dorsal al lateral es especialmente lábil, porque ya se abandonó el decúbito dorsal pero todavía no se ha alcanzado del todo el decúbito lateral, y la futura pierna de abajo todavía no puede apoyarse.

7.4.2 Zonas de estimulación: localización y activación

Las siguientes **zonas de estimulación** ya son conocidas de la reptación refleja y de la 2ª fase del volteo reflejo. Son estas:

- Los cóndilos externos de ambas rodillas,
- La zona de la escápula de arriba, en el tercio inferior del borde medial,
- La zona del tronco en lado de la caja torácica colocado arriba.

Las zonas de estimulación **se activan** como sigue:

- Se provoca un estímulo en el **cóndilo externo** de la rodilla de abajo y, durante la activación, se dirige hacia la cadera.
- A la vez, se estimula la **zona de la escápula**, en el borde interno de la escápula colocada arriba. La presión se dirige hacia el hombro/brazo de abajo. También se puede utilizar la zona del tronco (> Fig. 8.3). La presión se dirige hacia el hemitórax de abajo y hacia el hombro. Con esta zona se activa la musculatura del sexto al octavo espacio intercostal, y se produce una extensión de la columna. La presión dirigida hacia el hemitórax apoyado estimula además al m. dorsal ancho (*m. latissimus dorsi*), que endereza el tronco en contra de la gravedad. Se mantiene esta activación y se puede evitar el movimiento de la cintura escapular hacia atrás.
- Ambas **piernas** se mantienen en la posición en ángulo recto de caderas y rodillas, se eleva la pelvis y se la apoya sobre la cresta ilíaca.

SUGERENCIAS PRÁCTICAS

Esté atento a que durante la activación se mantenga la posición angular de las caderas y rodillas y que las piernas no pierdan su posición en paralelo.

Provocando movimientos contrarios en la pelvis y en la caja torácica (> Fig. 7.21) se producen **estímulos de elongación** sobre los músculos descritos anteriormente y sobre las uniones miofasciales, superficiales y profundas. A través de distintos impulsos de giro y de presión se modifica y se potencia el estímulo de elongación.

Con el movimiento contrario de la pelvis y del tórax se activa la charnela dorsolumbar. El hombro de apoyo tiene que mantenerse en contacto con el plano.

7.4.3 El patrón motor y signos a observar

La respuesta motora esencial se muestra en la extensión del tronco, manteniendo el apoyo en las zonas descritas, la cresta ilíaca, la cara lateral de la caja torácica y la zona de transición entre la cintura

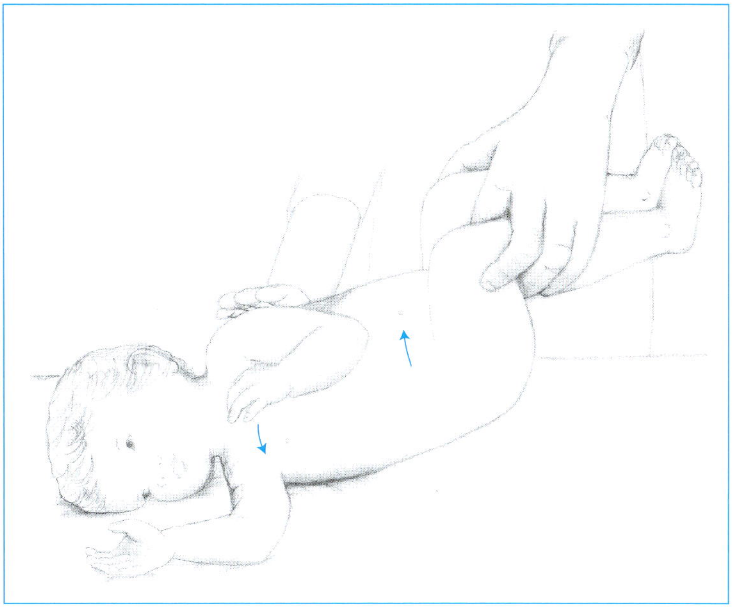

Fig. 7.21 Volteo reflejo 3ª fase, desde delante. Posición de partida: rotación contraria entre la pelvis y la cintura escapular. Zonas: zona del tronco, cóndilos/epicóndilos de las rodillas. (L286)

escapular y el brazo. Las piernas se mantienen flexionadas en ángulo recto.

La pared abdominal lateral se contrae. La capa profunda de la musculatura oblicua abdominal contribuye a ello de forma importante. Los músculos rectos abdominales (*mm. recti abdominis*) y la musculatura posterior del muslo (*mm. ischiocrurales*) aseguran la posición de la pelvis. La función complementaria de estos músculos impide que la pelvis se desvíe en flexión, y que el esternón y la parte superior del abdomen también se desvíen hacia delante, de modo que no aparezca ninguna lordosis lumbar.

Los movimientos contrarios entre la pelvis y el tórax también activan los pequeños movimientos rotadores de columna, y se puede suponer que esto provoca una situación de tensión en la capa profunda de las estructuras miofasciales de la columna. Ya en la posición de partida, la columna lumbar y la dorsal inferior se encuentran especialmente en inclinación lateral, la cual cambia a la extensión durante la activación.

La cabeza se coloca en el eje longitudinal del cuerpo.

Las piernas hacen una leve abducción y rotación externa en las caderas. Ambos pies se elevan en el tobillo, de modo que se colocan en posición media de tobillo.

7.4.4 Movimientos de compensación frecuentes

Casi en cada sesión de terapia aparecen movimientos de compensación. El niño está acostumbrado a mantener y utilizar sus "patrones sustitutorios" provocados por la alteración motora. Su SNC pone a su disposición esos patrones hasta que encuentre el acceso a los programas motores innatos y, con ello, a los patrones preformados. Los siguientes movimientos compensatorios deben ayudar a formular el objetivo de la terapia y a facilitar ese acceso.

- El niño extiende las piernas y aumenta su lordosis lumbar (> Fig. 7.22).
- Las piernas se flexionan claramente por encima de los 90° en la cadera y rodilla, y con ello se produce una espalda redonda (cifosis).
- La pierna colocada abajo no realiza el apoyo del cuerpo y es empujada hacia la oreja.
- El tronco se desvía en inclinación lateral y el niño eleva su cuerpo del plano

Las mayores dificultades al realizar esta 3ª fase consisten en colocar y mantener la lábil posición de partida, especialmente las posiciones angulares de las caderas y de las rodillas. Estas tienen que verificarse y ajustarse siempre de nuevo. Esto supone un desafío para los padres y los terapeutas. Puede suceder que el niño extienda las piernas y el terapeuta no realice lo suficientemente rápido su estimulación. Entonces solo se consigue aportar una resistencia en contra de la extensión de las piernas, sin conseguir la activación del patrón motor.

RECUERDE

La 3ª fase del volteo reflejo se debe utilizar solo a partir del 2º trimestre.

SUGERENCIAS PRÁCTICAS

Cuando aparecen movimientos compensatorios se pueden aplicar las siguientes medidas:

- En los niños más mayores y en los adultos se aconseja, debido al peso de las piernas, que el terapeuta (o padres) se coloque en una postura económica para ellos, p.ej., colocándose por delante (cara ventral) del paciente.
- Coloque al niño en la posición de partida de forma lenta, pero decidida.
- Al aplicar la 3ª fase tiene que cuidar que la postura se mantenga lábil durante toda la activación.
- Si no consigue la activación enseguida, vaya atrás, a la 2ª fase, y estimule la zona de la espina ilíaca anterosuperior.
- El cambio de fase rápido en la 2ª fase también se puede utilizar como preparación.
- No ofrezca resistencia a los movimientos compensatorios del niño, especialmente a la extensión de las piernas.
- No se desanime si no consigue desencadenar la respuesta la primera vez. La 3ª fase del volteo también supone un desafío para el terapeuta entrenado.

7.5 La sedestación oblicua

RECUERDE

La sedestación oblicua se aplica terapéuticamente, por lo general, a partir del octavo mes. Es adecuada para el tratamiento de déficits de enderezamiento leves, también en los niños más mayores y en los adultos.

El niño utiliza espontáneamente la posición de partida y el patrón motor activado de la sedestación oblicua, por lo general, en la mitad del tercer trimestre (> 2.2.3).

7

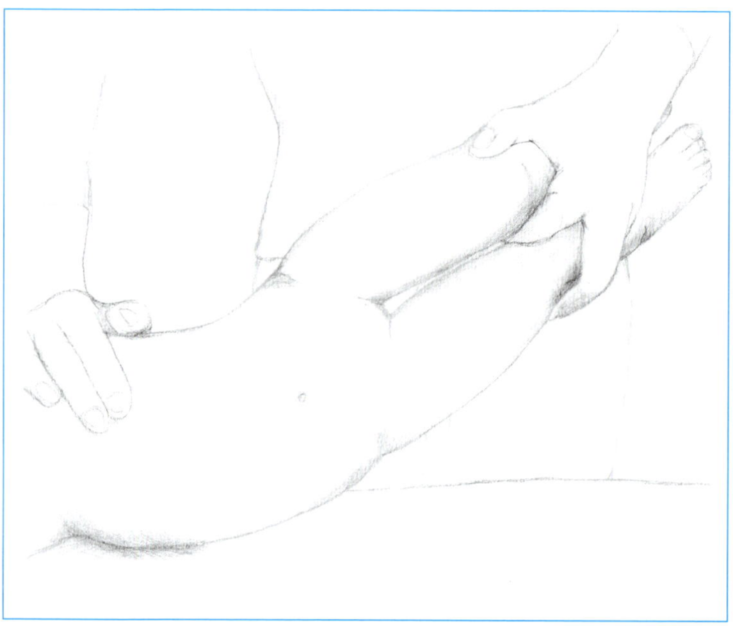

Fig. 7.22 Ejemplo de un movimiento compensatorio en la 3ª fase del volteo reflejo: extensión de las piernas, hiperextensión de la columna/tronco. (L286)

Se designa *sedestación oblicua* a la posición del cuerpo en la que los decúbitos dorsal y lateral llevan a un mayor enderezamiento del cuerpo. La *sedestación oblicua* es una **posición de transición hacia el gateo y la puesta en pie**. El niño está sentado lateralmente al lado de los muslos. Se utiliza terapéuticamente este momento del proceso del volteo. Se describe el patrón motor en su dinámica.

7.5.1 Posición de partida (➢ Fig. 7.23)

- En la sedestación oblicua el cuerpo está claramente enderezado. La cadera y la rodilla del lado colocado abajo forman un ángulo agudo. La rodilla de la pierna colocada arriba se encuentra colocada, más o menos, sobre el maléolo interno del pie de abajo. La pierna de arriba está en prolongación de la pierna de abajo.
- La superficie de apoyo está formada por la cadera, la cara externa del muslo y de la pierna, y el borde externo del pie colocados abajo.
- La parte superior del tronco está inclinada hacia el brazo apoyado, de modo que la cintura escapular y la pelvis están rotadas una en contra de la otra en el plano sagital (➢ Fig. 7.23).

Las estructuras miofasciales del tronco y de la columna están elongadas debido a esta posición de partida. Esta es una condición importante para la función extensora y rotadora de la columna y del tronco durante el enderezamiento. Los codos están en extensión relajada. Las manos se apoyan en el plano en posición de paso, a un lado de la pierna de abajo. Ellas sostienen el cuerpo durante la activación del patrón motor.

SUGERENCIAS PRÁCTICAS

Cuando el paciente no puede mantener la extensión del tronco en la posición de partida, se debe intentar empezar colocando al niño en una posición más baja, en el apoyo sobre los antebrazos y el codo en lugar de sobre las manos. O volver atrás al decúbito lateral de la 2ª fase.

7.5.2 Zonas de estimulación: localización y activación

La zona del tronco sigue siendo importante también en la *sedestación oblicua*. Se pueden utilizar todas las zonas de la reptación refleja para desencadenar el patrón motor, o para poner resistencia.

Las siguientes **zonas** potencian el apoyo de la **cadera y de la pierna colocadas abajo:**

- Zona en la hemipelvis de arriba (*m. gluteus medius*).
- Zona de la espina ilíaca anterosuperior, de la hemipelvis de arriba.
- Cara externa de la rodilla de abajo (*epicondilus femoris lateralis*).
- Tuberosidad del calcáneo del pie de abajo.

Se pueden **activar el giro de la caja torácica** y la **extensión de la columna** estimulando las siguientes zonas:

- Zona pectoral del lado de arriba, y zona del tronco del lado de abajo.
- Borde medial de la escápula del lado de arriba con el acromion del lado de abajo.
- Cara interna de la rodilla colocada arriba (*epicondilus femoris medialis*) y la zona de la pelvis colocada arriba (espina ilíaca anterosuperior).

La **presión del estímulo** se aplica de forma constante o intermitente durante la activación. Pero se debe tener en cuenta la dirección de la presión:

- La presión en las zonas de la caja torácica y de la cintura escapular se dirige hacia la columna, o hacia las manos apoyadas.
- La presión en la zona externa de la rodilla de abajo (*epicondilus femoris lateralis*) se dirige hacia la cadera colocada abajo. Con esta presión se puede activar la musculatura abductora y rotadora externa de la cadera y del muslo de esa pierna, y la función de apoyo del cuerpo sobre esa pierna.
- La presión en la hemipelvis colocada arriba (*m. gluteus medius*) se dirige hacia la cadera o la rodilla del lado de abajo. Con ella se activa el enderezamiento de la pelvis sobre la pierna colocada abajo.

Con la posición de partida se produce ya una predistensión de la musculatura y de las fascias del tronco, especialmente de las cadenas musculares y las fascias que discurren en diagonal. A través del

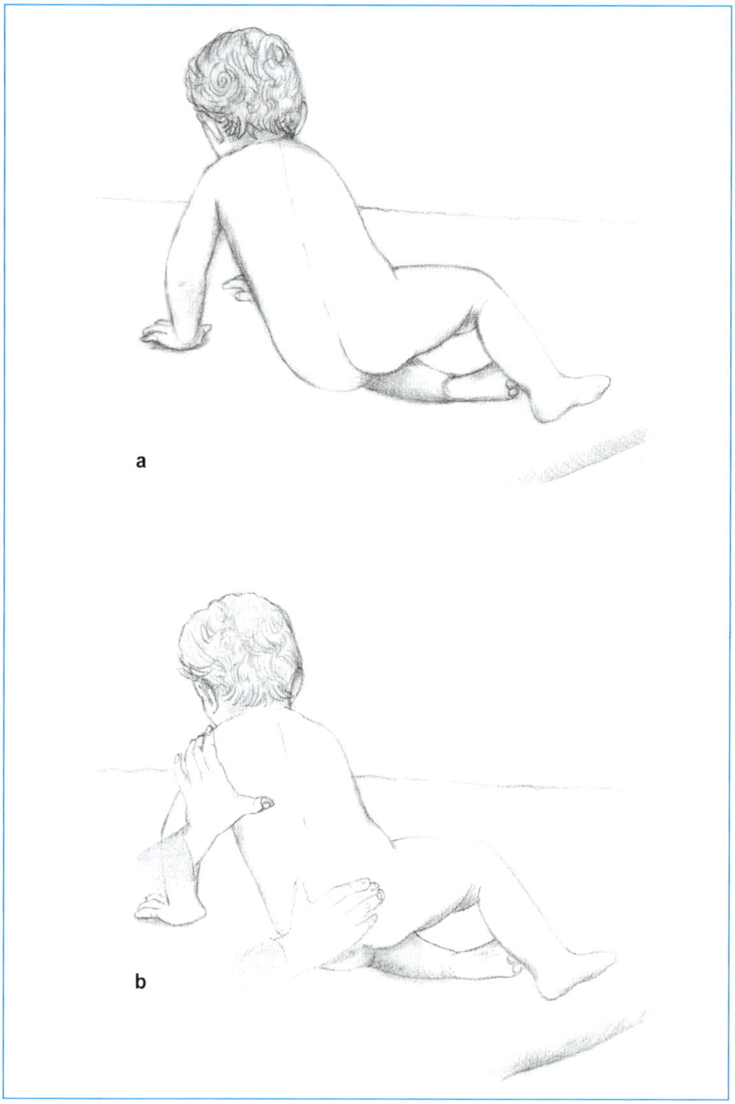

Fig. 7.23 *Sedestación oblicua*, desde atrás: a) posición de partida: ángulo agudo en la rodilla de abajo, apoyo de las manos ; b) ejemplo de una combinación de zonas: zona del tronco/acromion, m. glúteo medio. (L286)

giro de la columna sobre su propio eje longitudinal se produce un estímulo de distensión sobre las estructuras miofasciales de la columna. Con la posición angular en que están colocadas la cadera y la rodilla de abajo se produce un estímulo de distensión sobre la musculatura de la cadera y del muslo. Esos estímulos sobre los receptores musculares de distensión, sobre las fascias y los tendones, se potencian al estimular las zonas desencadenantes y al oponer las resistencia precisas en contra del movimiento activado.

7.5.3 El patrón motor

En primer plano está el enderezamiento de la columna y del tronco a la vertical, al principio sobre el apoyo en las manos. Esto se produce esencialmente sobre la superficie de apoyo de la cara externa de la pierna colocada abajo. De ahí parte el impulso de desplazamiento del cuerpo.

- La **cadera** se convierte en punto de apoyo, por ello no debe perder el contacto con el plano al empezar la activación. La superficie de apoyo se

amplía en la cara externa de la pierna. Si se consigue este contacto de apoyo de la pierna, entonces se activa la musculatura rotadora y separadora de la cadera.
- La **columna vertebral** pierde su inclinación lateral del principio y se extiende con pequeños movimientos de rotación en el eje longitudinal del cuerpo. Ella es el eje indispensable y decisivo, y funcional en cada detalle, sobre el que se consigue el enderezamiento desde la sedestación oblicua. Se puede comparar aquí a la columna con el mástil de un barco, que se levanta. La cadera y la pierna serían comparables con la cubierta del barco, y los músculos del tronco con los cables que unen el mástil a la cubierta. De todas formas, el mástil del barco se eleva como una unidad rígida, mientras que la columna es altamente móvil.

El **impulso a la locomoción** parte del lado de la pelvis colocado abajo y de esa pierna. La dirección del movimiento se realiza en el eje longitudinal del cuerpo hacia delante, hacia el brazo del lado de arriba. Uno se puede imaginar que este brazo, que viene del volteo y ha hecho un movimiento de paso hacia delante, asume el apoyo. El peso del cuerpo se desplaza hacia esa mano. Las cadenas oblicuas abdominales giran con ello el tórax y la pelvis. El pie de abajo, colocado en inversión con flexión de los dedos, muestra el despegue del plano de apoyo.

RECUERDE

En el patrón motor de la sedestación oblicua se muestra la dinámica del enderezamiento y, especialmente, el trabajo de la columna en posiciones del cuerpo más elevadas y con bases de apoyo del cuerpo cada vez más pequeñas.

7.5.4 Signos a observar en las respuestas motoras (> Fig. 7.23)

Nota: Todo el patrón motor del volteo reflejo se compone de muchos patrones parciales. En este patrón parcial la columna y el tronco se extienden durante el enderezamiento. Lo importante es cómo lo hacen.

Los signos a observar que se describen aquí deben ayudarle a concentrarse en este patrón parcial, dentro del patrón motor global.

SUGERENCIAS PRÁCTICAS

- Elija usted uno o dos signos que se haya puesto como objetivo para esa sesión de terapia y manténgalos a la vista durante el tratamiento.
- Sirve de ayuda que usted adopte una buena "colocación" respecto al niño/paciente, de modo que le sea posible tener a la vista el patrón parcial y los signos que quiera observar.
- No se olvide del patrón global, a pesar de las limitaciones en algunas de las partes.

- La cadera colocada abajo está en contacto con el plano de apoyo.
- La cara externa de la pierna de abajo soporta el apoyo del cuerpo, con lo que la rodilla se aproxima a la superficie de apoyo.
- El pie colocado abajo está en inversión y los dedos se flexionan.
- La distancia entre la parte inferior del abdomen y el muslo se agranda. Esto se observa especialmente en el lado de abajo.
- La cadera colocada arriba se mantiene enderezada sobre la de abajo.
- La pierna de arriba rota levemente hacia fuera y se separa (abducción), la pierna y el pie se elevan.
- El pie de la pierna de arriba se eleva en el tobillo, y los dedos se extienden.
- La columna y el tronco se extienden.
- La cabeza se coloca en el eje longitudinal del cuerpo.
- Los codos están en extensión relajada.
- Las manos se apoyan sobre la yema del pulgar y del quinto dedo; el pulgar está abducido; las articulaciones proximales de los dedos están en extensión relajada. La palma de las manos no tienen contacto con la base de apoyo; el pulpejo de los dedos se apoyan relajados en el plano.

7.5.5 Movimientos de compensación frecuentes

Casi en cada sesión de terapia aparecen movimientos de compensación. El niño está acostumbrado a mantener y utilizar sus "patrones sustitutorios"

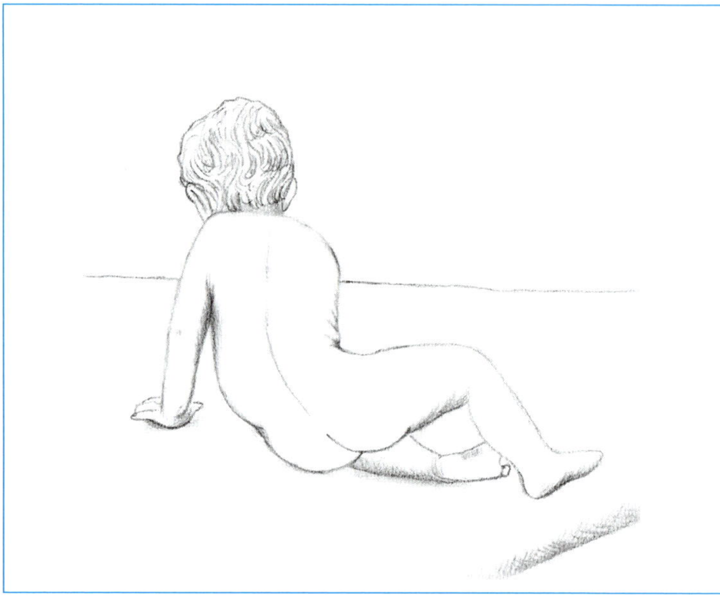

Fig. 7.24 Ejemplo de un movimiento compensatorio en la *sedestación oblicua:* la columna/tronco se desvían del eje del cuerpo, el tronco "cuelga" de los brazos. (L286)

provocados por la alteración motora. Su SNC pone a su disposición esos patrones hasta que encuentre el acceso a los programas motores innatos, y con ello a los patrones preformados. Los siguientes movimientos compensatorios deben ayudar a formular el objetivo de la terapia y a facilitar ese acceso.

- El cuerpo "cuelga" de los brazos, las articulaciones proximales de los dedos están en hiperextensión.
- Los brazos empujan el cuerpo hacia atrás y se produce una sedestación estable sobre la hemipelvis del lado de abajo.
- El esternón y la parte superior del abdomen son empujados hacia delante.
- La hemipelvis de abajo se aproxima al muslo de abajo, con lo que el espacio entre el muslo y la parte inferior del abdomen se estrecha.
- La hemipelvis de arriba se mueve hacia el muslo de abajo.
- El cuerpo es impulsado hacia atrás desde las manos.
- La pierna de arriba se apoya con el pie.
- Los hombros se elevan.
- La cabeza se hiperextiende (reclina) y la barbilla se impulsa hacia adelante.
- El tronco se inclina lateralmente (➤ Fig. 7.24).
- La parte superior del abdomen es empujada hacia delante.

SUGERENCIAS PRÁCTICAS

Ante estos movimientos de compensación se pueden aplicar las siguientes medidas:

- Preste atención a que la rodilla de abajo se mantenga flexionada en ángulo agudo.
- Preste atención a que las caderas estén una sobre la otra.
- Estimule la zona de la espina ilíaca, combinándola quizá con la zona pectoral del hemitronco de arriba, o con el epicóndilo lateral del muslo de la pierna de abajo.
- Otra posibilidad es combinar la zona del glúteo medio de la hemipelvis de arriba con la zona del tronco del hemitórax de abajo (➤ Fig. 7.23).

CAPÍTULO

8 La primera posición (en cuclillas) y otras posibilidades terapéuticas

8.1 La primera posición (posición en cuclillas con apoyo en las piernas y en los antebrazos)

La primera posición es una **posición de partida** para la **puesta en pie.** El patrón motor de la primera posición muestra este enderezamiento en el tronco y en las extremidades en las posiciones verticales del cuerpo. Las respuestas motoras que siguen a la estimulación se pueden comparar con las fases del paso del ciclo de la marcha (> 5.4, > 5.5). De todas formas, estos movimientos de paso se realizan en las articulaciones de la cadera y la rodilla solo como "movimientos detenidos", condicionados por la flexión de estas articulaciones en la posición de partida. Sin embargo, la regulación postural dinámica del tronco, especialmente de la columna, que es condición previa para el movimiento de las extremidades, puede activarse bien en esta posición.

Por ello, el objetivo esencial es activar las funciones musculares del tronco durante el enderezamiento y el movimiento hacia el brazo facial. En primer plano está el movimiento de rotación de la columna, en y alrededor del eje longitudinal del cuerpo.

De ello se puede deducir que en la *primera posición* se provoca una elongación de las estructuras miofasciales de la columna. De este modo se establecen unas condiciones favorables para la extensión de la columna. Es importante colocar la cabeza apoyada en la cara lateral de la frente (tuber frontale), lo que supone la extensión de la columna cervical. Como complemento a la estimulación de las zonas, la respuesta motora se controla guiando y resistiendo el giro de la cabeza de forma dirigida. Además, es importante dirigir cuidadosamente la respuesta de la pelvis con las zonas de estimulación. Hay que conseguir una posición media entre la flexión y la extensión, para que la pelvis esté preparada para el enderezamiento sobre cada pierna en los movimientos de paso.

8.1.1 Posición de partida (> Fig. 8.1)

- La cabeza se apoya, como en la reptación refleja, sobre la cara lateral de la frente (tuber frotale).

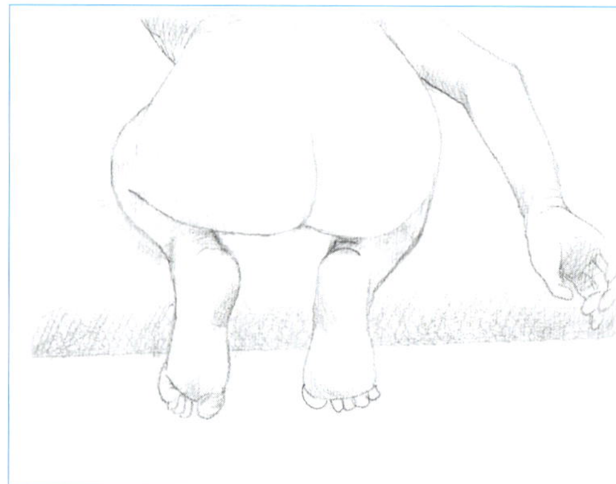

Fig. 8.1 Posición de partida de la primera posición, desde atrás. Los pies se encuentran en el eje de la pierna, los talones debajo de la tuberosidad isquiática. (L286)

- Cada lado del cuerpo se denominan según el lado del giro de la cabeza. El patrón motor que se activa está unido a esta clasificación de los lados.
- Las dos piernas están en máxima flexión de caderas y rodillas, y el niño/adulto se apoya en ambas tibias y en su musculatura lateral. Los muslos y las rodillas se ven un poco por fuera (lateral) del tórax, con lo que se resulta una leve abducción y rotación externa de las caderas.
- Los pies están libres fuera del borde de la mesa. Entre el dorso del pie y el borde de la mesa debe quedar un espacio suficiente para que los pies se puedan mover libremente sin tocar la mesa. Los talones se encuentran debajo de ambas tuberosidades isquiáticas (tuber ischiadicum) de la pelvis.
- El codo del brazo facial se coloca a la altura de la nariz o de los ojos, en unos 135° de flexión y unos 30° de abducción del hombro.
- La articulación de la muñeca está en una línea imaginaria con el hombro y la cadera del lado facial.
- El brazo del lado nucal está rotado hacia dentro, de modo que la cara interna de la mano se dirige hacia arriba. El codo está en ligera flexión.
- La posición angular de las articulaciones, especialmente de los hombros y las caderas, se pueden modificar algo para mejorar la activación del patrón motor. Por ej., se puede colocar el hombro del lado facial o nucal en una mayor flexión, o cambiar ligeramente la posición de las piernas entre sí, en una posición de paso. Con este leve cambio en posición de paso, se modifica,

por ej., la colocación de la pelvis y la posición de la columna lumbar, porque la pelvis en este cambio se coloca en oblicuo.

SUGERENCIAS PRÁCTICAS

- Se tiene que evitar que el cuerpo se apoye sobre las piernas.
- Colocar adecuadamente y guiar la cabeza al desencadenar las zonas ayuda, por lo general, a evitar el que el cuerpo se acomode apoyado sobre las piernas.
- En los niños más mayores, o en los adultos, puede apoyarse la activación con un estímulo verbal. Pero cuidado, porque si el paciente intenta colaborar de forma muy rápida, los movimientos se pueden desviar.

8.1.2 Zonas de estimulación: localización y activación (> Fig. 8.2)

Las **zonas de estimulación** se encuentran en las extremidades y en el tronco, y son las mismas que en la reptación refleja (> 5.4, > 5.5). Además, para potenciar la activación, se puede utilizar la zona pectoral del volteo reflejo.

La activación de las zonas se puede conseguir mediante un estímulo constante o intermitente. La presión se dirige primero hacia el fondo, en perpendicular a la superficie de la piel. Se utilizan para la activación estímulos propioceptivos a través de los receptores de distensión de las fascias, de los músculos y de los tendones. Cambiando la dirección de la presión durante la estimulación se puede potenciar la activación del patrón motor. Debido a la posición de partida, en algunas zonas se modifica la dirección de la presión respecto a la reptación refleja. Para orientarse mejor se describen a continuación las zonas.

El **estímulo de presión** se realiza en las siguientes direcciones:

- En el brazo del lado facial (epicondilus medialis humeri) y en el brazo nucal (zona final del radio) hacia la correspondiente articulación más cercana.
- En la rodilla facial (epicondilus medialis femoris) hacia la cadera.
- En el acromion, hacia el centro de la columna dorsal.
- En el borde interno de la escápula, hacia el brazo facial apoyado.
- En la zona del calcáneo hacia la rodilla. Cuando se produce la respuesta motora del pie, se añade una resistencia en contra del empuje hacia fuera del talón y de la extensión de la pierna. De este modo se potencia la fase de apoyo y de impulso de la pierna.
- En la zona del tronco, en la de la espina ilíaca anterosuperior y en la zona del glúteo medio, hacia la correspondiente extremidad apoyada. De este modo el codo facial apoyado, la pierna facial apoyada, o la pierna nucal apoyada señalarán la dirección del estímulo (> Fig. 8.3).

RECUERDE

Mediante la estimulación de la zona del talón y la resistencia a la extensión de la pierna se aumenta la tensión (isometría) de las estructuras miofasciales de la pelvis y de la pierna.

8.1.3 El patrón motor de la primera posición

El patrón motor de la primera posición muestra un movimiento hacia delante del tronco, desde la pierna nucal hacia el brazo facial. Durante este movimiento, el cuerpo se endereza sobre la extremidad apoyada correspondiente. Puesto que se mantiene la posición angular de las caderas y de las rodillas, la amplitud de este movimiento es mínima. El movimiento fundamental tiene lugar en la columna. Por tanto, la atención visual se dirige, durante la activación, a la postura y movimiento del tronco y de la columna. El apoyo de las extremidades durante este movimiento se puede comparar con los movimientos de paso ya descritos en la reptación refleja (> 5.4, > 5.5).

En la descripción que sigue se recalcan las fases del paso de las piernas, porque ahí se dan unas condiciones especiales debido a la posición de partida. Los brazos se comportan en los movimientos de paso tal como se describió en la reptación refleja.

El enderezamiento del cuerpo

El enderezamiento del cuerpo ocurre sobre todo sobre las rodillas/piernas y sobre los codos/ante-

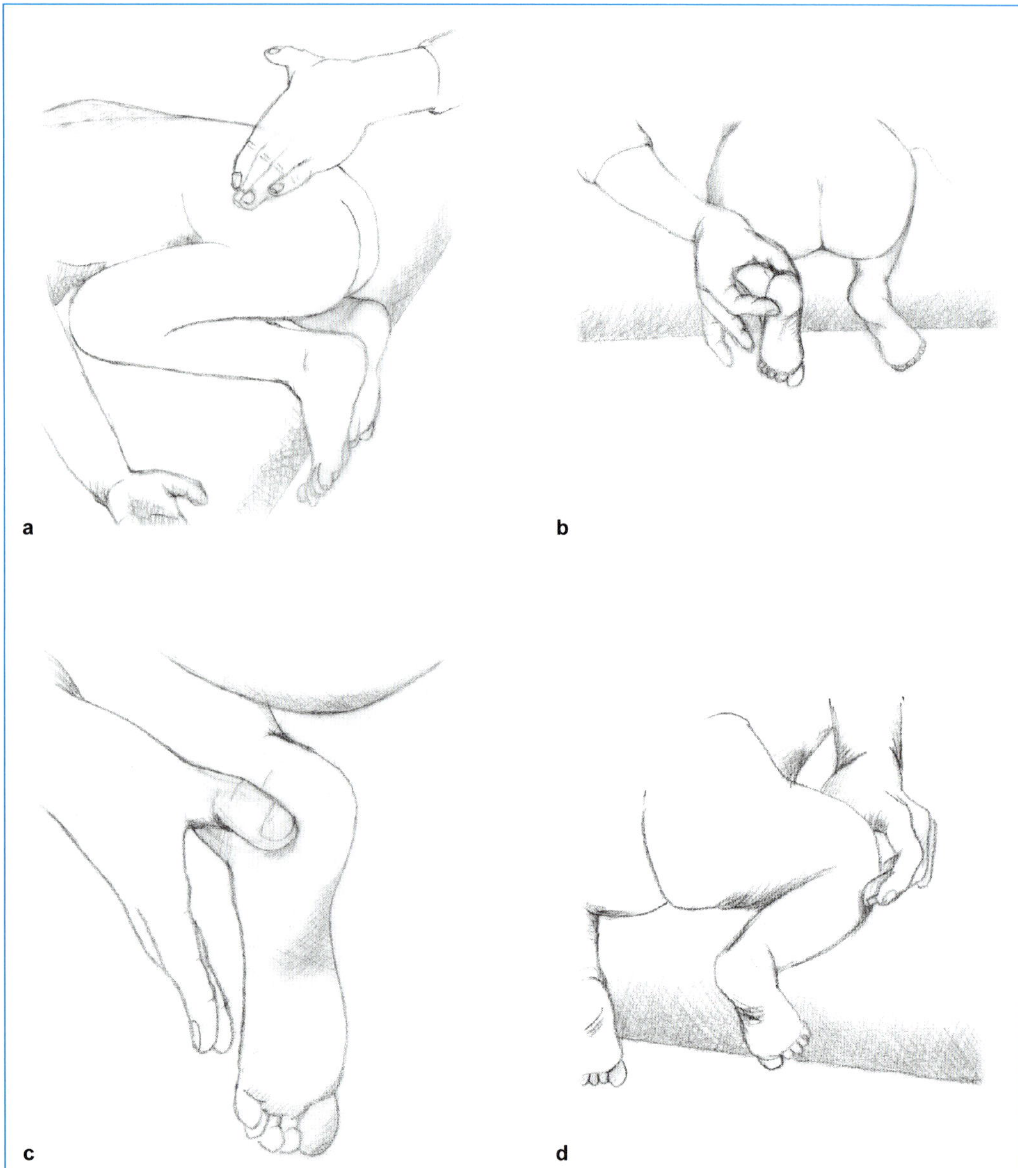

Fig. 8.2 Zonas de estimulación, ejemplos: a) m. glúteo medio, b) zona del talón guiando al calcáneo, c) zona del talón (tuberosidad del calcáneo), d) rodilla facial (epicóndilo medial del fémur). El pie muestra la respuesta motora: extensión de articulación superior del tobillo (tibiotarsiana) y flexión de la inferior (mediotarsiana). (L286)

brazos. Solo en las otras posiciones de enderezamiento que siguen a la primera posición se utilizarán las manos y los pies para el apoyo del cuerpo (> Fig. 8.6). Pero ya en la primera posición se realiza la preparación para esta función posterior.

Mediante la estimulación de las zonas y la resistencia en contra del movimiento activado se consigue optimizar la postura del tronco y, especialmente, la colocación de la columna en todos sus segmentos. Se puede decir que se tiene en la mano toda la columna, desde el sacro hasta la cabeza.

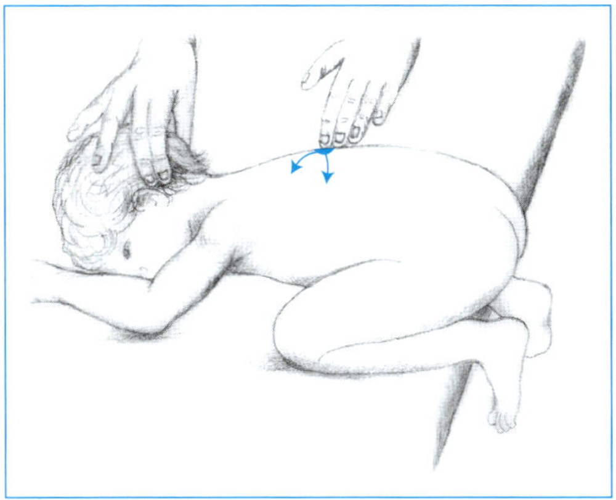

Fig. 8.3 Zona del tronco y guía de la cabeza. La zona del tronco con las dos direcciones de estimulación: hacia cada una de las extremidades de apoyo del lado facial, y guía /resistencia en la cabeza desde la línea de la nuca. (L286)

En las piernas se puede reconocer el cambio de una fase del paso a otra. En la pierna nucal aparece el cambio de la fase de apoyo a la fase de impulso. La pierna facial se flexiona mínimamente, lo que se puede comparar a la fase de flexión del paso. El cambio de esta flexión a un movimiento de la pierna dirigido hacia el plano de apoyo se puede comparar con la fase de relajación. Condición para todo ello es que la articulación iliosacra esté libre.

Una vez que la pierna nucal ha alcanzado la fase de impulso, el cuerpo se apoya cada vez más en la pierna facial, lo que se puede considerar como la fase de apoyo de esa pierna.

Las fases se desencadenan temporalmente, una detrás de la otra, de modo que aparece la transición entre una y la siguiente. Del movimiento de la pelvis se infiere en qué fases se encuentran las piernas. Si la pierna nucal ha alcanzado la fase de apoyo, la pelvis se dirige hacia esa pierna.

En este movimiento de la pelvis hacia el lado nucal, la pelvis se coloca más caudal en el lado facial. Esta posición cambia cuando la pierna nucal pasa a la fase de impulso y el apoyo del cuerpo se realiza ahora sobre la pierna facial.

Estos cambios de fase se utilizan por lo general en la activación para optimizar las respuestas motoras.

Si la pierna del lado facial se recupera mínimamente de su máxima flexión, se puede potenciar el cambio dinámico entre las fases del paso de la pierna poniendo resistencia durante la estimulación de la zona de la pelvis y/o de las piernas.

El cambio de las fases del paso en ambas piernas está unido al correspondiente ajuste postural del tronco y de la pelvis.

La columna y la charnela dorsolumbar

La posición de partida de la primera posición provoca una distensión previa de las estructuras miofasciales de la columna. Esto favorece la activación de la musculatura autóctona. Los estímulos de distensión se activan guiando y resistiendo el movimiento de la cabeza, así como con la estimulación y guía de pelvis (> Fig. 8.3). De este modo se aborda directamente a toda la columna desde sus dos polos, craneal y caudal, al rotarla alrededor de su eje longitudinal en sentido contrario.

Por este medio la musculatura de la columna, especialmente la musculatura autóctona profunda, recibe un estímulo de distensión añadido y se ve obligada, durante la activación, a asumir su función rotadora y extensora en el eje longitudinal del cuerpo. La charnela entre la columna dorsal y la lumbar (12. BW–3. LW) se convierte entonces en la zona de conexión entre la parte superior y la inferior del cuerpo (> 5.4, > 5.5).

La **colocación de la pelvis y de la caja torácica** en esta posición ofrece buenas condiciones para el desarrollo de la función del diafragma (origen ventrodorsal). Como resultado, se observa una respiración más profunda en la parte inferior del tórax. Con ello aumenta su diámetro sagital. La colocación de la pelvis está regulada por la musculatura isquiotibial –distendida en su parte proximal por la posición de partida– y por la musculatura abdominal.

El suelo de la pelvis

En la primera posición se puede observar especialmente la musculatura del suelo de la pelvis. La posición de partida provoca un estímulo de distensión en el suelo de la pelvis. De este modo se puede activar especialmente esa musculatura. Los mecanismos de cierre de la musculatura del esfínter están incorporados en toda la función muscular del suelo de la pelvis. Su tarea es cerrar la pelvis por abajo y sostener el contenido de la pelvis menor hacia el espacio abdominal. En la primera posición se establece un funcionamiento coordinado entre la pared abdominal que se contrae, la columna lumbar que se extiende y la presión provocada por esta función sobre los órganos abdominales. La musculatura del suelo de la pelvis actúa en contra de esta presión.

La activación del suelo pélvico se reconoce especialmente bien en los niños en la contracción de la musculatura anular del esfínter anal, p. ej., en el tratamiento del niño con mielomeningocele.

Condiciones para la musculatura de cadera

Debido a la flexión máxima de las piernas, la musculatura extensora y rotadora interna de las caderas se encuentra en una situación de predistensión (> Fig. 8.4). De ese modo se originan condiciones favorables para la función de esa musculatura.

Si una de las piernas se ha constituido durante la activación en la pierna de apoyo, la pelvis se mueve hacia esa pierna. Con ello el techo de la articulación de la cadera (acetabulum) se mueve sobre la cabeza femoral (caput femoris) y se produce el enderezamiento de la pelvis sobre esa pierna. Condición previa para ese movimiento es que desaparezca la flexión de la pelvis que está presente al comienzo del tratamiento. Ello se produce por la activación de la musculatura extensora de la pelvis y de los músculos rectos abdominales. La predistensión de los músculos extensores de la pelvis que provoca la posición de partida favorece todo ello.

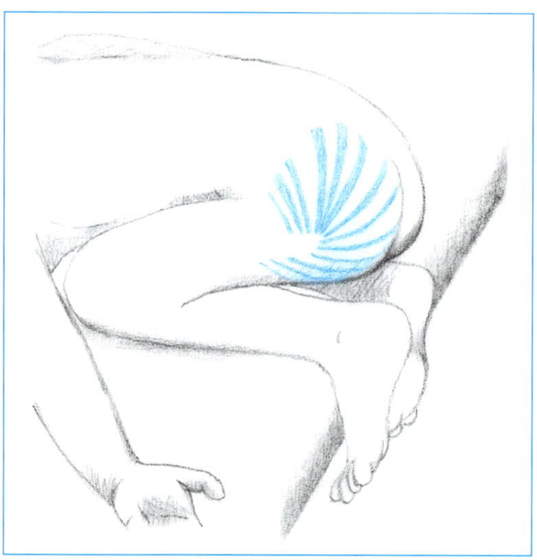

Fig. 8.4 La musculatura de la cadera (esquema) está elongada debido a la posición de partida, y con ello preparada funcionalmente para el enderezamiento de la pelvis sobre la pierna nucal. (L286)

Los movimientos de paso se pueden poner en marcha desde la pelvis nucal estimulando la zona del m. glúteo medio, o la zona del calcáneo del pie nucal. Pero también sobre la rodilla facial, al estimular la zona del epicóndilo medial se activa el movimiento sobre el lado facial, y también sobre el nucal.

Como ya se señaló, por ej., la pierna facial puede quedar un poco más retrasada en la flexión para aumentar el trayecto en la fase de flexión, y se puede aplicar una resistencia contra esa flexión, con lo que se consigue una mayor estimulación.

Además en la primera posición es posible movilizar los mínimos movimientos de deslizamiento de las articulaciones existentes entre ambas palas ilíacas (articulaciones sacroilíacas). Estas articulaciones suelen estar bloqueadas en los pacientes con alteraciones motoras. La estimulación de las zonas de la pelvis, de la espina ilíaca anterosuperior del lado facial y de la zona del glúteo en el lado nucal, es especialmente adecuada para ello.

La dinámica en el cambio de las fases del paso y en los cambios en la dirección del movimiento unidos a ellas, producen una activa movilización. Además, al activar la primera posición, se puede realizar una presión directa sobre el sacro, combinada con la zona de la espina ilíaca anterosuperior, para movilizar las articulaciones sacroilíacas. Este modo de proceder es adecuado para los niños más mayores, los jóvenes o los pacientes adultos.

RECUERDE

Cuando las articulaciones sacroilíacas están bloqueadas también está limitada la movilidad de las caderas. La pelvis responde en ese caso de forma rígida, como un todo. La respuesta motora descrita se consigue entonces solo si se libera ese bloqueo articular. Esto se puede conseguir después de cambiar varias veces de lado, o después de varios tratamientos.

Generalmente, cuando las articulaciones sacroilíacas están bloqueadas también está limitada la movilidad de las caderas. La pelvis responde entonces como un todo rígido. La respuesta motora descrita solo se alcanza si se liberan las articulaciones bloqueadas. Esto posiblemente solo se consigue después de cambiar varias veces de lado, o después de varias sesiones de tratamiento.

Los pies como indicadores

Los pies son los indicadores de las correspondientes fases del paso de las piernas. El pie del lado nucal se coloca en la fase de apoyo en posición media en las articulaciones del tobillo, con una ligera extensión de los dedos. La respuesta motora del pie en la fase de impulso es una rotación interna del talón y del antepié, con flexión de los dedos, como en la fase de impulso de la marcha.

Mientras se origina esta respuesta motora del pie del lado nucal, se puede reconocer todavía en el pie del lado facial el último resto del movimiento de flexión de la pierna. Esto se muestra en el niño en una rotación externa del talón en la articulación astragalocalcánea (eversión). El antepié acompaña esta rotación hacia fuera, y los dedos se extienden. Esa respuesta está en relación con la rotación externa y la abducción de la cadera en el movimiento de paso.

Cuando la pierna facial realiza el apoyo, el pie de esa pierna se coloca en posición neutra en ambas articulaciones del tobillo. La dinámica del cambio de fase en los "pasos" de la primera posición, mencionada anteriormente, se muestra claramente en las respuestas motoras de los pies, que parece como si hicieran un "movimiento de saludo".

RECUERDE

La primera posición debería aplicarse después de los ocho meses, porque las proporciones corporales no son adecuadas en las edades más tempranas para adoptar esa postura de partida. Los muslos son muy cortos con relación al tronco, el abdomen esta abombado hacia delante y el niño realiza todavía una respiración abdominal fisiológica. La presión sobre unas piernas en máxima flexión es, por ello, inadecuada.

SUGERENCIAS PRÁCTICAS

- Los niños más mayores y también los adultos dejan apoyado su cuerpo, al comienzo de la terapia, sobre las piernas. La consecuencia puede ser una circulación sanguínea insuficiente en las piernas, y al levantarse de la primera posición el paciente puede marearse.
- Por ello es necesario conseguir rápidamente una posición de partida activa, porque entonces está asegurada una buena circulación en las piernas.
- Al comenzar de nuevo la terapia, está indicado en los pacientes adultos hacer pausas para extender las piernas.

8.1.4 Signos a observar en las respuestas motoras

Nota: Todo el patrón motor de la *primera posición* se compone de muchos patrones parciales. La diferenciación de las extremidades y del tronco se produce en las fases del paso de la marcha cruzada. Lo importante es cómo están configurados los patrones. Las señales a observar descritas aquí deben ayudarle a concentrarse en este patrón parcial, dentro del patrón motor global.

SUGERENCIAS PRÁCTICAS

- Elija una o dos señales que se haya puesto como objetivo para esa sesión de terapia, y manténgalas a la vista durante el tratamiento.
- Sirve de ayuda que usted adopte una buena "colocación" respecto al niño/paciente, de modo que le sea posible tener a la vista el patrón parcial y los signos que quiera observar.
- No se olvide del patrón global a pesar de las limitaciones en algunas de las partes.

La columna

- Si toda la columna está redondeada (cifosis), en la terapia se extiende. Esto se puede ver por el aplanamiento de algunos segmentos de la columna. Las apófisis espinosas se hunden.
- Cuando la columna dorsal está hiperextendida en la posición de partida, las apófisis espinosas aparecen hundidas. Durante la activación se

endereza la columna: generalmente aparecen las apófisis espinosas que antes no se veían.
- Si la columna lumbar muestra un aumento de la cifosis, esta se aplana durante la activación.
- La charnela dorsolumbar se extiende; hay que vigilar que no se produzca una hiperextensión.
- Si las nalgas se dirigen hacia el techo, debido a una flexión de la pelvis, la flexión cede durante la activación, y la pelvis se hunde en dirección a los pies, del modo como tenía que estar en la posición de partida. Pero hay que estar atento a que ese hundimiento no se produzca por un desplazamiento hacia atrás del brazo facial y del tronco.

Las piernas

La correspondiente fase de apoyo en las piernas se pone de manifiesto por la respuesta en los pies (➤ Fig. 8.2b):
- La fase de apoyo se reconoce por la posición neutra del tobillo. Los dedos del pie se extienden.
- La fase de impulso de la pierna nucal se reconoce por la rotación interna (inversión) del dorso del pie y del antepié. El talón se alinea en el eje longitudinal de la pierna. Este movimiento del pie va unido a la flexión de los dedos.
- La fase de flexión del lado facial se muestra por la rotación hacia fuera del calcáneo y del antepié. El pie se eleva entonces en el tobillo.
- Por la tensión en las piernas, especialmente en los muslos, se reconoce si están soportando el cuerpo.

El abdomen y el suelo de la pelvis

- La pared lateral del abdomen se tensa; el abdomen contacta solo ligeramente con los muslos.
- El suelo de la pelvis se contrae; el ano se retrae hacia dentro. Se ve cómo se contrae el esfínter anal.
- La anterior forma "puntiaguda" de las nalgas se hace más redonda.

8.1.5 Movimientos de compensación frecuentes

Casi en cada sesión de terapia aparecen movimientos de compensación. El niño está acostumbrado a mantener y utilizar sus "patrones sustitutorios" provocados por la alteración motora. Su SNC pone a su disposición esos patrones hasta que encuentre el acceso a los programas motores innatos, y con ello a los patrones preformados. Los siguientes movimientos compensatorios deben ayudar a formular el objetivo de la terapia y a facilitar ese acceso:
- La cabeza sostiene al cuerpo con la frente, lo que provoca una elevación entre la columna dorsal y cervical.
- La cabeza es empujada hacia atrás y la columna cervical se hiperextiende.
- La cabeza se gira más de los 30º, se inclina lateralmente y se apoya en la mejilla, o en la oreja.
- El codo del lado facial pierde el contacto con el plano de apoyo.
- El hombro del lado facial se eleva.
- El antebrazo del lado facial se gira hacia fuera, de modo que el pulgar mira hacia arriba.
- La mano del lado facial se desvía hacia fuera o hacia dentro.
- El brazo del lado facial empuja la cintura escapular hacia el lado nucal.
- El hombro del lado nucal se hunde hacia el plano de apoyo.
- La columna dorsal se redondea y aparece una gibosidad (➤ Fig. 8.5b).
- La columna dorsal se hiperextiende o se desvía lateralmente.
- El abdomen queda colgando o se abomba hacia un lado.
- Las piernas se separan una de la otra, y los muslos se giran hacia dentro.
- Los pies se tocan o miran hacia fuera. En ambos casos el calcáneo pierde su colocación debajo de la tuberosidad isquiática.
- La pelvis se flexiona, con lo que las nalgas se dirigen hacia arriba y en la columna lumbar aparece una lordosis.
- La pelvis se hunde en el lado nucal hacia el plano de apoyo, con lo que la pierna de ese lado se desvía hacia dentro (aducción), con rotación interna de la cadera (➤ Fig. 8.5a).

SUGERENCIAS PRÁCTICAS

Ante estos movimientos compensatorios se pueden aplicar las siguientes medidas:

- Comprobar la posición de partida y corregirla, y cuidar que la cabeza no esté presionada contra el plano.
- Combinar la zona del tronco con otras zonas, como:
  - la zona del epicóndilo,
  - la zona del talón,
  - la zona de la espina ilíaca anterosuperior,
  - la zona del epicóndio medial de la rodilla del lado facial
- Ante una cifosis de la columna dorsal, como en la > Fig. 8.5 estimule la zona del tronco y combínela guiando la cabeza, como se muestra en la > Fig. 8.3.

8.1.6 Mayor enderezamiento desde la primera posición

Las posiciones más enderezadas, que conducen desde la primera posición a la vertical, se pueden aplicar para resolver individualmente algunos problemas (> Fig. 8.6). Así, partiendo de la primera posición hay disponibles otras cinco posiciones, hasta el enderezamiento del cuerpo sobre los pies y las manos.

Estas posiciones se aplican, en casos concretos, en una secuencia dinámica. Sin embargo sc utilizan en raras ocasiones. El motivo es evidente: la mayoría de las alteraciones motoras que se tratan se en-

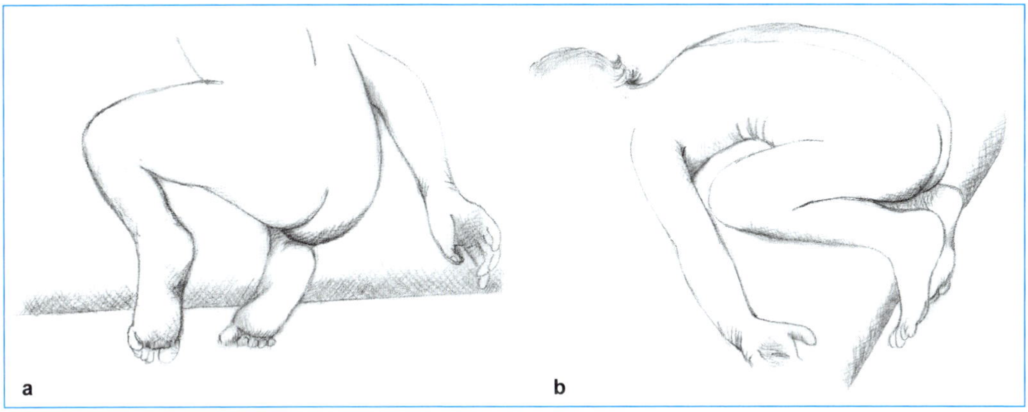

Fig. 8.5 Ejemplos de movimientos compensatorios: a) la pierna facial empuja a la pelvis hacia el lado nucal; b) toda la columna está cifosada, la pelvis en flexión. (L286)

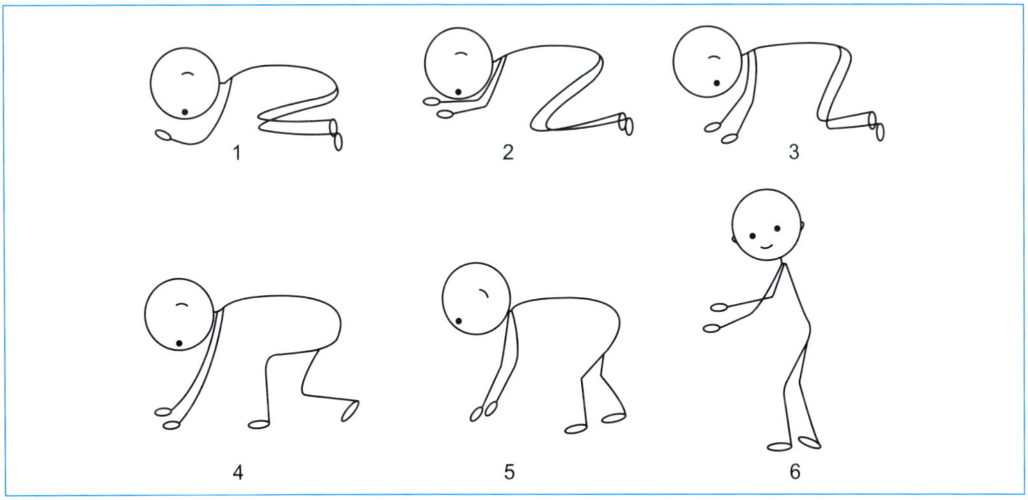

Fig. 8.6 De la primera a la sexta posición: desde la primera posición hasta la puesta en pie. (L286)

cuentran en un nivel bajo de la ontogénesis postural. Y esto se refiere especialmente a la calidad del movimiento.

Cualquier posición del cuerpo demasiado enderezada, y por tanto inadecuada, supone una exigencia excesiva para el sistema sensomotor. Se ha demostrado que la *primera posición*, al contrario que las otras posiciones, ofrece un nivel de enderezamiento adecuado para muchos pacientes, y con ella se pueden corregir muchos déficits de enderezamiento.

Si se consigue poner en marcha los programas motores innatos en la posición de partida de la *primera posición*, y activar los patrones motores descritos anteriormente, estos se utilizarán, según la experiencia, de forma espontánea también en posiciones más enderezadas de cuerpo.

8.2 Otras posibilidades terapéuticas

Otras posiciones de partida permiten la activación de patrones motores que incluyen también a todo el cuerpo. Se las nombrará a continuación como figuras. Estas posiciones de partida son muy lábiles. El terapeuta estimula al cambiar, de forma medida, la posición del cuerpo y dirigiendo los estímulos de distensión a las estructuras miofasciales.

Como se muestra en la práctica, su aplicación parece ofrecer una información del estímulo más completa y más amplia para la búsqueda del programa. Las posiciones de partida son adecuadas, p. ej., para activar la movilidad de la columna. Se utilizan terapéuticamente en raras ocasiones y, en ese caso, de forma complementaria a la reptación refleja en el decúbito ventral y al volteo reflejo en el decúbito dorsal y lateral.

8.2.1 El paso de ambladura (Passgang)

Posición de partida y activación

- El niño se apoya con los muslos o la pelvis en el borde de la mesa, sin que los pies toquen el suelo, con el abdomen y la cara dirigidos hacia la mesa.
- El terapeuta está colocado detrás del niño, o se sienta delante de él en el borde de la mesa. Con ambas manos sujeta al niño por los codos y provoca una rotación externa de los hombros, manteniéndolo en casi máxima flexión. El tronco superior y los brazos están elevados unos 45º de la superficie de la mesa.
- Al provocar un impulso en los codos en sentido craneal, se produce un estímulo de distensión sobre las fascias y sobre la musculatura del tronco y de los brazos, que se potencia girando el tronco.
- El impulso sobre los brazos puede aplicarse a la vez o de forma alternante.

Signos que se observan en las respuestas motoras

El niño tira de su cuerpo con los brazos hacia arriba apoyándose en las manos del terapeuta. Se activa especialmente la musculatura ventral. Si se tracciona sobre un brazo se produce el apoyo en el otro. El brazo del que se tracciona tira del cuerpo fuertemente hacia arriba. De este modo se provocan intensos estímulos de distensión.

- La columna cervical se extiende, y con ello aumenta la distancia entre las orejas y los brazos.
- La cabeza se coloca en el eje longitudinal del cuerpo, de modo que la coronilla se coloca en la prolongación del eje.
- Aumenta la distancia entre los hombros y la cabeza.
- Dependiendo de en qué mano del terapeuta se produzca el apoyo, se flexiona la pierna de ese lado colocándose sobre la mesa con la parte interna de la rodilla; esto ocurre con una rotación externa, abducción y flexión de la cadera. La pelvis está en oblicuo y, en el lado de la pierna que se flexiona, la cresta ilíaca se acerca al tórax. Con ello, la columna lumbar se incurva cóncava en este lado.
- Si se mantiene la estimulación, la pelvis se endereza sobre la pierna flexionada, el tórax se extiende y la columna se coloca en el centro. La pierna del lado contrario hace una flexión de

cadera y rodilla, con la cadera en rotación externa y abducción.

- La rodilla se coloca sobre la mesa. Para la columna esto significa una mayor inclinación lateral hacia la pierna flexionada, pero hacia el otro lado. La pelvis se coloca en oblicuo, la cresta ilíaca del lado de la pierna flexionada se acerca así al tórax.
- Durante el movimiento de la pierna los pies se elevan y los dedos se extienden.

La tracción del brazo se puede combinar de forma muy efectiva con una resistencia sobre la rodilla/pelvis apoyada del lado contrario. De este modo se activa de forma intensa la columna en la charnela dorsolumbar.

El passgang se aplica en la terapia normalmente hasta que aparece esta respuesta motora. Al seguir activando hacia la vertical se apoyaría un pie, y después el otro, hasta enderezar el cuerpo sobre los pies.

Hay que observar que con la aplicación del passgang se fuerza el enderezamiento espontáneo a la vertical.

RECUERDE

El passganq se puede aplicar en el niño y en el adulto. Pero debe aplicarse con cuidado. En la parálisis de plexo puede ser una buena elección.

8.2.2 El barranco

Posición de partida y activación

- Se colocan el brazo y la pierna de uno de los lados del cuerpo sobre la mesa. El brazo se apoya sobre el codo y antebrazo, la pierna sobre la rodilla y la pierna. El pie se deja libre fuera del borde de la mesa.
- El otro lado es mantenido por el terapeuta fuera del borde de la mesa sujetándolo por el codo/antebrazo y rodilla/muslo; se intenta que el hombro y la cadera se mantengan en una flexión de unos 90°.
- Para colocar más fácilmente la posición del cuerpo, se puede poner al principio ambos brazos y piernas sobre la mesa, y luego tirar de un lado del cuerpo hacia fuera de la mesa.

Al desplazar el cuerpo fuera de la mesa y provocar impulsos intermitentes de presión y leve rotación sobre la cadera y el hombro, se activa el enderezamiento sobre la pierna y el brazo apoyado. Con ello se obliga a la columna vertebral a realizar movimientos de extensión y rotación contrarios en la charnela dorsolumbar.

Signos a observar en las respuestas motoras

- Se produce un apoyo alternativo en la mesa del brazo y de la pierna de apoyo, y sobre las manos del terapeuta. Esto se potencia con un estímulo de presión que estimula el hombro y la cadera.
- Por medio de la estimulación alternativa sobre el hombro y la cadera se produce una activación en sentido contrario de la columna, así como del hombro y de la cintura escapular.
- Después de la activación, se pueden observar movimientos de paso más fisiológicos de las extremidades en la motricidad espontánea, por ej., en el gateo.

CAPÍTULO

9 El trabajo conjunto de terapeutas, padres y niños

"Cien hombres son más fáciles de tratar que una mujer, cien mujeres son más fáciles de tratar que un niño".

Proverbio chino

9.1 Condiciones previas

El éxito a largo plazo de una terapia depende en gran medida de la colaboración y de la actitud del paciente hacia la misma. Porque solamente la disposición a colaborar y una actitud positiva hacia la terapia hacen posible que esta se aplique con regularidad y de forma correcta.

"The patient is the one who has the disease"
("El paciente es el único que tiene la enfermedad").
(Samuel Chen "House of God", Regla nº 4).

Este proverbio expresa dos cosas.

- Por una parte, el médico y el terapeuta necesitan una cierta distancia emocional respecto del paciente para poder ayudarle. El médico y el terapeuta ponen su conocimiento y su experiencia a disposición del proceso terapéutico, y lo acompañan.
- Por otra parte, el paciente es responsable de sí mismo, es él quien se decide por una u otra terapia que le hayan aconsejado. Su interés debe ser el colaborar en su curación de forma decidida y según sus posibilidades.

9.1.1 Motivación para el trabajo conjunto

Cuando los que reciben la terapia Vojta son niños, especialmente lactantes o niños pequeños, no pueden asumir la responsabilidad respecto a ellos mismos y a su cuerpo. De forma delegada lo realizan los padres. Por ello la decisión de los padres, y su colaboración, es el requisito necesario para conseguir el objetivo. Su motivación puede aumentar si se tiene en cuenta las siguientes reglas básicas:

- Incorporar desde el principio a ambos padres (padre y madre) en la exploración del niño, informándoles de los datos obtenidos.
- Informar a los padres lo más completamente posible sobre la terapia Vojta, y explicarles con claridad que con esta terapia es posible acceder a las redes neuronales y, con ello, a los patrones que el niño tiene preformados genéticamente.
- Mostrarles las posibilidades y los posibles límites de la terapia.
- Formular un objetivo terapéutico alcanzable (objetivo cercano) y referirse a él siempre al comienzo y al final de la sesión de terapia:
  - en un lactante hay que mantener el objetivo durante un periodo de seis a ocho semanas.
  - en un niño con parálisis cerebral –un cuadro clínico que posiblemente necesitará tratamiento durante varios años– hay que plantearse un periodo de tres a seis meses.
- Hablar con los padres sobre el llanto del niño que generalmente se desencadena con la activación, y trabajar con ellos en su aceptación.
- Enseñarl la terapia a los padres de los niños prematuros cuando están todavía hospitalizados, incluyendo también al personal de enfermería.
- Establecer y explicar a los padres la dosis óptima diaria de tratamiento, y explicarles por qué es necesaria para ese niño.
- No exigir demasiado a los padres al principio, es decir, enseñarles solo dos ejercicios; y que los apliquen dos o tres veces al día de forma regular.

Es necesario llegar a realizar acuerdos claros, que sirvan como de reglas de juego.

9.1.2 El "contrato de tratamiento"

En Psicología se denominan a estos acuerdos como "setting" externo e interno, y se refieren al contrato no escrito que se realiza entre los padres/paciente y el terapeuta:

- **Terapeuta:** En este contrato, como el setting externo, el terapeuta se obliga a emplear su conocimiento y su saber para el bienestar de ese paciente. Incluye la oferta de un tratamiento regular, así como enseñar a los padres, o al propio paciente si es adulto, a aplicar ellos mismos la terapia, y también la supervisión y corrección del programa terapéutico.

- **Padres/paciente**
  - Los padres /pacientes asumen la obligación de cumplir las citas acordadas y de aplicar en casa la terapia de forma regular y siguiendo las indicaciones dadas.
  - Además es totalmente necesario que los padres/paciente estén de acuerdo internamente con el objetivo de la terapia y con el camino que conduce a él. Los terapeutas deben prestar atención a esa sintonía interior, el llamado setting interno.

El reconocimiento por parte de los padres/paciente de las condiciones externas e internas es indispensable para el desarrollo eficaz del tratamiento, porque solo sobre esta base se puede construir una relación sólida que soporte las exigencias del proceso terapéutico. A estas exigencias pertenece no solo la comprensión del contenido de la terapia, el aprendizaje y aplicación del programa terapéutico, sino también, y especialmente al principio, la interpretación del llanto del niño durante la terapia (➤ 9.6.5).

La colaboración de las familias depende de la disposición a educar, de las posibilidades de aplicar la terapia personalmente, del entorno, y de la información recibida sobre la gravedad de la alteración motora y sus posibles efectos sobre el desarrollo posterior del niño. Todos estos factores influyen en una aplicación eficaz de la terapia. Porque el éxito terapéutico solo se consigue en común. La aceptación de los puntos fuertes y débiles personales de cada cual es también un factor esencial para reaccionar frente a una exigencia excesiva o insuficiente. De este modo es posible establecer una relación de confianza mutua, y se pueden plantear y aceptar exigencias.

RECUERDE

- Los padres generalmente quieren lo mejor para su hijo, y desean posibilitarle un desarrollo tranquilo. Las necesidades del niño son importantes para ellos, y procuran impedir todo lo que pueda dañarle.
- Si el desarrollo del niño no discurre de forma normal, se preocupan mucho y buscan generalmente ayuda en varios especialistas. Los distintos diagnósticos y explicaciones sobre las posibilidades de desarrollo de su hijo les producen inseguridad. Y también las diferentes opiniones respecto a las distintas terapias.

El interés de los padres por la terapia Vojta es variable. Generalmente son remitidos a esta terapia por un médico. Algunos padres acuden por la recomendación de otros padres que han aplicado con éxito la terapia Vojta. Y otros se han interesado por la terapia Vojta por sus propias averiguaciones. Acuden con diferente información previa y con diversas expectativas. A todos los padres les une darse cuenta muy pronto de que no se trata solo de aprender a aplicar la terapia, sino que también es aconsejable replantearse la relación con su niño durante y después de la terapia, y tomar conciencia ello.

RECUERDE

- Las bases para una terapia eficaz son:
  - Confianza
  - Autenticidad
  - Sinceridad
  - Asumir la responsabilidad de uno mismo y de los otros
  - Aceptar el modo de ser distinto de cada persona
- La relación en el trabajo conjunto entre padres, terapeuta y niño es el elemento conductor y de unión.
- Relación y trabajo conjunto significa también el intercambio en la tarea común.

9.2 La comunicación en el trabajo conjunto

9.2.1 La comunicación verbal y no verbal

En general se entiende por comunicación la **comunicación hablada, verbal.** Pero el intercambio verbal de información se acompaña, y se apoya, de una comunicación no verbal mediante el lenguaje corporal, tal como la mímica, los gestos y la actitud corporal.

En el trabajo conjunto durante la terapia Vojta aparecen ambos tipos de comunicación: la verbal, para explicar el modo de aplicar la terapia, y los gestos que acompañan al significado, y a los que está unida de modo natural.

La **comunicación no verbal** se refuerza de forma intensa en el manejo del niño. Hay que coger al niño y colocarle en una determinada posición de partida para activar los patrones de locomoción refleja. Se estimulan unas zonas de desencadenamiento y se guían los movimientos, o se les pone resistencia. Al enseñar los ejercicios a los padres, se dirigen también sus manos para que, por ej., sientan la dirección de la presión en la zona del estímulo. Se produce, por tanto, una comunicación no verbal muy intensa mediante la interacción corporal entre el terapeuta y el niño, el terapeuta y los padres y el niño. Esta comunicación no verbal es generalmente más significativa que la verbal para los padres-niño-terapeuta.

RECUERDE

La realización de la terapia está siempre unida a una comunicación verbal, porque se dan informaciones y explicaciones, y a una comunicación no verbal que se expresa con gestos, mímica y contacto.

9.2.2 Los distintos niveles de comunicación

Cuando los seres humanos se comunican intercambian mensajes. Esto mismo ocurre al enseñar la terapia Vojta. Hay, como corresponde, emisor y receptor. El mensaje solo le llega al receptor cuando este tiene abierto el correspondiente acceso, por ej., el del "saber-querer", el de "permitir", o el de "querer-hacer". El ejemplo de los cuatro oídos lo aclara bien (> Fig. 9.3). La comunicación se realiza a distintos niveles, entre los que se distinguen:

- el nivel cognitivo: la transmisión del conocimiento
- el nivel emocional: la relación personal
- el nivel de la acción: p.ej., la terapia Vojta

No siempre es fácil para el terapeuta reconocer desde qué nivel llegar mejor a la madre/persona de referencia, o al niño, en la conversación o durante el tratamiento, es decir, qué oído tiene abierto para recibir el mensaje del terapeuta y qué mensaje no verbal quiere transmitir la madre. El terapeuta necesita una fina sensibilidad para valorar al padre o a la madre en las distintas situaciones de la terapia y reaccionar de forma adecuada.

9

Konrad Lorenz lo expresa de forma muy expresiva:

- lo dicho todavía no se oye,
- lo oído, todavía no se entiende,
- lo entendido, todavía no se hace,
- lo hecho, todavía no se mantiene.

El nivel cognitivo

A este nivel se transmiten informaciones objetivas. Los padres reciben las informaciones necesarias para la comprensión y la ejecución de la terapia en casa.

Este nivel es importante, pero con frecuencia se sobreestima. Naturalmente el intelecto y la razón es una parte valiosa del ser humano, pero no se puede separar de los sentimientos que tienen los padres cuando se les exige la ejecución práctica. La comprensión de la información no se traslada obligatoriamente a la aplicación práctica. Cualquier información sobre publicaciones científicas que el médico o el terapeuta dé a los padres para hacerles comprensible la terapia y lo relacionado con ella, es un buen instrumento para la acción siempre que estén motivados a aplicar esa información (> 9.6).

El nivel emocional

Muchos de los mensajes que intercambian el terapeuta y los padres entre sí, y con el niño, se transmiten no solo con palabras, sino con el lenguaje corporal. A él pertenecen la mímica, el gesto, así como el registro de la voz (tono y firmeza), y también el volumen. Ese intercambio se realiza en segundos, no es consciente y acompaña a la ejecución de la terapia. Esas señales son expresión de los sentimientos.

El nivel emocional informa sobre la postura emocional respecto a la terapia y sobre su aceptación. Si los padres, o el terapeuta, no están emocionalmente detrás de lo que hacen o dicen, entonces enviarán señales corporales que no coinciden con lo que hacen (> Fig. 9.1). El niño refleja con su comportamiento estas señales, porque nota cuándo los sentimientos de los adultos no son sinceros.

Generalmente no es al niño a quien le desagrada las exigencias de la terapia Vojta, sino a las madres y a los padres. En realidad el niño presiona con su conducta, por ej., evitación, rechazo o llanto exagerado, a la conducta de los padres. El niño siente que hay algo que no concuerda en las personas de su confianza y que están inseguras. Si le faltan medios de expresión verbales utiliza las posibilidades de su cuerpo para rechazar lo que parece malo, o sus medios vocales en forma de llanto inadecuado.

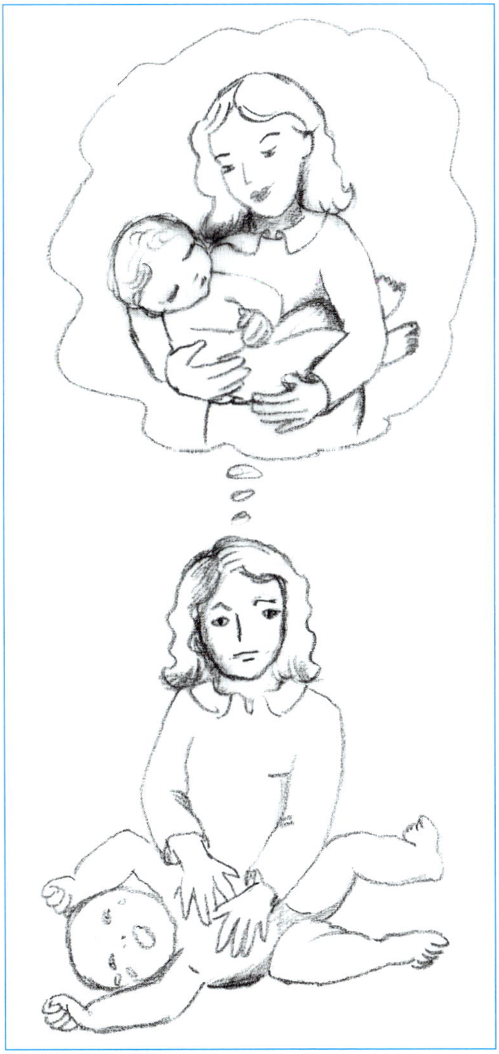

Fig. 9.1 Aceptación del rol, ¿lo debo aceptar o no? La ambivalencia plantea problemas a la madre –representa a la persona de referencia– El niño percibe que ella no se puede decidir, lo que le da inseguridad.

El niño con alteración motora se encuentra generalmente en una situación emocional muy lábil que le conduce fácilmente al llanto. Debido a que sus posibilidades motoras para expresarse son limitadas, los otros no le entinden fácilmente.

Sentimientos poco claros y ambivalentes de los padres

Unos sentimientos poco claros y ambivalentes en los padres impiden una aplicación adecuada de la terapia, porque falta una clara motivación para ejecutar lo que se les exige (> 9.1.1). Es necesario, por tanto, llegar a clarificar los sentimientos, pero esto tienen que hacerlo los propios padres. El terapeuta solo puede acompañar este proceso con la debida sensibilidad. Se recomienda hacerlo a través de "preguntar", no de "afirmar". La simple pregunta a una madre, o a un padre, durante la aplicación de la terapia: ¿Cómo se siente usted?, o ¿qué siente cuando realiza el tratamiento a su hijo? puede ser el estímulo para hablar sobre lo que siente en ese momento. Eso también puede reducir la tensión en la sesión de terapia. Si se consigue que los padres puedan clarificar sus sentimientos reflexionando sobre ellos y haciéndolos conscientes, se resuelven las tensiones y aparece un espacio de acción más positivo. El padre o la madre no van a tener que seguir escondiendo sus sentimientos, y será mucho más legítimo que se los reconozcan. El resultado será una toma de decisión clara en pro o en contra de la terapia.

SUGERENCIAS PRÁCTICAS

Si se nota en los padres una postura ambivalente frente a la terapia Vojta, habría que esforzarse por aclararla. Con ello la comunicación y la interacción será más franca, el gasto de energía y el desgaste será menor y mejorará la relación entre todos los participantes.

La comprensión empática forma parte del desarrollo de una relación. Por lo tanto, la compenetración intuitiva y la acogida están por encima del saber especializado. Si esto se consigue, el tratamiento es más efectivo. Puede concluirse que la base emocional para la aplicación de la terapia Vojta representa un elemento importante, porque la sustenta. Por lo tanto, la necesidad de actuar no depende exclusivamente de la explicación de la terapia y de lo correcta que sea su aplicación.

RECUERDE

El mejor y más sofisticado modo de proceder en la terapia puede fallar sin una buena base emocional.

Difusión del rol de madre

Con frecuencia se observa ambivalencia en los sentimientos maternos, cuya causa generalmente no es consciente para la madre. Si se investiga, se encuentra una fisura entre la representación del rol de madre y la tarea añadida de aplicar, como madre, la terapia Vojta. Se habla entonces de una difusión del rol de madre.

Ante la ambivalencia en la adopción de su rol, las madres se preguntan: "¿Soy madre o soy terapeuta?" (➤ Fig. 9.1) Puede suceder, por ej., que una madre quiera adoptar una determinada imagen como madre en la que no encaja la aplicación de la terapia Vojta. Si esta madre está muy fijada en su rol, y si no es consciente de los sentimientos que la unen a ese rol, el conflicto generalmente está asegurado de antemano. La necesaria implicación en la terapia Vojta se va a percibir como una carga excesiva. Y se produce entonces un conflicto en el interior de la persona (intrapersonal); la pena, el dolor, o el rechazo, se contradicen con el deseo de querer ayudar. La represión de esos sentimientos provoca mala conciencia, con lo que se eleva la presión sobre la madre y el niño.

La madre busca una salida a este dilema, que puede concluir con la interrupción de la terapia. La terapia entonces se califica de inaceptable y horrible, y se la suele percibir así, porque con esta afirmación el problema para la madre radica en la terapia y no en su propia persona.

Por la propia naturaleza, la madre y el niño están muy unidos emocionalmente, y por eso mismo ellas también pueden manejar bien al niño en la terapia. Ellas conocen bien el programa diario del niño, pueden valorar su límite de resistencia y acercarse a él con cuidado. Sienten con el niño, y se sienten unidas corporalmente a él. Si consiguen asumir la terapia como una tarea conjunta positiva, entonces encuentran el camino para aplicarla de forma adecuada.

El nivel de la acción

En este nivel pragmático es donde se realiza el tratamiento, pero para que pueda realizarse con éxito, se necesita la estabilidad de los dos niveles descritos anteriormente. Ellos son la base sobre la que puede empezar el trabajo práctico. Cuando la madre aplica la terapia, se pone de manifiesto si entendió la información y la enseñanza que le aportó el terapeuta, y si la puede realizar. En el modo como lo aplican los padres y por las preguntas que plantean se ve claramente donde necesitan más información. Pero también se ve si las dificultades emocionales dificultan, o bloquean, la aplicación de la terapia.

La aplicación de la terapia no está sujeta a reglas rígidas. Para activar la locomoción refleja se necesitan determinadas condiciones previas, tales como las posiciones de partida y las zonas de estimulación, pero en cada caso concreto son posibles, y necesarias, algunas variaciones a fin de encontrar el mejor camino terapéutico para cada niño. La afirmación del filósofo Karl Popper "Toda la vida consiste en una resolución de problemas", parece ajustarse a la aplicación de la terapia Vojta, pues es necesario compaginar el aprendizaje del manejo, los vaivenes emocionales a lo largo del día, y el ajuste del horario de cada día. Es de esperar que esta coordinación diaria no se realice sin dificultades y problemas. La solución a estos problemas es una tarea y una exigencia diaria.

Las posiciones de partida en las que hay que colocar al niño limitan su libertad de movimientos. El niño nota que solo se puede mover en un determinado marco de acción. Se da cuenta de los límites que tiene que aceptar, pero que, sin embargo, le ayudan a aumentar su marco de movimiento. Tiene que mantenerse concentrado en sí mismo y en su cuerpo. Además se le va a exigir un esfuerzo mantenido, y experimentar así los límites de su resistencia y de su capacidad. Estos límites se amplían cuando se consiguen activar más completamente los patrones motores y cuando las funciones vegetativas se estabilizan. Por todo ello, el campo de acción se va ampliando a lo largo del tratamiento.

RECUERDE

- El niño siente que, dentro de su rango de movimiento, van aumentando las demandas.
- A través de la terapia Vojta siente apoyo e información para el cuerpo y la psique. Esto le da seguridad también para otras situaciones de su vida.
- La unión con la persona de referencia puede reforzarse.

9.3 La relación y la cooperación en el equipo de tratamiento

La aplicación de la terapia Vojta, especialmente en los lactantes y niños pequeños, exige una dosis de varias aplicaciones diarias. Esto solo se puede asegurar enseñando e implicando a los padres/tutores. Por ello, además del terapeuta, tienen que implicarse y coordinarse entre sí para la aplicación de la terapia otras personas. Hay que tener en cuenta las necesidades del entorno, p.ej., la actividad profesional de los padres. De ese modo se orienta la implicación de cada uno, por ej., según el tiempo que pueda dedicar el padre, la madre o, quizá, la cuidadora.

El equipo de tratamiento se compone, al menos, de tres personas: el terapeuta, el padre o madre, y el niño. Tal como nos enseña la experiencia, no debían ser más de cuatro personas. Las personas implicadas tienen que tener una importante relación personal con el niño, y ser de su máxima confianza. En los lactantes y en los niños pequeños esta fuerte relación es especialmente importante [Bowlby, J.; Stern, D.].

9.3.1 Condiciones para un trabajo en equipo eficaz

La terapia de Vojta es eficaz cuando los padres, junto con el terapeuta, tratan lo mejor posible al niño. Para que esto suceda son necesarias determinadas condiciones, y una de las principales es la motivación (> 9.1.1) de los padres para tratar a su hijo.

La motivación radica siempre en la propia persona, porque es cada individuo el que tiene el motivo para una acción. No se puede motivar desde fuera. En todo caso, el terapeuta comprometido puede entusiasmar a los padres con la terapia Vojta. Si los padres deducen que es justo esta terapia la que aporta la utilidad esperada, entonces se motivan a aplicarla. Al enseñar la terapia, el terapeuta crea el correspondiente campo de acción que los padres necesitan.

La motivación del terapeuta puede ser distinta que la de los padres, porque quizás él está motivado a aplicar sus conocimientos y a probar. Y quizá el niño está motivado porque durante el tiempo de la terapia tiene a su madre solo para él, y no la tiene que compartir con el resto de la familia.

La motivación como suma de "razones" precede a la acción. En la aplicación de la terapia Vojta, la motivación de los padres radica en la intención de aportar a su hijo las posibilidades motoras necesarias. A los padres les preocupa que su hijo, especialmente cuando es lactante, pueda presentar un retraso en el desarrollo, una alteración motora o una deficiencia. Los padres expresan de forma impresionante en muchas conversaciones, cartas, y en encuestas anónimas, la profunda conmoción que les provoca el darse cuenta de que no se cumple el deseo de tener un niño sano. Pero además muestran muy claramente las esperanzas que ponen en la aplicación de la terapia, y las dificultades que encuentran al aplicarla.

La motivación de los padres aumenta al notar el resultado. El resultado recompensa el esfuerzo y el trabajo de la terapia, y es acicate para seguirla practicando. Los siguientes ejemplos muestran la esperanza y la motivación, la dificultad y el éxito.

Desde la práctica

Jonas, ocho meses. Paresia de plexo braquial

Jonas tiene paralizado su brazo derecho debido a un parto difícil. Hoy tiene 8 meses y recibe terapia Vojta desde el 10º día de vida con buen resultado, porque la movilidad de su brazo y de su mano se ha recuperado en gran parte. La consecución de este resultado requirió una enorme implicación a la madre y una limitación en su día a día. La Sra. M. aplicó la terapia, y la sigue aplicando, cuatro veces al día. El plan diario de la familia sigue siendo el mismo.

La Sra. M. expresa: "La terapia Vojta determina nuestra vida y en ocasiones me encuentro al límite de sobrecarga, porque nuestra hija de 3 años, Mareike, también tiene sus derechos. Mi marido realiza la terapia los fines de semana, entonces puedo por fin ocuparme algo de mí misma y jugar más tiempo con Mareike.

El plan es muy denso durante la semana. Por las mañanas, hacia las 7, empezamos Jonas y yo con la terapia. Mareike tiene que esperar con el desayuno hasta que hemos terminado la primera sesión con Jonas. Esta primera sesión de la mañana es siempre un comienzo difícil. A lo largo del día se hace más fácil.

Jonas ya sabe muy bien lo que le espera cuando le coloco sobre la colchoneta encima de la mesa del comedor, y le quito el pijama y los pañales. Son las señales de que empieza el trabajo, y no quiere. Chilla con todas sus fuerza e intenta escaparse. Yo he aprendido a evaluar su conducta. Tiene que esforzarse, y hacer lo que tiene que hacer, y no lo que él quiere. Eso le pone furioso. Yo no me dejo desconcertar, y le trabajo boca arriba, de lado y todavía con el passgang. Con voz fuerte le animo y le alabo cuando colabora bien.

Para mí la terapia también significa un enorme esfuerzo. No porque tenga que emplear una gran fuerza, sino porque tengo que concentrarme mucho para provocar en el momento oportuno el estímulo, bien dosificado y dirigido. No puedo dejar que Jonas se escape, y a la vez no tengo que sujetarle demasiado fuerte. Este modo flexible de trabajar es enormemente cansado.

A la vez observo cómo se mueve el brazo y la mano. Me alegro cuando Jonas se apoya sobre el codo facial y su mano se cierra en puño. Miro si se mueve al brazo en el lado nucal, y me alegro cuando veo que se separa del cuerpo y abre la mano. Lucho por cada milímetro, porque sé que Jonas necesita esa función para poder utilizar su mano de forma espontánea.

Jonas y yo sudamos, pero nos mantenemos firmes. Cada paso lo repetimos dos veces, y luego ya se termina. Acaricio a Jonas, le pongo mi mano encima de su vientre y espero a que se calme. Cuando le pongo el pañal es la señal de que ha terminado. Termino con un beso y un abrazo, y ya está todo arreglado. Generalmente dura solo uno o dos minutos hasta que se recupera, solloza un poco, y vuelve a interesarse por la pelota transparente con el pato.

La mañana se pasa volando. Mareike tiene que ir a la guardería después del desayuno, hay que ordenar la casa, y a las 11 toca de nuevo el tratamiento de Jonas. Después recojo a Mareike y preparo la comida. Mareike y Jonas duermen después. A las 14,30 hago la tercera sesión de tratamiento a Jonas, y a las 18 horas la cuarta. Esta cuarta vez es la que menos cuesta, las reacciones son generalmente más completas. Y así, animada, doy por terminado el tratamiento por ese día. Pero sé que nos queda por delante el próximo día, y todavía muchos otros, en los que la terapia Vojta va a seguir determinando nuestra vida.

Mi marido y yo vemos los progresos de Jonas y, a pesar de todo el esfuerzo, estamos muy motivados a seguir haciéndolo, y orgullosos de nuestro resultado. Nuestra terapeuta nos acompaña de forma muy intensa, y con ella siempre recuperamos fuerzas".

Desde la práctica

Lisa, tres años. Mielomeningocele

"Cuando el médico me dijo en la clínica, después del parto, que nuestra hija había nacido con una malformación de columna y que probablemente no podría llegar a caminar, el mundo se me vino encima. Aun así, el neuropediatra que exploró a Lisa nos dio esperanzas de que con la terapia Vojta, Lisa tendría posibilidades de ponerse de pie. Esta afirmación me motivó a emplear la terapia Vojta con Lisa. Me decidí a pelear por mi hija, y con ello conocí mis propias capacidades y las de mi hija, pero también nuestros límites. Cuando la niña lloraba, lo hacía yo también, hasta que me di cuenta de que el llanto de mi hija no tenía que ver con el dolor, y casi entendí que ella no le daba el significado que le daba yo. Lisa jugaba contenta hasta que aparecían las señales del trabajo, entonces protestaba, y en las pausas, e inmediatamente después de la terapia, se ponía otra vez contenta. Mi marido no me apoyó, y de repente contemplé con otros ojos a mi matrimonio y a mi marido, y con ese reconocimiento me las tuve que arreglar. Nunca hubiera pensado antes del nacimiento de nuestra hija que la convivencia pudiera ser tan difícil y componerse de tantas capas".

9.3.2 Las interacciones entre el niño y el terapeuta

La aplicación de la terapia Vojta significa interacción, la acción alternante del terapeuta, padre, madre y el niño. Y todos juntos trabajando hacia el objetivo terapéutico.

Comunicación a través de las manos y del cuerpo

En la terapia Vojta se comunica fundamentalmente a través de las manos y del cuerpo; la voz y el lenguaje son un elemento de apoyo. Para el lactante es importante la voz firme y clara, el registro y la modulación. El lactante se tranquiliza con una voz profunda y tranquila, y el sentirse sujetado con seguridad. En la voz de un adulto se puede reconocer fácilmente si hay concordancia entre lo que siente internamente y lo que hace.

RECUERDE

- Las manos son el "megáfono" de los terapeutas y de los padres. A través de ellas recibe el niño más información que a través de la palabra.
- Tiene que acompañarse de voz tranquila y firme, y lo que se dice tiene que concordar con lo que se hace.

El diálogo entre el terapeuta y el niño

Durante la terapia las manos de la madre o del terapeuta sujetan el cuerpo del niño de una determinada manera. Estimulan zonas, dirigen el movimiento y, en ocasiones, ponen resistencias muy específicas. De este modo muestran al niño el camino que tiene que recorrer. El sentir las manos y el atender a sus señales es parte de las tareas del niño. Si las manos transmiten seguridad y cuidado, el niño se atiene a lo que se le exige y colabora. En los lactantes esta conducta se observa de forma muy clara. Con este lenguaje mudo se producen muchos diálogos entre el terapeuta y el niño.

Naturalmente, en la sesión de terapia, igual que en el día a día, el niño pone a prueba la fiabilidad del adulto; examina si se mantiene lo acordado y, en ocasiones, él mismo no lo mantiene. Solo cuando los adultos guardan las reglas acordadas y se mantienen en ellas, el niño también se somete. A veces el niño lo muestra con una sonrisa pícara, como queriendo señalar que él solo quería probar si los adultos lo pensaban en serio. Pero los adultos encuentran impertinente esta conducta y, si se repite, reaccionan con enfado, en vez de mantenerse consecuentes y tranquilos.

Posibles reacciones del niño

Conductas típicas del niño son, p.ej., escaparse, no quedarse tumbado, hacer presión contra la mano de la madre, y no dejar el brazo colocado como se le dijo, aunque pueda hacerlo. Si se expresara este lenguaje corporal en palabras, se podría pensar que, en el momento en que las manos del adulto expresan cierta duda o falta de concentración, y pierden por un momento el objetivo, el niño diría: "No me estás mostrando el camino por el que debo ir, y eso me hace estar inseguro." Se sirve para expresarse de muy distintos medios, desde la elegante huida, hasta el rechazo verbal o la protesta. En el fondo solo quiere decir: "No caigas en mis impertinencias, cuando hago o digo cosas para enfadarte. Porque entonces intentaré, todavía más, conseguir la victoria". El niño prueba, cuando el adulto dice no, si lo dice en serio. De este modo experimenta los límites, que son importantes para su información.

RECUERDE

- Los padres tienen la obligación, también en el día a día, de poner límites a su hijo y marcarle la dirección con ellos.
- Las situaciones de terapia ofrecen una buena oportunidad para ello, porque ofrece un nivel de acción muy claro.

En algunos momentos del tratamiento el diálogo corporal debería completarse de forma verbal, porque de ese modo se potencia la atención y la seriedad. La comprensión y el entendimiento mutuo funcionan entones mejor.

RECUERDE

El niño pone a prueba en el día a día, y también en la sesión de terapia, si lo que la madre o el terapeuta dicen o hacen concuerda internamente, y si lo piensan en serio.

Entender las respuestas del niño

Interpretar de forma adecuada la información que da el niño, y llegar a comprenderla con el paso del tiempo, es un proceso de aprendizaje diario para los padres. En los niños con alteraciones motoras ese proceso se complica, porque los medios de expresión para darse a entender, como la motricidad, el lenguaje, la mímica y la conducta, se desvían de lo habitual. Puede suceder que una madre piense, por su lenguaje corporal, que el niño la está rechazando porque, p.ej., no le tiende los brazos como diciéndole: "Quiero que me cojas". En realidad este niño no tiene todavía las posibilidades motoras para ello y, en vez del movimiento esperado, retira los brazos hacia la superficie de apoyo (ataque distónico). En el lenguaje corporal normal de un niño esto significa que no quiere acercarse a la persona que tiene enfrente. Y así pueden producirse malentendidos. Si estos no se aclaran, la relación entre la madre y el niño puede resentirse.

Desde la práctica

Patrick, dieciocho meses. Parálisis cerebral

Una madre refería lo siguiente: "El niño era tan distinto... estaba muy rígido y no se acoplaba a mí, y jamás me echaba los brazos. Yo percibía esto como rechazo, y tampoco me apetecía cogerle. Lo dejaba en el jardín cuando no tenía que ocuparme de él".

Este niño tenía una parálisis cerebral y no se podía expresar de otra manera. Cuando la madre entendió esto, fue aprendiendo a entender a su hijo y aceptarle con sus posibilidades. Ella se alegró después cuando, con la terapia, el niño consiguió mejores posibilidades de expresión que utilizaba de forma espontánea.

Muchas madres no expresan este miedo a tocar, porque piensan que entonces son malas madres. Y esta experiencia anterior se transfiere a la aplicación de la terapia Vojta. Ello ocasiona a veces grandes dificultades en la realización de la terapia. Pueden representar un verdadero obstáculo, porque la terapia requiere utilizar el cuerpo y acercarse al niño. Esta cercanía debería expresar una sincera acogida para que el niño se sienta aceptado. Si la madre tiene miedo de esa cercanía, y no está dispuesta a aceptar ayuda, el niño se expresará, por ej., llorando de forma exagerada, o con rechazo.

En el proceso terapéutico se ofrece una buena posibilidad de aplicar las experiencias de cada día en una tarea específica. Los criterios concretos con que se evalúa el patrón motor activado durante la terapia ayudan a esto.

El llanto del niño como respuesta

Para muchos padres el llanto del niño durante la terapia Vojta –al menos al principio de su aplicación– es una carga añadida que se debe tomar en serio. Por ello se indican algunos aspectos básicos del llanto del lactante para poder clasificarlo durante la terapia.

RECUERDE

El llanto es un importante medio de expresión del lactante.

- Después del parto, es signo de que el niño puede respirar y está vivo.
- Además, expresa la capacidad de articular sonidos, de irlos variando a lo largo del desarrollo, de diferenciarlos y de comunicarse con ellos.
- El llanto señala también las siguientes necesidades: hambre, inseguridad, demandas no habituales, cambios del ritmo acostumbrado, malestar y dolor.

El llanto del niño en el desarrollo normal

Los padres viven de forma muy positiva el primer llanto después del nacimiento. Se ponen muy contentos si el niño chilla fuerte. Ese llanto potente muestra el deseo de vivir del niño y también que su respiración funciona bien.

Pero ese llanto es también signo de inseguridad por el cambio de condiciones tras el nacimiento. A esos cambios contribuye el entorno extraño, porque el aire del entorno y los paños secos se notan distintos al medio húmedo intrauterino. También el límite y el soporte que proporcionaba el útero, hasta ahora, no son sustituidos todavía por el propio control postural.

Las funciones corporales experimentadas intraútero se encuentran expuestas a otras condiciones (gravedad). Pertenece también a esa experiencia extraña la respiración autónoma con los pulmones distendidos, con el consiguiente cambio circulatorio, lo mismo que la regulación de la temperatura. A nadie le cabría la idea de considerar esa percepción, y el llanto unido a ella, como algo negativo.

En su desarrollo posterior, los padres se alarman si el niño llora. Esto es bueno, ya que el lactante solo puede llamar la atención de esa manera. Pero al adulto le corresponde escuchar exactamente qué es lo que expresa el niño con su llanto. Esa escucha es necesaria para reaccionar de forma adecuada y, sobre todo, con tranquilidad. Generalmente enseguida se consigue distinguir entre, por ej., un llanto de hambre de uno por malestar o dolor.

El llanto es también expresión de la capacidad de articular sonidos, e irlos variando a lo largo del desarrollo posterior, de diferenciarlos y comunicarse con ellos. Hay un largo camino desde el primer llanto a la primera palabra y a la primera frase (M. Papousek, ➢ Bibliografía).

El llanto durante la terapia

El llanto en la terapia tiene distintos motivos. Al contrario que el niño con un desarrollo normal, el niño con una alteración de la coordinación central tiene, generalmente, no solo un movimiento incoordinado, sino también unas funciones vegetativas incoordinadas, como p.ej., la respiración alterada. Se observa a la vez una alteración de la respiración alterada y de la emisión de sonidos, que se reconocen por un llanto agudo o con tensión. A veces, solo se oye un quejido, o un llanto monótono. Una expresión sonora de este tipo puede remitir a una alteración de la motricidad del lenguaje. Si se atiende al llanto durante la terapia, también se perciben ahí ese tipo de expresiones sonoras.

Además, la exigencia (de la terapia) completamente nueva y extraña puede ser también un desencadenante del llanto. Se habla entonces de un llanto por activación del patrón motor (llanto de activación). Con la terapia, el lactante en su movilidad espontánea percibe su cuerpo de una manera distinta que como hasta entonces. En lugar de los movimientos incoordinados a los que está acostumbrado, aparecen con la terapia Vojta movimientos coordinados, que al principio el niño los siente como extraños.

El niño tiene que abandonar sus posturas y movimientos acostumbrados a favor de una postura y un movimiento más flexible, es decir, tiene que dejar lo conocido, y no lo hace por propia motivación, sino porque se le impone desde fuera.

El lactante, ante una situación a la que no está acostumbrado, llora o chilla más fácilmente que el niño más mayor. Se ha observado que esta inseguridad es mayor en las primeras aplicaciones que posteriormente, de modo que al principio hay que buscar cual es la mejor manera de activar el patrón motor.

Pero si el programa terapéutico se aplica de forma constante durante un tiempo, el lactante lo llega a aceptar. La terapia encuentra su lugar en el plan del día del niño, y este se familiariza con ella. Se llega a aceptar un ritmo mantenido de la oferta terapéutica, repartida a lo largo del día.

Cuando es necesario cambiar el programa terapéutico y el modo de realizarlo, puede que aparezca también en el niño, mientras la madre está todavía insegura en su aplicación, una sensación de inseguridad, que se manifiesta con más llanto. Una vez que la madre está otra vez segura con el nuevo procedimiento, y el niño se siente corporalmente seguro, volverá a encontrar su expresión sonora habitual, de modo que su protesta aparezca solo ante el esfuerzo.

RECUERDE

El llanto en la terapia puede tener distintos motivos. Las causas pueden ser:

- Que se le exige algo a lo que no está acostumbrado, y además con esfuerzo.
- La percepción de movimientos no habituales, y perder su postura habitual.
- El cambio del entorno cuando la terapia no se aplica en casa.
- Una madre nerviosa o insegura.
- Un cambio del programa terapéutico.

• También que el lactante sea fácilmente irritable debido a unas funciones vegetativas lábiles e incoordinadas. Por ejemplo, si la respiración y las emisiones sonoras están alteradas (calidad del llanto) tiende más fácilmente al llanto. No debe darse ningún llanto por dolor, porque el dolor está contraindicado.

Sobre el manejo del niño que llora

SUGERENCIAS PRÁCTICAS

Es muy importante escuchar exactamente el llanto para poder interpretarlo:

- El niño no debe tener dolor o sentirse mal, por ej., cuando tiene una infección.
- El niño no tiene que sentirse inseguro por las señales de la madre o del terapeuta.
- No tiene que esforzarse más de lo debido. Midiendo su esfuerzo, se estimula al niño verbalmente, con voz firme y tranquila, a hacer más y se le alaba su implicación.
- Se debería observar el cambio de su voz durante y después de la terapia, porque la terapia tiene un efecto positivo sobre la respiración y la motricidad del lenguaje. Esto se muestra, p. ej.:
  - en una respiración más profunda,
  - en un tono de voz más grave (cambia la voz chillona o tensa),
  - después de la terapia las emisiones sonoras tendrían que ser más variadas y diferenciadas.

Los padres y los terapeutas deberían escuchar muy detenidamente para poder interpretar las emisiones sonoras del niño. Estas emisiones muestran un enorme espectro de posibilidades, desde el enfado hasta un llanto furioso. El tipo de llanto informa al observador experimentado sobre cómo se encuentra el niño. La calidad del llanto informa también sobre los cambios en la respiración y en la motricidad del habla.

Por ej., un llanto agudo al principio se cambia a un tono más grave, y tras un llanto tenso aparece una espiración más profunda. En las pausas, el lactante deja generalmente de llorar. También al terminar la terapia no suele seguir llorando. Después de un corto momento de recuperación vuelve a interesarse por su entorno y se vuelve hacia las personas que han trabajado con él. Con frecuencia se observa una verdadera explosión de sonidos diferentes.

Por lo general, el niño deja de llorar hacia los 2 años –suponiendo un desarrollo mental normal– porque a esta edad puede entender el lenguaje adaptado a su nivel. El diálogo y abordar lo que dice el niño respecto al momento de la terapia facilitan el trabajo conjunto.

RECUERDE

- Después de la terapia el niño suele dejar de llorar y se dirige, tras una pausa de recuperación, a sus juguetes y a su entrono.
- La condición es que los adultos no le tengan lástima, sino que le reconozcan diciéndole qué bien ha puesto de su parte.
- Por lo general el niño deja de llorar en la terapia hacia los dos años, porque entonces es posible comunicarse con él verbalmente..

La información de los adultos al niño

El niño se orienta en su conducta según la conducta de los adultos. Lo que se manifiesta ante el niño debe ser sincero (> Fig. 9.2). La conducta de la persona de referencia del niño no es sincera, p. ej., cuando se rechaza la terapia, pero se quiere "lo mejor" para el niño, y se aplica la terapia sin gran entusiasmo. Ello puede causarle al niño un **conflicto de conducta,** porque tiene que hacer algo que sus padres rechazan. En esta situación al niño le falta una información clara, se siente inseguro y reacciona por lo general con faltas de conducta.

La información que se hace llegar al niño por parte de los adultos, durante o después de la terapia, debería corresponder al verdadero comportamiento del niño y a su esfuerzo realizado. De ese modo, los padres reflejan el comportamiento del niño y lo que ha conseguido. El niño puede deducir sus capacidades a partir de la **afirmación,** del **reconocimiento** y del **aliento** de los padres, y desarrollar la correspondiente **autoestima.** Si los padres o el terapeuta no reflejan su comportamiento de forma real, el niño recibe una **falsa valoración de sí mismo.**

En las situaciones de cada día, como en la terapia, los padres informan al niño sobre cómo lo ha hecho. Por ello es importante que se transmita al niño lo que realmente ha conseguido. Se observa que, con frecuencia, la madre no refleja en el niño su verdadero rendimiento, y además lo potencia frecuentemente con una mal entendida y exagerada protección. El niño recibe así una imagen falsa de sí mismo y una falsa autocomprensión y autoestima. El reconocimiento no es verdadero, porque este responde a la verdadera necesidad de veracidad (¿quién soy yo?) con algo falso y, en definitiva, desleal.

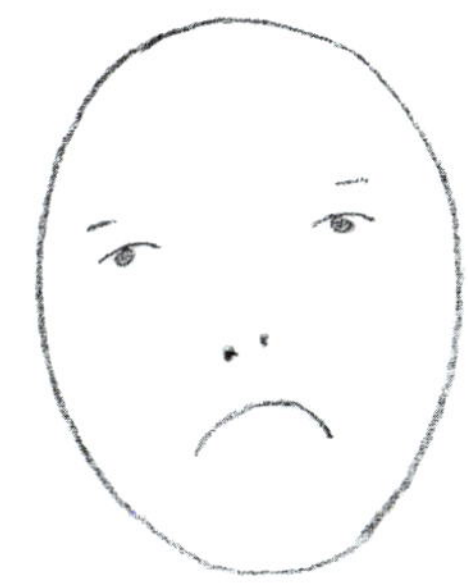

Fig. 9.2 Discrepancia entre la expresión verbal y la mímica: la información poco sincera que recibe el niño le provoca inseguridad y termina en conflictos de conducta. (L286)

RECUERDE

- El niño necesita ver reflejado en el adulto su verdadera conducta o su verdadero rendimiento, y esto vale igual para la terapia.
- Este reflejo es importante para su desarrollo personal.

Si algo sale bien, necesita una verdadera confirmación. Y también es importante si algo no sale bien, p.ej., afirmar: "Vamos a probarlo otra vez, porque no salió tan bien". Pero hay que expresar de forma inteligible al niño qué es exactamente bien y qué no lo es, por ej.: "Tu brazo ha resbalado y no se ha mantenido en su sitio, mira aquí, lo puedes ver. Ahora intentamos otra vez este lado, y vemos si sale esta vez".

9.3.3 Conflictos y diferencias de opinión

Como en cualquier trabajo en equipo, en la aplicación de la terapia Vojta pueden aparecer diferencias de opinión y conflictos. Seguro que también se cometen fallos, eso es normal. Lo decisivo es cómo se manejan. Si se ven los conflictos y los **errores como oportunidades,** aportan mejoría. En un sistema de gestión de la calidad los errores, p.ej., se consideran joyas, porque con ellas es posible mejorar.

RECUERDE

- Diversidad de opiniones, conflictos y errores son normales entre padres e hijos. Hay que aguantarlos, también en la terapia.
- Si se esquivan los conflictos, el niño no aprende a comportarse de forma adecuada en las situaciones de conflicto. El umbral de frustración es entonces muy bajo.
- Habría que ver los errores como oportunidades de mejorar. El que no comete ningún fallo no se desarrolla.

Si en el día a día no se soportan los conflictos con los niños, a los padres les resultará difícil hacerlo en la terapia. Si cada día se esquivan los conflictos y se toma el "camino fácil", entonces el niño no aprende a comportarse de forma adecuada en las situaciones de conflicto.

El **límite de la frustración** es entonces muy bajo y el niño rehúsa colaborar, llegando hasta la rebeldía, y entonces los padres se sienten superados con la situación.

Con frecuencia se intenta afronta la conducta impertinente hablando demasiado, pero no se actúa de forma consecuente. En vez de parar al niño sujetándole de forma firme, especialmente al lactante, se le deja en su estado malhumorado y haciéndole solo consideraciones verbales. Naturalmente sujetarle no significa agarrarle de cualquier manera, sino el dirigirse al niño de forma clara y sujetarle con afecto [4].

9

Desde la práctica

Martin, siete meses. Alteración motora moderada

La Sra. S. viene con su niño de siete meses desde hace algunas semanas a terapia Vojta. Martin es prematuro, por lo que hay que restar 4 meses a su edad cronológica para valorar su desarrollo. Martin es un niño sociable, pero su nivel de tolerancia es bajo.

Diagnóstico una alteración motora (ACC) con claros problemas de enderezamiento en el tronco. Desde el punto de vista vegetativo, Martin tiene poca resistencia y tiene dificultades con la toma de alimento. Es un niño inquieto e inestable, le falta estabilidad en el tronco y apenas consigue explorar un juguete.

Dificultades en la aplicación de la terapia

En la terapia se escurre constantemente de la madre, y se escapa como una anguila en sus manos. La Sra. S. viene bastante frustrada a la siguiente consulta. Al hacerle la reptación refleja la madre muestra cómo le coloca en decúbito ventral, tal como quedamos, pero cede enseguida cuando Martin se escapa de sus manos.

Después de tres intentos y con ayuda del terapeuta, se consigue colocar a Martin en una posición de partida segura y empezar a activar. La protesta se mantiene en los límites. Pero cuando la madre tiene que continuar sin la ayuda de la terapeuta, Martin se escapa de nuevo. La madre mantiene sus manos sobre el niño, pero de manera muy insegura lo que también se manifiesta en su voz baja y titubeante. Martin se expresa ahora con más fuerza, con su voz aguda y tensa.

Conversación en la pausa de la terapia

A continuación, en la pausa, la terapeuta y la Sra. S. hablan sobre la situación. La terapeuta le pregunta qué siente cuando hace los ejercicios con Martin. La Sra. S. dice que también en la vida diaria tiene dificultades para poner límites a Martin en sus impulsos motores; p.ej., que siempre le resulta difícil ponerle los pañales, porque constantemente se escapa. Pero ella no le quiere sujetar, porque dice que le gusta dejarle libre en su movilidad. En el curso de la conversación se abordan de nuevo los problemas del niño, y queda claro que el mayor problema es la falta de sujeción del tronco. Esto, naturalmente, la Sra. S. lo tenía claro en su razonamiento, pero en sus sentimientos no tan claro.

Desde la práctica

Continuación del proceso

Fueron necesarias todavía algunas sesiones de tratamiento para que la Sra. S. pudiera aceptar, y experimentar en la práctica, que ella tenía una parte decisiva en la terapia, aplicando una sujeción selectiva y firme, para que Martin pudiera conseguir su necesaria estabilidad. Ella le habló con una voz más firme y tranquila, apoyando verbalmente su acción. Martin se fue tranquilizando, y se encontraba claramente más a gusto. Con el tiempo pudo diferenciar exactamente entre el trabajo, las pausas y el final de la terapia. Se expresaba con llanto más diferenciado, sin ir en aumento, y se tranquilizaba con rapidez después de la terapia. La Sra. S. se sintió más fuerte y animada por la conducta y por los progresos que hacía su hijo.

Los niños necesitan reglas, porque las reglas y la regularidad son información importante para ellos. Ellos tienen una percepción del tiempo diferente a la de los adultos, necesitan regularidad en el curso del día con señales seguras y repetidas. Las comidas, el aseo personal, los tiempos de juego, la lectura antes de ir a dormir y también la terapia, debe tener un momento fijo en el transcurso del día. De esa manera el niño se puede orientar con las **reglas y los rituales que se repiten,** y sentirse seguro. Los rituales son para los niños como anclas en el discurrir del día, a las que pueden agarrarse. Para el niño con alteración del desarrollo es especialmente importante esta orientación clara. Posiblemente, y debido a su alteración motora, está limitada su participación en muchas de las actividades normales del día, y necesitan por ello más tiempo, y señales más seguras, que el niño con desarrollo normal. Las reglas ayudan a resolver problemas y facilitan un desenvolvimiento más seguro. A través de las reglas se pueden indicar fácilmente unos cometidos claros y espacios libres, pero también los límites. Pero es importante que los adultos cumplan también las reglas.

El niño cuestiona siempre de nuevo la fiabilidad del adulto. Esto sucede a diario en la familia, y también en la situación de la terapia. Los adultos tienen el deber de ser fiables y de guardar las reglas establecidas, lo mismo que el niño.

RECUERDE

- Las reglas y los rituales facilitan la vida diaria y, especialmente, cuando en la vida diaria hay que incluir la terapia.
- Con reglas que obligan a todos se evitan decisiones arbitrarias que el niño no puede cumplir.
- Para velar por la fiabilidad, desde la óptica del niño la obligación significa:
  - "Por favor no seas inconsecuente conmigo, porque eso me desorienta, e intento entonces imponer más mi voluntad".
  - "No caigas en mis impertinencias, cuando pruebo hasta dónde puedo llegar, porque aprendo de ello".
  - "Muéstrame los límites cuando sean necesarios, pero que no sean demasiado estrechos porque entonces no me puedo desarrollar".
  - "No dejes, por favor, que me desborde, porque entonces me desoriento".

Estas necesidades básicas del niño están presentes tanto en las situaciones diarias como en la terapia. Pero en la terapia no se pueden esquivar, sino que hay que soportar el conflicto y buscar una solución. Al niño se le ofrece de este modo una experiencia de aprendizaje, porque se establecen pautas claras y concretas, que tiene la posibilidad de cumplirlas bajo determinadas condiciones. Su esfuerzo se evalúa de forma real y, como se describió antes, debe reflejársele de forma consecuente.

A la vida diaria pertenecen tareas que los niños, y también los adultos, realizan con mayores o menores ganas, que las pueden hacer mejor o peor. La terapia va unida a una regularidad, a reglas, y pretende obtener un resultado reconocible. Las cosas que salen peor al ejecutarlas son las que menos gusta hacer. Si, p.ej., en la reptación refleja la cabeza siempre se resbala, o no se consigue el apoyo en la pierna nucal en la posición necesaria, entonces la madre le dice al terapeuta que no lo consigue y que no lo vuelve a intentar. "Es demasiado difícil" dicen las madres, y evitan hacer la terapia. Pero también en muchas otras situaciones de la vida las cosas que no gustan parecen difíciles.

RECUERDE

No nos atrevemos a hacer las cosas porque sean difíciles, sino que son difíciles porque no nos atrevemos.

9.3.4 ¿Qué facilita la aplicación regular de la terapia Vojta?

Una madre contó, sobre todo para animar a otros padres, qué es lo que a ella le ayudó para vencer las difíciles fases de la terapia, y cómo ella pudo terminar con las dudas siempre recurrentes y mantener una relación madre-hijo sin daño. Lo resumió en tres puntos:

- Conseguir rituales agradables en las terapias de cada día (ver Kasten).
- Saber que el niño gana mucho más que la mera consecución de los objetivos terapéuticos (> 9.5).
- El intercambio con el terapeuta y con otros padres que tratan a su hijo con la terapia Vojta.

Desde la práctica

Rituales agradables para aliviar

Esta madre consiguió unir el tratamiento diario a rituales fijos, algunos de los cuales tenían un carácter de recompensa, porque decía: "Poniendo la mano en el corazón, también los adultos se esfuerzan más si tienen como objetivo ante los ojos una recompensa".

Si se consigue convertir el necesario calvario del vestir y desvestir cuatro veces al día en algo agradable y en un juego, esto pasa, de repente, de ser algo fastidioso y enojoso y que te roba el tiempo, a ser un **tiempo de relación padres-hijo positivo,** y en ocasiones también pedagógico. A ese tiempo positivo padres-hijo con los niños pequeños pertenecen, p.ej., los juegos de dedos, cantar canciones o hacer cosquillas; con niños más mayores los padres pueden inventarse "juegos de auto-vestido", o conversaciones para las que generalmente se tiene poco tiempo.

Además, en cada situación de terapia se unía un tiempo de encuentro afectivo del uno con el otro que tenía un carácter ritual, bien diferenciado de otras situaciones de juego. Este tiempo no se consideraba como consuelo, sino que formaba parte fija del programa del **tiempo de relajación** después del trabajo bien hecho. Con ello se consigue vencer el esfuerzo y la tensión que la terapia tiene en sí misma. Por ej., había una canción muy especial que solo la conocían la madre y el hijo, porque solo la cantaban con la puerta cerrada, ya que la familia y los amigos quedaban fuera mientras duraba la terapia.

De este descanso conjunto después del trabajo bien hecho se originaba una atmósfera de **intimidad y vida común** que significaba un mundo propio. La madre afirmaba que a ninguno de sus otros hijos había acariciado tanto y tan profusamente como al "niño-Vojta".

Además ella cree que esta alta calidad en la relación, en la intensidad, vida común, y dedicación, unida con esa enorme cantidad, representa una gran ganancia en la relación mutua, porque ¿quién dedica a su hijo, fácilmente, unos 40 minutos diarios a esa vida en común?

Ganancia para la madre y el hijo

La madre sostenía que su hijo ganaba algo más que el objetivo terapéutico propuesto. Contaba que ella y su hijo habían aprendido mucho debido al "entrenamiento" diario del intercambio de demandas y respuestas exigentes y, entre otras, de la importancia de las señales no verbales, del lenguaje corporal y de las señales dependientes de la voz, y de lo decisivo que es que estas concuerden con el contenido de lo que se dice.

"Mi hijo reconoce enseguida cuando esto no es así, y ha conseguido, a través de nuestro entrenamiento diario, una gran sensibilidad para la comunicación, por ej., el diferente carácter de obligatoriedad de los distintos tonos de voz. Además, su umbral de frustración está mucho más alto que el de sus hermanos. Ha "refunfuñado" menos, y se dedica con más concentración y duración a las tareas diarias. Hubo algunos días de su cumpleaños que pensé que le hacía un bien dándole una pausa en el tratamiento. Los dos aguantamos como máximo hasta el mediodía, después le traté y nos dimos cuenta aliviados que habíamos recuperado el antiguo equilibrio".

Intercambio con el terapeuta

"Sin el acompañamiento especializado y, también, psicológicamente competente de nuestra terapeuta, no hubiéramos podido recorrer el camino de este tratamiento, que aún mantenemos, con todos sus altibajos".

La colaboración del niño

Los niños se sienten orgullosos cuando pueden ayudar, y asumen generalmente con gusto pequeñas tareas. Esto se supone que ocurre también en la terapia Vojta. Antes, durante y después de la terapia aparecen muchas posibilidades para colaborar, también a los lactantes.

El niño pequeño asume el proceso que se repite una y otra vez, y se puede llegar con él, según sus capacidades de comprensión, a hacer pequeños acuerdos para la ejecución de la terapia. El niño puede ayudar activamente al vestido y desvestido, y también a colocarse en la posición de partida. Durante el tratamiento se le puede dar el siguiente encargo: "Siente mis manos ahí y mantente en contacto con ellas", o "deja las piernas y los brazos en la posición de partida".

SUGERENCIAS PRÁCTICAS

Transmítale a su hijo, durante la terapia, la información de lo que hace y empiece con algo positivo, y nombre lo que estaba bien y lo que no, p. ej.:

- "¿Sientes mis dedos en tu brazo, o en el pie?" Después de un tiempo haga la pregunta más concreta: "¿Notas mi dedo en tu codo, o en tu talón?"
- "He notado cómo te has mantenido en mi dedo, ¿lo has notado tu también?"
- "Tenemos que volver a colocar mejor tu pierna, porque ha resbalado".

De este modo, el niño un poco más mayor se puede concentrar también en lo que hace y percibir su cuerpo de manera diferenciada.

El reconocimiento de que está colaborando debería realizarse cada vez, eso refuerza la disponibilidad a colaborar. La **atención** y la **concentración** del niño se dirigen a la percepción de su cuerpo y al trabajo conjunto. Esa "devolución" de la información tiene que tomarse, naturalmente, en serio. Así por ej., se le pregunta cómo siente la presión en una zona: "¿Notas dónde está mi dedo?" A los niños más mayores se les pregunta cómo sienten la presión, si la pueden soportar, o si es desagradable. A partir de las informaciones del niño se puede detectar, quizás, si hay una alteración de la sensibilidad.

SUGERENCIAS PRÁCTICAS

- Dígale al niño: "Mira, yo también tengo que esforzarme, pero alguna vez hay que hacerlo, también cuando es desagradable".
- Es importante que el niño no sienta que se le deja solo, y que se le anime a continuar.

Si se consigue involucrar de este modo al niño, él siente que su colaboración es importante. El **reconocimiento** de su colaboración potencia la conciencia de sí mismo. A través de ese trabajo conjunto experimenta lo que es el **trabajo en equipo.**

Los niños más mayores colaboran más fácilmente si quieren alcanzar un objetivo. Pero los objetivos terapéuticos deben conseguirse en un tiempo no excesivamente largo. El niño que tiene una alteración motora siente su cuerpo, así como es, como lo normal. Por ello, no se puede esperar que anhele cambios corporales. Solo en la escuela infantil y en el colegio, al compararse con otros niños, toma conciencia de sus limitaciones. Entonces comprende mejor por qué se le trata.

SUGERENCIAS PRÁCTICAS

Defina objetivos cercanos y alcanzables. Objetivos terapéuticos en niños más mayores pueden ser, por ej., "Queremos ver si logras comer mejor tú solo con la cuchara" o "ver si se te entiende mejor cuando hablas con otros". Tiene poco sentido decirle "hacemos gimnasia para que puedas andar", cuando se sabe que ese objetivo tardará algunos años en conseguirlo.

El niño con discapacidad necesita más tiempo

El niño necesita tiempo para sus pequeñas tareas, y eso requiere paciencia por parte de los adultos. Y todavía más con el niño con discapacidad. Los adultos tienen que aprender a posibilitar al niño con discapacidad que utilice sus capacidades. Un cierto desvalimiento del niño se convierte enseguida en una dependencia de los adultos. Si el niño se acostumbra a que la madre le vista y le dé de comer, entonces probablemente no se siente exigido a hacerlo por él mismo, aunque pueda.

El niño con discapacidad tiene, la mayoría de las veces, una capacidad de reacción lenta. El impulso de dirigirse a algo y cogerlo puede estar limitado. Los padres a veces se preguntan: "¿No entiende este niño lo que tiene que hacer, o es que en este momento no quiere colaborar y se echa para atrás? ¿Tenemos que exigirle, o le pedimos demasiado?". Pero, por lo general, los padres desarrollan con el tiempo una buena sensibilidad con respecto a su hijo.

A menudo se echa en falta haber dejado al niño con discapacidad, en una edad temprana, una mayor independencia. Esta independencia se limita, en muchos casos, a pequeñas acciones, pero siempre es importante que el niño pequeño pueda comer por sí solo, y pueda conseguir alguna independencia en actividades de higiene.

RECUERDE

La máxima independencia es siempre un gran bien, y perseguirla es también importante para un niño con amenaza de discapacidad, por ej.:

- Conseguir la mayor independencia posible en la comida, incluso bajo el punto de vista estético, para posibilitar la máxima aceptación del niño también fuera de la familia.
- Independencia en la higiene corporal, por ej., al hacer sus necesidades.

Las manos del niño se preparan también en la terapia Vojta para estas acciones, pero es necesario animarle, exigirle y también dejarle que utilice sus manos en las actividades de la vida diaria.

Si al niño no se le da la oportunidad de manejarse de forma independiente, se acomodará y quedará inactivo. A los padres se les exige **paciencia** y un **consecuente y benévolo.** A causa de la falta de tiempo, y a una cierta rutina, se deja de hacer esa educación para una mayor independencia.

La educación de un niño con discapacidad exige, en comparación a la de un niño sano, mayor implicación y regularidad; esto representa para todos los implicados una exigencia diaria. Pero se debería impulsar una educación que posibilitara la mayor independencia. Todo lo que el niño puede hacer por sí mismo se le debería exigir. En la edad juvenil se beneficiará de esa independencia.

Desde la práctica

Moritz, seis años. Discinesia

Situación al comienzo de la terapia

Moritz tenía 6 años cuando vino a la terapia Vojta. Vino del extranjero a Alemania para realizar la terapia Vojta. Moritz había sufrido una lesión cerebral en una etapa muy precoz: en el parto presentó una vuelta de cordón, sufrió una parada cardíaca y fue reanimado. Su alteración motora se mostró como una discinesia, por lo que no podía mantener ninguna postura tranquila ya que no podía conseguir estabilizar de su cuerpo.

Sus movimientos eran bizarros, exagerados y no podía dirigirlos. Cuando quería agarrar un objeto su mano sobrepasaba el objetivo, y su cabeza se giraba en contra del objeto que quería alcanzar, de modo que perdía el contacto visual con él. Podía andar tambaleándose y con dificultad con férulas, pero se caía a los pocos pasos. Mantenía la boca abierta y la saliva se le escapaba de la boca. Su mímica estaba alterada. No podía masticar el alimento que se le introducía en la boca, sino que se lo tragaba deprisa y se atragantaba con frecuencia. Puesto que le faltaba la coordinación manos-ojos-boca no podía comer solo, ni vestirse/desvestirse o realizar las tareas de higiene.

Moritz era muy inteligente y empezaba a compararse con otros niños. Podía comprender bien las órdenes, pero la mayoría de las veces no podía realizarlas. Debido al desvalimiento de su hijo, los padres, especialmente la madre, asumieron todas las tareas por él. Esto se había entrenado así durante toda su vida y él se había acostumbrado a ello.

Primeras experiencias terapéuticas

La terapia resultaba al principio enormemente difícil, porque solo adoptar la posición de partida era problemático. La intranquilidad motora y los movimientos exagerados y desviados de las extremidades dificultaban enormemente la colocación en posición de partida y la estimulación de las zonas.

9

Como **objetivo terapéutico** se estableció, desde el principio, junto a la estabilidad del tronco, la coordinación manos-ojos-boca. Porque solo con esas condiciones le sería posible el comer de forma independiente y utilizar las manos junto con una mirada propositiva.

Los padres de Moritz encontraron esos objetivos dignos de alcanzarse. Pero a lo largo del tiempo se dieron cuenta de lo que ello significaba. Aplicar el tratamiento cuatro veces al día durante 20 minutos requería una determinada organización del día. Hubo que adaptar el lugar de trabajo. El Sr. K. pudo adaptar una mesa a la altura adecuada y cubrir la tabla con gomaespuma y hule para hacerla estable y no demasiado dura para Moritz.

Dificultades al aplicar la terapia

La Sra K., al contrario que su marido, tuvo muchas dificultades al principio para adaptarse con su cuerpo, y pensaba que ella era muy torpe y que su marido lo hacía todo mejor que ella. Simplemente la aplicación consecuente de la terapia, que era muy fácil para el Sr. K. porque, debido a su profesión médica, le era más fácil entenderla, para la Sra. K era una tarea imposible. Moritz estaba acostumbrado, hasta ahora, que con su "encanto" conseguía lo que quería de su madre. Había experimentado que su madre siempre estaba dispuesta a que él se encontrara bien y a evitarle cualquier incomodidad, lo que él aceptaba. Si Moritz no conseguía convencer a su madre, intentaba pelearse con ella y discutir.

La Sra. K. siempre se dejaba meter en discusiones, hasta que no podía más, y entonces chillaba a Moritz y le regañaba. Después de un rato le daba pena, y se disculpaba ante Moritz. Esta conducta de la madre reforzaba, al parecer, a Moritz en su rol y todo empezaba otra vez de nuevo. La terapia se quedaba a un lado.

El Sr. K. era con frecuencia, al contrario que su mujer, demasiado severo y le exigía demasiado. Le obligaba a trabajar todavía más. Moritz lloraba y se enfadaba. El Sr. K. le decía bruscamente que no se tenía que ponerse así, que un indio no conoce el dolor. Al Sr. K. le resultaba difícil valorar las respuestas de Moritz.

Conversaciones que dan confianza

El terapeuta analizó la situación con los padres y quedó con la Sra. K. no entrar en discusiones durante la terapia. En lugar de muchas pláticas, se llegó a **acuerdos claros** con Moritz en relación a la terapia y a su cuerpo. Este modo de proceder tenía la ventaja de que todos debían atenerse a lo acordado, y Moritz no tenía entonces ninguna posibilidad de escapar del proceder común. Se tenía que concentrar en las manos de la madre y en su cuerpo.

La Sra. K. reconoció que debía modificar su postura y su conducta para que Moritz pudiera modificar también su comportamiento. Con el Sr. K. se quedó en que debía admitir los avisos que le daba Moritz y tomarlos en serio. Él aprendió con el tiempo a reconocer los límites de la resistencia de su hijo y adaptar a ellos sus exigencias. También aprendió a animar a Moritz con reconocimiento.

Después del cambio de conducta de la Sra. K., Moritz intentó todavía utilizar su anterior patrón de conducta con el que había tenido éxito hasta entonces. Intentó, aunque en raras ocasiones, provocar a su madre y probar si se mantenía firme. Si no tenía éxito, se sonreía maliciosamente y volvía a asumir sus tareas. Estas tareas eran: antes de la terapia, ayudar a desvestirse; durante la terapia, realizar las que se le pedían e informar de forma adecuada; después de la terapia, ayudar a vestirse.

También se quedó en que Moritz podía comer con los dedos, sin cubiertos. Esto era difícil de aceptar para la Sra. K, porque la comida estaba unida a mancharse y embadurnarse, y eso le molestaba en su sensibilidad estética.

La situación después de algo más de un año

Fue necesario casi un año de terapia consecuente hasta que Moritz pudo seguir sus manos con la mirada y acercarlas a donde quería utilizarlas. Los primeros éxitos se consiguieron primero con ayuda, y después con menos ayuda.

Fue consiguiendo a pequeños pasos a vestirse y desvestirse, y poco a poco se fue ampliando lo que Moritz podía hacer por sí mismo. Con cada experiencia de éxito, él se hacía más consciente de sí mismo y con más deseo de intentar más. La madre estaba orgullosa de su hijo y se lo decía a él. Le animaba, y le exigía de forma consecuente a que realizara todo lo que podía hacer.

Se le escapaba la saliva de la boca solo cuando estaba excitado, y disminuyeron las muecas. Después de casi un año, Moritz consiguió vestirse casi solo, pinchar pan con el tenedor y llevarlo a la boca. Intentaba comer con cuchara, porque quería hacer lo mismo que los demás. Pero esto era especialmente difícil, porque no podía utilizar de forma adecuada la musculatura del antebrazo y la mano. Le adaptaron el mango del tenedor y de la cuchara utilizando el manillar de goma de una bicicleta para facilitarle el agarre.

Mejoró la motricidad de la boca. Podía masticar y mantener más tiempo la boca cerrada. Durante mucho tiempo, Moritz tuvo dificultad para arrastrar con el labio superior el contenido de la cuchara. Pero consiguió agarrar con ambas manos un vaso y llevárselo a la boca. Su lenguaje se hizo más claro y más inteligible. A los 10 años Moritz fue a una escuela Waldorf, y para entonces ya podía escribir con un lápiz gordo. Pero sobre todo, escribía en un ordenador adaptado con un teclado con teclas grandes. La bicicleta de tres ruedas le permitió un mayor radio de movimiento. Le gustaba mucho pintar cuadros. Todo lo hacía con mucha precisión y ambición. Necesitaba mucho tiempo para las tareas escolares. Sus rendimientos correspondían al nivel de la clase, pero tenía que dedicarse a ello mucho más tiempo que sus compañeros. A pesar de sus progresos, necesitaba mucho apoyo.

Desarrollo posterior

Moritz ha realizado el Bachillerato y estudia Informática. Le interesa el desarrollo de juegos de ordenador, ha ganado varios concursos de Matemáticas, también a nivel europeo. Microsoft le ha invitado, y desarrolla juegos de ordenador.

Moritz ha creado mientras tanto, su propia empresa. Vive en una vivienda con la ayuda necesaria. Ahí, él se desplaza sin ayudas técnicas, apoyándose en los muebles o en la pared. Fuera de la vivienda utiliza una silla de ruedas.

El cambio de la conducta educativa de los padres hizo posible la aplicación consecuente de la terapia y ayudó a Moritz a una mayor autonomía y, con ello, a una mayor calidad de vida. La madre pudo aceptar que Moritz se hiciera independiente de ella. Pudo irle soltando cada vez más.

En el día a día terapéutico, el proceso descrito supone, en otros casos, grandes dificultades, y por ello muchos fracasos en la intervención terapéutica. Porque no todos los padres consiguen ser tan razonables como los padres de Moritz y aceptar ellos mismos las consecuencias requeridas.

La conducta educativa y el posicionamiento respecto a los valores básicos de la vida en común, a las reglas y a la regularidad, y la aceptación de la responsabilidad con respecto a otros, son elementos decisivos para la aplicación de la terapia.

9.3.5 Interacciones entre los padres y el terapeuta

El primer encuentro entre la madre, el niño y el terapeuta –si es posible, también debería acudir el padre–, es importante, pero aparecen ya en ese momento flancos emocionales para las siguientes veces. Se ponen de manifiesto señales inconscientes a través del lenguaje corporal y de la voz. Con frecuencia solo unos segundos deciden si hay correspondencia entre ellos.

RECUERDE

Algunos números explican la importancia de la primera toma de contacto entre los padres y el terapeuta Vojta. Lo que favorece la aceptación de la otra persona en el diálogo es:

- un 60% el lenguaje corporal (expresión de la cara, mímica, postura corporal y movimiento),
- un 33% el lenguaje (cómo se habla, si el tono es agradable, una formulación clara, con una coloración correspondiente, y mucho más, como p. ej., el dialecto)
- y solo un 7%, el verdadero contenido (Möller, ➤ ver bibliografía).

Se intercambian mensajes, y el mensaje debe encontrar abierto el oído del receptor, porque si no, lo que se habla pasa de largo, y los padres no se sienten comprendidos. Este es el caso, por ej., cuando el terapeuta da muchas explicaciones técnicas sobre la terapia Vojta y no se da cuenta que, en ese momento, lo que necesitan los padres es un apoyo emocional, porque están muy preocupados con su hijo. La ➤ Fig. 9.3 muestra los distintos "oídos".

En los primeros encuentros se establecen los impulsos decisivos para una confianza mutua. Esa confianza debe crecer y afirmarse a lo largo del tratamiento, porque puede influir de forma decisiva en la ejecución de la terapia.

Saint-Exupéry dice, cuando el pequeño príncipe le pide al zorro que juegue con él: "Yo no puedo jugar contigo porque no me has domesticado" (Saint-Exupéry "El principito"). No domesticado significa lo mismo que "no nos tenemos confianza". Eso mismo se podría consignar en el principio de una terapia. La confianza se origina cuando se está seguro y uno se siente aceptado.

La competencia profesional del terapeuta juega en todo ello un papel secundario –como ya se escribió más arriba–. La demanda sin palabras de la madre es: "¡Ves mi urgencia, mi miedo! ¡Ayúdame!". El terapeuta será evaluado intuitivamente: "¿Puedo confiar en él? ¿Me da seguridad? ¿Se relaciona bien con mi niño, me admitirá a mí con mi hijo, soy bienvenida?". Todos disponemos de capacidades primitivas para relacionarnos unos con otros, comunicarnos sin palabras, aunque solo en raras ocasiones somos conscientes de ello. Los adultos, con frecuencia, no son conscientes de su lenguaje corporal. Está infravalorada la gran importancia de ese lenguaje corporal en la relación de unos con otros.

RECUERDE

- Lo consciente piensa, lo inconsciente guía. La coordinación de ambos forma la convivencia y la acción conjunta.
- En la terapia Vojta los padres, los terapeutas y los niños están en una estrecha relación.
- "Una décima parte actúa conscientemente, nueve décimas partes actúan de forma inconsciente, y lo inconsciente es más rápido que el rayo" (Möller, ➤ ver bibliografía)

Primera toma de contacto en la terapia

La experiencia demuestra que en la primera cita del tratamiento lo primero es la toma de contacto entre el terapeuta la madre, o los padres, y el niño. Esa toma de contacto tiene que estar dirigida a un objetivo, e incluye el análisis del movimiento del niño.

Preguntas como: "¿Puedo exigirle a mi niño, que ha tenido un comienzo en este mundo tan difícil?", o "Si le aplico la terapia Vojta, ¿se normalizará del todo?" muestran claramente el desgarramiento interior en el que se encuentran los padres.

Los padres se escapan de la responsabilidad diciendo: "Mi mujer puede hacer esto mucho mejor, además, me da mucha pena el niño y yo soy muy sensible". Enseguida se demuestra que no se trata de una verdadera sensibilidad, sino de la falta de disposición a implicarse con el niño y sus proble-

9

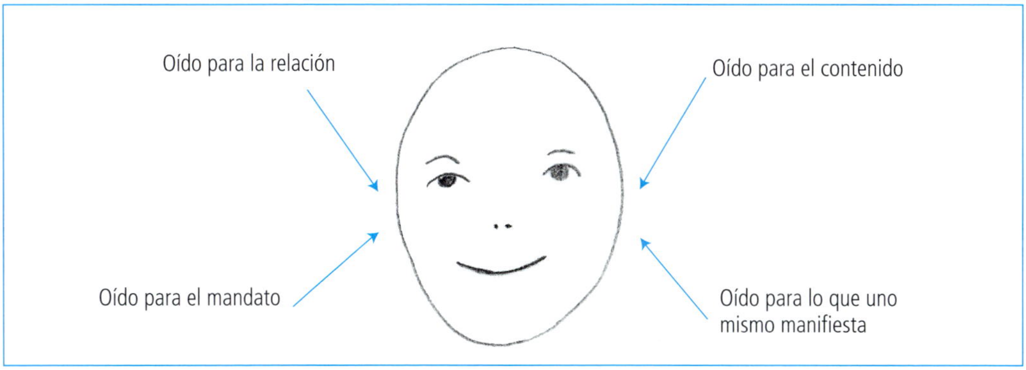

Fig. 9.3 Cada uno de los cuatro oídos oyen un mensaje diferente. (L286)

mas, y de la falta de decisión a colaborar en la resolución del problema.

RECUERDE

- Es importante, si es posible, incluir al padre ya en la primera cita. De ese modo recibe información directa sobre el resultado de la exploración y sobre la terapia. Incluso, aunque no pueda aplicar él mismo la terapia, puede apoyar a su mujer.
- Es deseable incorporar al padre en la aplicación de la terapia, por ej., que la realice una vez al día, o en los fines de semana.

Si los padres han experimentado ya con otras terapias, ven en la terapia Vojta una nueva posibilidad. Esto facilita el comienzo.

Es una ayuda extraordinaria que el médico les haya dado información clara respecto al diagnóstico, la indicación y el pronóstico, y también sobre la terapia Vojta. Desgraciadamente esta información de apoyo, tan necesaria para los padres y el terapeuta, no se da en la medida necesaria. Por eso recae en los terapeutas Vojta, al explorar al niño, la tarea de explicar con cuidado a los padres por qué es necesario aplicar la terapia a su hijo. Porque sin una formulación del resultado de la exploración, no se puede formular el objetivo de la terapia y fundamentarla. Para ello, el terapeuta necesita seguridad y experiencia en la terapia Vojta.

Los padres acuden al terapeuta, con frecuencia, inseguros y con informaciones inexactas. Especialmente cuando se propagan **prejuicios irreflexivo** por personas externas. De este modo, ya al comienzo aparecen enseguida las gotas amargas de la duda que dificultan el encuentro (➢ 9.3). También la información del médico a los padres: “Haga con su hijo un poco de gimnasia“, no suscita la idea de tener que trabajar con el niño de forma intensiva y selectiva.

9

RECUERDE

- Una información previa y completa a los padres sobre el diagnóstico y las posibilidades y límites de la terapia Vojta facilitan el comienzo del trabajo del terapeuta.
- Los prejuicios irreflexivos de personas externas provocan inseguridad en los padres y dificultan el comienzo de la terapia.
- El terapeuta necesita una distancia emocional respecto a los padres y al niño, para que pueda aportar su competencia profesional de forma específica.

Medidas básicas de actuación en la relación terapéutica

SUGERENCIAS PRÁCTICAS

Ha dado buen resultado la siguiente organización básica de la relación terapéutica:

- Procure una atmósfera relajada.
- Se debería dar a todos los implicados casi la misma participación para escuchar y para hablar. Esto sirve naturalmente para los adultos, pero también hay que conseguir que el niño, incluso el lactante, pueda expresarse de forma correspondiente. El niño más mayor aprende así a escuchar, porque experimenta que se toma en serio su participación.
- Manténgase usted en su puesto, centrado en el tema y no pierda de vista el contenido.
- Guarde silencio cuando sea necesario, y respete los silencios ante preguntas incisivas.
- Dé a los padres la posibilidad de preguntar, sin acosarles, mejor esperar hasta que tengan necesidad de preguntar.
- Haga sentir a todos los implicados que mantendrá la mayor apertura.
- Tenga en cuenta la igualdad de los padres (los dos), del niño y del terapeuta.
- Formule objetivos alcanzables.
- Establezca acuerdos obligatorios.
- Desarrolle estrategias comunes para acercarse al objetivo terapéutico.
- No deberían ser más de tres personas, incluido el terapeuta, los que apliquen la terapia al niño, porque el niño debe tener la posibilidad de adaptarse a las personas de referencia y que sean las mismas.
- Acuerde citas regulares, que al principio de la terapia deben distanciarse poco.
- Asimismo debería acordarse el contenido de las condiciones de un contrato terapéutico (➢ 9.2).

Los primeros tratamientos: procedimiento específico

El niño con alteración motora necesita, como cualquier niño, **experimentar situaciones concretas** de relación y de confrontación con otros. La ejecución de la terapia puede ser una de ellas.

SUGERENCIAS PRÁCTICAS

En la práctica se repite siempre una cierta regularidad en el modo de proceder. Lo siguiente resume algunas ayudas en la enseñanza de la terapia a los padres.

En la práctica se repite siempre una cierta regularidad en el modo de proceder. Lo siguiente resume algunas ayudas en la enseñanza de la terapia a los padres.

La primera cita

En la primera cita están en primer término:
- El conocimiento mutuo
- El diagnóstico: análisis del patrón postural y motor, poniendo por escrito los resultados encontrados.
- Formulación, verbal y escrita, del objetivo de la terapia para un determinado espacio de tiempo, p. ej., entre ocho semanas y tres meses.
- Conversación con los padres para responder a sus preguntas
- Instrucciones en el manejo del lactante, tales como: cómo cogerlo, ponerlo en la cama, llevarlo, envolverlo en pañales, darle de mamar, alimentarle, etc.; cómo hablar al niño p. ej., mientras se le desviste, antes, durante y después de la terapia.

Segunda y tercera citas

En la segunda y tercera citas es conveniente, por lo general, lo siguiente:
- Los padres pueden plantear las preguntas que les han surgido en ese tiempo.
- El terapeuta encuentra cuál es la posición de partida y la combinación de zonas con las que se activa mejor la locomoción refleja.
- El terapeuta se dirige al niño. Él recibe información verbal, y a través de las manos, de lo que está funcionando bien y de lo que todavía no. Al niño mayor se le pide su colaboración ya desde el principio. Se le pide por ej.: "Túmbate boca abajo, o ayuda a llevar tu brazo hacia delante". Si el niño obedece la demanda se le debe reconocer: "¡Bien hecho!"
- Se debe enseñar a la madre, o persona de referencia, una buena postura al realizar la terapia, y recomendar un lugar de trabajo adecuado en casa con la correspondiente altura de la mesa.
- Se le muestra en una muñeca de tratamiento cómo debe proceder y en qué se debe orientar para conseguir la posición de partida necesaria.
- Se enseñará a la madre/persona de referencia dónde colocar sus manos, derecha e izquierda, y cómo colocar el propio cuerpo. Se les recomienda escribir algunas notas o hacerse un esquema. Esto se lo debe dejar hacer a la madre/persona de referencia, porque se recuerda mejor lo que uno ha escrito.
- Se recomienda, después de una primera información sobre el modo de proceder en la muñeca, ejecutarlo también en el niño. Para ello, el terapeuta dirige las manos de la madre/persona de referencia. Así el terapeuta también nota en qué lugar tiene que dar más indicaciones y dónde necesita más ayuda.
- Ya desde el principio se enseña a los padres a activar el patrón de locomoción desde ambos lados. Con ello aprenden también que posiblemente cada lado del cuerpo reacciona de distinta manera.
- Para no sobrecargar a los padres, se les pide que apliquen diariamente en casa dos "ejercicios", o quizá solo uno, pero de forma consecuente y cualitativamente bien hecho, mejor que por ej., tres ejercicios y peor realizados.
- Tener en cuenta la comunicación verbal con el niño antes, durante y después de la terapia, y explicar a los padres que esto es importante para el desarrollo verbal del niño.
- Al final se acordará, fundamentándola, la dosis diaria para aplicar en casa. Se establece la frecuencia necesaria y la elección de cada uno de los ejercicios.
- Con los niños más mayores se estipulan reglas. Se acuerdan las tareas y los objetivos de la terapia hasta la siguiente cita, por ej.:
  - Encontrar un lugar de trabajo
  - Tomar conciencia de la postura del propio cuerpo
  - Conseguir junto con el niño la posición de partida
  - Encontrar y palpar una o dos zonas, y quizá también estimularlas. Se enseñarán los signos para valorar el patrón motor.
  - En la tercera cita se incidirá sobre las preguntas y dificultades que han aparecido durante ese tiempo.
  - Se repetirá y comprobará, junto con el niño, la ejecución en casa o en la consulta y se corregirá o ampliará.
  - Retomar el objetivo terapéutico con los padres siempre al comienzo y al final de la sesión de tratamiento, y esto mismo también en todas las siguientes sesiones.

Desde la práctica

David, siete meses – alteración de la coordinación central

Situación al comienzo de la terapia

La Sra. P. había visitado ya dos veces a la terapeuta Vojta con su hijo de 7 meses, y tenía la tarea de colocar a su hijo en casa en la posición de partida de la reptación refleja, en la que la pierna facial queda colocada fuera de la mesa.

Primera cita

La tarea se había formulado de la siguiente manera:

- En la posición de partida, colocar con la mano derecha la cabeza girada hacia un lado y apoyada en la frente.
- Mantener con su cuerpo el codo del brazo facial a la altura de la nariz sobre la mesa.
- Con la mano izquierda estimular la zona de la pelvis del lado facial.

Todo esto debía hacerlo la Sra. P. acompañándolo una voz tranquila. Además, tenía que observar los siguientes signos:

- Que la cabeza se mantiene lateral y apoyada en la frente y si la nariz está libre. La Sra. P. podía ver el apoyo de la cabeza y si era necesario, corregirla.
- Además, no debía producirse ninguna lordosis, para lo que con su mano izquierda debía dirigir la pelvis de forma adecuada y estimular la zona de la espina ilíaca.

Segunda cita

La Sra. P. dijo que le resultaba difícil hacer una cosa diferente con cada mano. Cuando observaba la cabeza de su hijo y la colocaba, se olvidaba de actuar con su mano izquierda. David se escapaba siempre entonces, a pesar de que ella lo había intentado varías veces. No había realizado el tratamiento cuatro veces al día, en todo caso dos.

Al mostrar a la terapeuta cómo había trabajado en casa, David mantiene bien apoyada la cabeza (de lado, sobre la frente). Pero llora y protesta cuando parece que no tolera la postura, sin embargo la Sra. P. se mantiene tranquila y habla con él, sin que él aumente el llanto. Su disgusto parece no ser atendido. A la pregunta de cómo se siente cuando el niño llora, la Sra. P. responde de forma asombrosamente clara: "David siempre se enfada en las situaciones que no le gustan. Puede hacerlo, porque tiene que aprender a aceptar que no se pueden escoger las tareas, sino que tienen que hacerse". Añadió: "En la medida que nosotros dos podamos superar juntos esta situación, no le va a producir daño". Esta postura de la madre facilitó a la terapeuta corregir el modo de controlar la cabeza y desencadenar la zona de la pelvis. Para asegurarse de cómo se hacía la reptación refleja, volvió a repetirla en cada lado. Con ello finalizó la sesión de terapia esa vez. David se tranquilizó enseguida, y se interesó por el juguete.

Tarea para casa

Como tarea para hacer en casa, se pide a la Sra. P. que repita la activación tres veces en cada lado, aplicándola sin pausas. Se le refuerza en su proceder, y se le invita a realizarla cuatro veces al día. Como signos a observar se le repiten los anteriores respecto a la cabeza y la columna lumbar, y además tenía que fijarse en la extensión de la columna cervical. Esto lo podía apreciar porque aumentaba la distancia entre el hombro y la oreja, y se reducía la contracción entre la columna cervical y la cabeza. Cada vez al terminar la terapia, la Sra. P. debía colocar al niño boca abajo y observar si utilizaba en su motricidad espontánea las funciones que se habían activado en la terapia. Por ej., si se apoya en los codos, o si la columna cervical está mejor extendida y la lordosis ha disminuido.

Evolución

En las citas siguientes, que al principio se acordó hacerlas dos o tres veces a la semana, a la Sra. P. se le pudo ir añadiendo más aspectos de la terapia. A las 2 semanas, el programa terapéutico incluía ya la reptación refleja y el volteo reflejo desde el decúbito dorsal, adecuados al problema postural de David. El volteo reflejo desde la posición lateral la aplicó al principio junto con la terapeuta, y posteriormente lo consiguió en casa.

La Sra. P. fue encontrándose cada vez más segura, y expresó que cuando le hacía la terapia cuatro veces, la tercera y la cuarta resultaban más fáciles y rápidas. Esta observación la animó a aplicarla en casa cuatro veces al día. Además, se dio cuenta de que la distribución del día estaba muy determinada por la terapia, y que necesitaba una planificación para distribuir las sesiones correspondientes a lo largo del día. Su libertad de movimientos para realizar visitas o pasear por la ciudad se había restringido por la terapia.

9.4 Dificultades en la aplicación de la terapia Votja

La terapia Vojta supone un trabajo intenso para el niño y para sus padres. Es un trabajo intenso para el niño, al que se lleva hasta el límite de sus capacidades varias veces al día, y supone también un trabajo intenso para los padres que tienen que aplicar la terapia de forma consecuente. Por eso se la considera una terapia dura, y quizá también se la siente así. A muchos padres no les resulta fácil exigir a sus hijos y a sí mismos este **esfuerzo.** Se hace más difícil cuando en el entorno privado se ponen trabas a la aplicación de la terapia, y con ello al éxito de la terapia. Porque los padres que se deciden por la terapia Vojta chocan con frecuencia con la incomprensión y la crítica de su entorno, porque a su hijo no solamente le estimulan, sino que le exigen. Se encuentran expuestos a prejuicios emocionales, y con pocos argumentos objetivos, que al principio les supera, porque no se puede argumentar en contra de los prejuicios.

9.4.1 Prejuicios de las personas del entorno

Los padres se ven expuestos con frecuencia al prejuicio de que maltratan a su hijo y que le provocan daños psicológicos. Justo al comenzar la terapia, estas imputaciones pueden provocar inseguridad y estrés. Se produce entonces muy fácilmente una ambivalencia entre lo que piensa la cabeza y lo que rechaza el corazón, tal como muestra el siguiente ejemplo.

Desde la práctica

Clara, siete meses. Alteración de la coordinación central (ACC), con mayor afectación derecha

La madre de un niño con alteración motora expresaba esta ambivalencia entre razón y emoción de la siguiente manera: "Cada vez que salgo de estar con la terapeuta y he visto la reacción positiva de mi hija, cómo después de la terapia ha utilizado la mano que estaba afectada por la lesión motora, y qué lógica era la explicación de la terapeuta, estoy más segura y con sentimientos positivos. Cuando luego me encuentro sola en casa conmigo misma, puedo aplicar la terapia con el mismo espíritu y con sentimientos positivos. Pero a medida que va pasando el tiempo hasta la siguiente cita con mi terapeuta, se me hace más difícil, porque no me siento entrenada para la terapia. Además, que la terapia salga bien depende de la forma en que me encuentro cada día y de la de mi hija.

Pero lo más difícil es cuando viene mi suegra, que vive en la misma casa, cuando hago la terapia a la niña. Me reprocha siempre de nuevo que lo que hago con mi hija no puede ser bueno para ella. Que el exigir tanto a un niño tan pequeño –nuestra hija tiene 7 meses– no puede ser bueno. Que ella ha oído de una conocida, que a la vez le hablaba de una amiga, que un médico había dicho que no se debe obligar a un niño a hacer algo en contra de su voluntad.

De repente me sobrevienen sentimientos de culpa y siento que soy mala, y mi cabeza, aunque todavía recuerda las explicaciones lógicas de la terapeuta, no puede mantenerse por encima de mis sentimientos. Yo lucho con lágrimas, y mi hija percibe mi desesperación. Entonces tampoco la terapia sale bien.

Felizmente puedo llamar a mi terapeuta en cualquier momento y me cita lo antes posible. Me ayudaron mucho los consejos que me daba. Me aconsejó hacer la terapia sola con mi hija, sin personas ajenas: 'Cierre simplemente la puerta y diga que se trata de un asunto entre mi hija y yo. Cuando terminemos estaremos de nuevo disponibles'. Este proceder me descargó mucho y me protegió de las inseguridades anteriores.

Al principio se molestaba mi suegra, o también algunos amigos, pero han ido respetando mi postura consecuente".

9.4.2 Expresiones poco sensibles de personas ajenas

La duda de las personas ajenas, presumiblemente bien pensadas, dejan huellas. Las observaciones de otros padres como: "Yo también hago fisioterapia con mi hijo pero, gracias a Dios, a mi hijo le basta con otra terapia" contienen el mensaje de: tu hijo debe estar mucho peor, porque necesita un tratamiento tan intensivo. Para los padres, que ya de por sí están preocupados por su hijo, ese tipo de expresiones no ayudan mucho. O también se habla de terapias "suaves" que serían igualmente eficaces y que provocan a los padres-Vojta una mala conciencia, porque no se comportan con su hijo de forma "suave".

9.4.3 El trabajo de los padres

Los padres que tratan a su hijo con terapia Vojta trabajan mucho. Generalmente son las madres las que cargan con ese trabajo, las que tratan diariamente a su hijo y organizan el transcurso del día. Los padres que se implican en las exigencias de la terapia diaria son más bien una excepción. Una de las madres que ha tratado de forma consecuente a su hijo resume las exigencia de la terapia como sigue: "El tratamiento de mi hijo requería:

- Fuerza y energía:
  - Porque se me exigía como coterapeuta un gran trabajo físico y psíquico, y también a mi hijo, al que con frecuencia le llevaba hasta el límite de su esfuerzo;
  - Porque con frecuencia tuve que renunciar a actividades en las que otros padres con niños pequeños pueden cargar energía, p. ej., grupos de gateo, encuentros privados con amigos en las tardes libres, y muchas otras actividades que son excepciones por la exigencia de aplicar el tratamiento tres o cuatro veces al día;
  - Porque en la familia se produce un cambio de roles y de distribución de las tareas, especialmente con la pareja;
  - Porque yo tenía que aguantar que la pareja entendiera o realizara de otra manera el punto sensible de la terapia.
- Convencimiento y perseverancia:
  - En las fases difíciles de la terapia me asaltaban dudas sobre mi actuación y se ponía de nuevo a prueba mi convencimiento.
  - En la confrontación con las incomprensiones, críticas y enfrentamientos por parte de otros padres, o de personas implicadas en otros métodos educativos o terapéuticos, tales como educadores, terapeutas de escuela infantil o colegios, y orientadores en los centros de atención temprana. Estos enfrentamientos, que en ocasiones se alargaban durante años, provocaban no raras veces sentimientos de culpa.
- Enorme talento organizativo:
  - Yo tenía muchas cosas que organizar para asegurar la enorme exigencia de la regularidad diaria dentro de la organización del día, incluyendo la atención para los otros hermanos durante los tiempos de tratamiento.
  - En todas las situaciones que se desviaban de la rutina diaria, como las vacaciones, las visitas a la familia o a casa de amigos, era necesario crear las condiciones que posibilitaran la ejecución de la terapia. Estas exigencias coincidían, además, en el tiempo en que yo me tenía que enfrentar a la discapacidad de mi hijo y a su modo de vivir diferente. Tomar las decisiones diariamente era una empresa arriesgada: ¿Dónde centro la lucha, y dónde resulta más inteligente aceptar las cosas tal como son?".

9.4.4 El estrés previo en las complicaciones

Embarazo normal

Durante el embarazo, normalmente se desarrolla una estrecha relación entre la madre y el hijo, y también se produce un diálogo permanente a través de la interacción corporal. La madre da al niño sostén, alimento y calor emocional para que pueda desarrollarse. El niño se mueve en el espacio intrauterino protegido y manda señales a la madre: aquí estoy, crezco y me apoyo en ti, tú me das orientación y límite.

A esta simbiosis se unen las expectativas positivas de la madre respecto al momento del nacimiento. Por fin podrá coger a su niño en brazos y verle, sentirle con las manos y grabárselo de forma inconfundible. La primera fase después del nacimiento es extraordinariamente importante para la madre y el niño, porque también el niño graba a su madre. Esta impresión se produce sobre todo a través del olor. Las primeras impresiones sensoriales tienen el valor del reconocimiento: este es mi hijo, esta es mi madre.

También se mantiene esta estrecha unión durante largo tiempo en el desarrollo posterior del niño. La separación del cordón umbilical, la primera respiración con el primer llanto, significan para el niño el primer paso en el camino hacia la vida independiente.

Complicaciones en el embarazo

Las complicaciones durante el embarazo alteran este diálogo. La madre siente miedo respecto a su hijo y está pendiente de cualquier pequeña irregularidad. Si se produce un **nacimiento prematuro,** esta simbiosis termina de forma artificial, y la madre y el niño tienen que separarse por motivos médicos, y aparecen inconscientemente sentimientos de **pérdida,** de **tristeza** y quizá también de **culpabilidad,** que no se expresarán hasta mucho tiempo después, si es que lo hacen. Con frecuencia se observa que estos sentimientos llevan a sobreproteger al niño y a evitarle cualquier esfuerzo. Es el deseo inconsciente de reparar la pérdida sufrida y el sufrimiento precoz.

Aparte de que muchos prematuros necesitan medidas extraordinarias durante largo tiempo, tales como monitorización, aporte de oxígeno o alimentación por sonda gástrica, el aumento de las infecciones respiratorias debido a la inmadurez de los órganos respiratorios (displasia broncopulmonar) supone un problema permanente. La infección puede afectar, a su vez, de forma importante el estado general. Aumentan los ingresos hospitalarios. Los padres apenas pueden salir de la espiral del miedo y la preocupación por su hijo, y de la hipotética incapacidad de proteger al niño.

En ocasiones, el ritmo sueño-vigilia tarda muchos meses en establecerse, de modo que la falta de sueño se añade a la ya alterada situación psíquica y física de la madre. La comida se hace también problemática con frecuencia, y un motivo seguro de ello es que el niño no pudo experimentar el funcionamiento de una motricidad oral diferenciada al mamar, y que la toma de alimento significa esfuerzo y una determinada actividad del cuerpo.

En los prematuros son frecuentes las alteraciones motoras en distinto grado, y se necesita entonces la terapia Vojta. A la ya difícil situación de base, se añade la carga de la terapia. Pueden aparecer entonces antiguas heridas de tiempos anteriores, y aquellos momentos no bien elaborados pueden hacerse presentes otra vez. Con mucha facilidad se echa la culpa de lo no hecho a la terapia, y se proyectan en ella los sentimientos negativos. Es necesario entonces introducir la terapia a los padres con mucha sensibilidad para que el niño no deje de recibirla, pero que los padres, especialmente la madre, se encuentren apoyados.

Complicaciones en el parto

Si aparecen complicaciones en el parto a término, o se necesitan medidas urgentes, como una cesárea, la unidad madre-hijo también termina bruscamente y llena a la madre de inquietud y miedo. Si se encuentra una malformación o una deficiencia en el niño, la desesperación de la madre es grande y pregunta por una terapia adecuada que pueda asegurar al niño una vida lo más normal posible. La terapia Vojta está indicada en muchos casos y ofrece a los padres una perspectiva y nueva esperanza.

Desde la práctica

Lactante con espina bífida

Cita de la madre de una niña que nació con espina bífida, con "la espalda abierta": "Al principio recibí la información del médico como en una nube. Creo que estaba como en shock, o ¿era una forma de autoprotección? Solo en el día a día, y debido a las muchas exploraciones e intervenciones, me di cuenta de la importancia de la malformación y de las consecuencias.

Encontré en la terapia Vojta una gran oportunidad, porque podía ofrecerle a mi hija algo concreto. Con la terapia recibimos una perspectiva de futuro y pudimos alentar nuevas esperanzas. Se nos informó claramente, a mi marido y a mí, de que nuestra hija quedaría con discapacidad, pero que podría andar. El pronóstico con la terapia Vojta era favorable, y por ello me decidí por esa terapia".

9.4.5 Aceptar la "peculiaridad del otro"

Un proverbio chino dice: "Mientras no puedas perdonar al otro el que sea distinto, estás lejos del camino de la sabiduría".

Cada niño es único dentro de la variabilidad que otorga la Naturaleza. La aceptación de esta unicidad del niño es la condición para que la terapia tenga éxito.

Un niño con discapacidad se desvía en muchos aspectos de lo aceptado como normal, y estas desviaciones del espectro normal pueden resultar extrañas en un principio. Pero el niño es tan único como cualquier niño sano. Su unicidad se percibe sin embargo como algo distinto. Se queda con frecuencia marginado, encerrado en su ser distinto. Por lo general, los padres consiguen muy bien respetar a su hijo tal como es, y aceptarlo. Sin embargo, también tienen que aceptar que muchos de los objetivos que consiguen los niños sanos son inalcanzables para su hijo con discapacidad.

Es, por tanto, muy importante poner de relieve las posibilidades y las oportunidades individuales del niño. Al estimular y reconocer sus capacidades corporales se puede condicionar positivamente su conducta. Sin embargo, lo que siempre se observa, es que lo que se pone de relieve son los déficits en comparación con los niños sanos, y no tanto las posibilidades individuales que pueden apoyarse y abrirse con la terapia. Si los padres y los terapeutas miran siempre al niño bajo el prisma del déficit, las exigencias nunca van a ser suficientes. Si no se cambia esta mirada, se potencia la falta de autoestima y de autoconfianza.

RECUERDE

Si los padres y los terapeutas solo miran al niño desde la óptica de los déficits, las exigencias nunca van a ser suficientes. A través de lo que reflejan los adultos, el niño se siente deficiente, lo que afecta a la estima y a la confianza en sí mismo.

Los padres tienen que modificar su vida a causa de la alteración motora del hijo. La aceptación y la relación con el niño supone un proceso de aprendizaje que necesita tiempo.

Por lo general los padres esperan con ilusión al hijo, hacen planes y tienen esperanzas y deseos hacia el nuevo ser humano. Naturalmente dan por supuesto que el niño será sano y que tendrá un desarrollo normal. Cuando hay una alteración del desarrollo, o una discapacidad, esas esperanzas no se cumplen. Le sucede algo parecido a Emely Perl Kinsley, en el siguiente ejemplo:

Emely Perl Kinsley (ver bibliografía recomendada) compara la espera ilusionada del niño, y de los planes unidos a esa espera, con un sueño. Se reproduce el texto original levemente modificado:

"En el tiempo de preparación se compran guías de viaje y se hacen planes fantásticos. ¡Se ha deseado tanto tiempo hacer ese viaje! Tras unos meses de más intensa preparación emocional, llega por fin el día de salir de viaje, se hacen las maletas, se va al aeropuerto y el avión despega. Unas horas más tarde el avión aterriza y la azafata entra en la cabina y dice: “Hemos aterrizado en una isla extraña, desconocida. Tuvimos dificultades con las turbinas y nos alegramos de haber podido aterrizar el avión. Tendrán que hacerse a la idea de quedarse en esta isla, porque no hay ninguna posibilidad de salir de aquí“.

Pero ¿como es posible? dirán ustedes, queríamos ir al Caribe, era el sueño de nuestra vida! Ahora tienen ustedes que cambiar completamente de idea, aprender la lengua de la isla, relacionarse con los aborígenes y desarrollar estrategias de supervivencia. Se encuentran con personas que nunca hubieran conocido, y con otras costumbres de vida. Se hacen amigos de otros compañeros de viaje con los que nunca pensaban entrar en estrecho contacto y compartir el destino. Todo es mucho más lento y trabajoso que unas vacaciones en el Caribe.

Después de haber estado allí un tiempo y de haber recuperado el aliento, miran alrededor y se dan cuenta que la isla esconde cantidad de sensaciones naturales, que los animales y las plantas son preciosas y que también en esa isla brilla el sol.

Pero casi todos los otros viajeros que usted conoce ya habían estado, por lo menos, una vez en el Caribe, y hacen gala con los estupendos momentos que vivieron allí. Usted dirá: “Sí, también nosotros queríamos viajar allí, lo habíamos planeado“. El dolor por ello no pasará nunca, porque la pérdida de ese sueño es muy importante.

Pero si usted pasa el resto de su vida doliéndose de ese hecho, nunca será capaz de disfrutar de las cosas tan especiales de esa isla. Lo mismo les puede pasar a los padres que habían deseado un niño sano y que se tienen que enfrentar a la realidad de la discapacidad.

Para los padres es especialmente complicado comprender el desarrollo anormal de su hijo, sobre todo en los primeros meses. En ese tiempo está especialmente abierta la ventana fisiológica temporal del desarrollo sensomotor, pero en muchos casos todavía no se conoce todavía la **severidad y las consecuencias de una discapacidad que está evolucionando.** A los padres se les exige, ya en estos primeros meses del niño, tener que manejarse sin este conocimiento.

El niño con discapacidad no es consciente en los primeros años de su vida de que es diferente. Son los adultos los que registran las limitaciones de sus posibilidades corporales. Los adultos deciden aplicar la terapia con la esperanza de abrirle una vida autónoma con una mejor calidad de vida.

9.5 Posibilidades especiales con la terapia Vojta

La terapia Vojta puede actuar, como tratamiento precoz, en el tiempo en que la plasticidad de las estructuras neuronales es mayor. Ese efecto es el más eficaz en las fases del desarrollo en las que está especialmente abierta la ventana temporal de determinadas funciones sensomotoras. Por ej., en el primer trimestre para el apoyo simétrico en los codos.

La terapia Vojta favorece no solo el proceso rehabilitador, sino que puede favorecer también, con un trabajo en equipo bien estructurado, el desarrollo psicosocial del niño. Los padres experimentan a la larga las **Chancen** que representa respecto al desarrollo de la personalidad de su hijo. Precisamente porque se exige el máximo esfuerzo común, se origina una intensa relación y unión entre el niño y la madre o el padre.

El niño aprende y experimenta:

- a actuar en común,
- a respetar los límites personales, en sí mismo y en el otro,
- a perseguir objetivos alcanzables con concentración y constancia,
- a manejar el estrés
- la conducta social.

Aprender a actuar en común

En la terapia Vojta se utilizan las manos, en el verdadero sentido de la palabra “manejo“. La ejecución conjunta de la terapia requiere coger, dirigir, sentir, resistir, y esto se hace fundamentalmente con las manos y con el cuerpo. Para adoptar la posición de partida se puede esperar que el niño más mayor ayude a colocarse, pero para mantener la posición del cuerpo adoptada durante la activación se necesita la guía del terapeuta o de los padres. El lactante tiene que colocarse en la posición de partida por el adulto, y mantenerse en esa posición durante la activación. Se origina así la interacción entre el terapeuta y el niño.

Respetar las barreras personales

La terapia Vojta significa cercanía corporal y emocional, y la disposición a ajustarse el uno al otro. El miedo a tocar, o proceder de forma insensible, impiden actuar conjuntamente de forma adecuada. Es necesario sondear hasta dónde hay que esforzarse para dar al niño la oportunidad de desarrollarse motriz y emocionalmente. Para ello hay que respetar los límites personales, por ej., si los padres no pueden aplicar la terapia completamente. Se muestra, a continuación, un ejemplo sobre esto.

Desde la práctica

Patrick, nueve meses. Hemiparesia izquierda

La Sra. A. siempre tenía dificultades de mantener por un tiempo la posición de partida de su hijo en la reptación refleja. En el momento en que su hijo Patrick empezaba a protestar, le soltaba, independientemente de que se hubiera producido la respuesta motora o no. Ella argumentaba este proceder en que no podía obligar a Patrick, si él no quería. Continuaba diciendo que no le gustaba obligar a su hijo a hacer algo que él no hacía libremente. Que él era muy pequeño y no podía entender lo que ella le hacía. Patrick tenía 9 meses y venía desde hacía poco tiempo a tratamiento por una parálisis unilateral.

La postura y el modo de proceder de la madre en la terapia habían potenciado que Patrick se resistiera. Empezaba a chillar con vehemencia e intentaba resistirse corporalmente contra el esfuerzo en la terapia. Con la terapeuta, Patrick también se comportó como con su madre, pero en la primera protesta ella no le soltó, le mantuvo en la posición de partida y le estimuló las zonas exigidas, hasta que apareció la respuesta deseada, por ej., en la mano y en el brazo. La terapeuta se mantuvo tranquila y le dio verbalmente a Patrick el apoyo correspondiente. Después Patrik lloró más fuerte; como no tuvo éxito con ello, intentó empujar con su cuerpo en contra de la terapeuta, pero después de un rato también redujo esa resistencia e intentó escaparse de la sujeción de la terapeuta.

Su llanto había cambiado. En el tratamiento con la madre era más de tipo quejido, mientras que en el tratamiento con la terapeuta era más de enfado, con algunas pausas. Se percibía que quería probar si la terapeuta cedía. Después de terminar el tratamiento, Patrick se quedó voluntariamente con la terapeuta y se mostró cariñoso con ella. ¿Qué había pasado?

La terapeuta mantuvo la posición de partida, y se supone que de ese modo le dio a Patrick apoyo corporal y orientación. Ella no le dejó escaparse fácilmente cuando se le exigía el esfuerzo. Pero no luchó contra él, sino que le mostró claramente que en ese momento era necesario exactamente ese trabajo, y que él tenía que aceptar esa exigencia. Patrick fue respetado en su persona, porque podía expresarse en alto y probar sus límites. Sin embargo la terapeuta debía aumentar los límites de exigencia establecidos hasta entonces por la madre.

Se había convenido con la madre que ella podía intervenir si la situación le resultaba intolerable. Mientras tanto, la terapeuta pudo darse cuenta que la madre estaba a punto de intervenir, pero que cambió de opinión, y observó con detenimiento el comportamiento de Patrick.

En el diálogo posterior con la Sra. A. se manifestó lo que ella esperaba. Al principio, ella pensaba que Patrick aumentaría el rechazo y se escaparía enseguida de la terapeuta al terminar la terapia para huir a sus brazos. Pero no pasó nada de esto, y se asombró que no ocurriera lo que había pensado. En la siguiente cita de terapia, la Sra. A. contó que le había hecho reflexionar sobre ella misma. Había quedado claro que ella cedía siempre ante situaciones que requieren perseverancia. Ese era su problema de fondo con el que tuvo que enfrentarse durante sus estudios. La Sra. A. había tenido, en el marco de sus formación en Psicosomática, algunas horas de supervisión por parte de psicoterapeutas. En ellas se le mostró que evitaba los conflictos y las exigencias que ellos provocan. Contó que también en otras situaciones de su vida cedía con facilidad. Que ella prefería recorrer el camino más fácil que no exigía confrontación. Sus padres jamás le habían planteado exigencias y le habían ahorrado, en la medida de lo posible, cualquier contrariedad. Había visto claro que ella estaba trasladando se comportamiento a su hijo.

Hasta entonces, ella había reprimido ese conocimiento de sí misma, a pesar de lo que sabía. Pero ahora lo había vuelto a recordar al realizar la terapia.

Se puso de manifiesto el problema de fondo de la madre, que ella ya conocía antes de aprender la terapia Vojta, pero que lo había reprimido. También se le aclaró que sin modificar su postura no era posible realizar un verdadero tratamiento. La Sra. A. intentó durante un tiempo aplicar la terapia, pero finalmente esa terapia fracasó porque la madre no consiguió resolver su problema. La terapeuta le propuso buscar un apoyo psicológico y quizá posteriormente volver a empezar.

Perseguir objetivos con concentración y constancia

El niño en la terapia Vojta tiene muchas posibilidades de poner en juego su cuerpo y, por tanto, de conocerlo mejor. Experimenta que el cambio no tiene que conllevar miedo, y aprende que los adultos son fiables. También experimenta que se le toma en serio como participante, y que sus necesidades son satisfechas. Pero también aprende que conseguir un objetivo está unido al esfuerzo.

De este modo el niño vivencia lo que es ejecutar una tarea, no ceder y colaborar el tiempo necesario hasta conseguir el objetivo. Los niños que han sido tratados con terapia Vojta muestran generalmente que, también en situaciones diferentes de la terapia, no ceden tan fácilmente y que prueban el tiempo necesario, con **concentración y constancia,** hasta conseguir el resultado.

Desde la práctica

Jennifer, cuatro años. Paresia del plexo braquial

Jennifer, de cuatro años (después de dos años de terapia Vojta, por presentar una paresia de plexo braquial), intentaba meter un botón por un agujero pequeño por sexta vez, con constancia y paciencia.

Cuando se dio cuenta de que no lo conseguiría dijo: "Pero una parte pequeña ya está dentro". Jennifer había aprendido con la terapia a intentarlo durante largo tiempo, cambiando de lado y las zonas, hasta que en cada terapia se conseguía el movimiento adecuado en el brazo paralítico.

Manejo del estrés

No hay que infravalorar la **experiencia de manejar el estrés.** Estrés significa mayor exigencia de esfuerzo, y no es básicamente negativo. En algunos casos se necesita para que pueda darse el desarrollo. Lo decisivo es cómo lo puede manejar cada persona. Manejar las exigencias del esfuerzo se aprende ya de niño. En la terapia Vojta se ofrece la posibilidad de manejar el esfuerzo de forma adecuada. El niño tiene la posibilidad de comprobar su capacidad de esfuerzo corporal y emocional, de aumentarla, y estabilizarla. Es una experiencia importante para el resto de su vida.

Aprender conductas sociales

En la interacción durante la terapia, el niño tiene la oportunidad de aprender la conducta social y de ganar competencia social, porque el niño se experimenta a sí mismo y a sus padres en las situaciones de trabajo. La información que los padres reflejan con su hacer, le sirve de orientación. Esa experiencia se pude traspasar a otras situaciones distintas de la terapia. La firmeza, y sobre todo la **claridad,** con la que los padres y los terapeutas le informan, verbalmente y a través de sus manos, dan al niño **seguridad y acogida.** El lactante reacciona de forma intensa al contacto corporal, a las manos que le guían, le cogen y le sujetan. Si se entiende la terapia Vojta desde estos puntos de vista, se trata de una terapia global que se realiza desde lo puramente corporal.

RECUERDE

En la terapia Vojta, se sientan en una misma barca los padres, el niño y los terapeutas, y juntos se dirigen hacia el objetivo terapéutico. Cada uno tiene que hacer su trabajo, y si no, la barca se vuelca y el objetivo no se consigue.

Se pone en práctica la expresión de Dürkheim "Cuando toco un cuerpo, toco a una persona". En la aplicación de la locomoción refleja, cada uno de los que participan tiene que plantearse tareas muy concretas y, al contrario que en muchas situaciones diarias, los conflictos no se deben evitar, sino que hay que afrontarlos.

RECUERDE

- Mediante la aplicación regular de la terapia Vojta, adaptada a cada niño, este mejora en su desarrollo motor y aprende a concentrarse y a resolver con constancia una tarea, así como a manejar las exigencias de esfuerzo.
- En los niños tratados con terapia Vojta se observa que su límite de frustración está más alto que en muchos niños sin alteración motora. No ceden enseguida cuando no consiguen un resultado, sino que dicen: "Voy a intentarlo otra vez".

Generalmente, los patrones de conducta aprendidos con la terapia Vojta se muestran también en el futuro desarrollo del niño.

9

9.6 Preguntas frecuentes

9.6.1 La tarea como padres

? ¿Se puede aprender verdaderamente, como padres, la terapia Vojta?

✓ Sí, se puede. Hasta ahora, muchas madres y padres lo han conseguido con éxito. Los terapeutas se la enseñan a los padres según sus posibilidades. No se espera la perfección en los padres.

? A nuestro hijo se le indicó la terapia Vojta, y nos dijeron que teníamos que aplicarla nosotros en casa. ¿Qué se espera de los padres?

✓ Para que la terapia Vojta sea eficaz se requiere, por lo general, la colaboración activa de los padres. Suponiendo la correspondiente enseñanza, los padres se hacen cargo, al realizar la terapia en casa, de corresponsabilizarse del resultado terapéutico, ya que les compete a ellos aplicar la dosis individual necesaria. Sin esta colaboración, los objetivos del tratamiento solo se consiguen parcialmente.

? ¿Hay alguna diferencia entre tratar y hacer gimnasia?

✓ Los padres suelen decir: "Hago la gimnasia a mi hijo", o "mi hijo hace la gimnasia de Vojta". Con menos frecuencia dicen: "trato a mi hijo con la terapia Vojta".

La diferencia entre tratar y hacer gimnasia no es tan importante para los padres. Lo importante es que la terapia ayude, y que el niño se desarrolle bien. Pero hay una diferencia básica en cuanto al contenido de ambos términos, que, en ocasiones, puede ayudar a iniciar la terapia y a disponerse a colaborar.

Para hacer gimnasia no se necesita ninguna indicación médica. La participación en un grupo de gimnasia no requiere una receta médica escrita. Hacer gimnasia sirve para aumentar la movilidad, la fuerza muscular y la condición física, tiene que divertir y se ofrece a los niños como un juego. Los instrumentos atractivos animan a hacerla. Si el niño pierde las ganas, puede, generalmente, dejar de hacerla.

Por el contrario, en la terapia Vojta se hace tratamiento, porque la terapia Vojta (locomoción refleja) está clasificada como un medio médico terapéutico:

1. Tiene una base empírica ordenada, y está establecida para el tratamiento de los niños.
2. Tiene que tener indicación médica.
3. Es comparable a la composición de los medicamentos: unas posturas de partida y unas zonas de estimulación definidas, con cuya ayuda se pueden activar los programas motores genéti-

cos. Esto se puede reproducir tantas veces como sea necesario para el paciente.
4. La indicación y los objetivos se derivan del diagnóstico del médico que lo indica, y del análisis del movimiento que realiza el terapeuta.
5. La dosis individual se establece según la edad, la severidad de la alteración, la resistencia del niño y los objetivos a conseguir. El objetivo terapéutico tiene en cuenta los datos de la exploración y pretende mejorar la calidad de vida del niño o del paciente adulto.

Hay que tener en cuenta que –al contrario que con los medicamentos– el efecto de la terapia depende decisivamente de la competencia de las personas que aplican la terapia, los terapeutas y los padres.

? ¿Por qué tengo que aplicar la terapia en casa?, ¿no podría mejor ir con más frecuencia al hospital/consulta del terapeuta?

✓ La necesidad de aplicar la terapia en casa tiene distintos motivos: ya se ha explicado que el entorno conocido de la casa asegura una relación más natural y con ello una buena aceptación de la terapia. Además no es posible aplicar la terapia varias veces al día acudiendo durante largo tiempo a un hospital/consulta, entre otras cosas por motivos de tiempo y de coste económico.

9.6.2 Las características y la realización de la terapia

? ¿El niño tiene que colaborar conscientemente en la terapia Vojta?

✓ Colaborar conscientemente significa que el niño entienda cuál es su papel en la terapia. Esa comprensión es diferente según la edad. Pero colaborar de forma consciente se refiere también a la disposición de trabajar a favor, y no en contra. Colaborar significa dejarse hacer y percibir activamente, sintiendo, escuchando y manteniéndose en la actividad del momento.

- El lactante reconoce su "tarea" a través de un determinado ritual, la voz de la madre/terapeuta, o al sentirse cogido y dirigido por las manos del adulto.
- El niño de edad escolar puede adoptar otras tareas adecuadas a su edad, como por ej., las que se refieren a la preparación de la terapia: desvestirse y volver a vestirse después del tratamiento. Se pueden señalar las posiciones de partida y acordar, por ej., con cuál empezar el tratamiento. Además, y según sus posibilidades, el niño puede informar sobre la ejecución en casa.

? ¿Puedo distraer al niño durante la terapia, y darle un chupete para que no llore?

✓ Es muy comprensible que usted quiera evitar el llanto de su hijo, pero desgraciadamente eso estorba la activación de la locomoción refleja.

? ¿Por qué hay que sujetar la cabeza, los brazos y las piernas del niño?

✓ Porque se necesita una determinada posición de partida para dar al SNC una información previa para la búsqueda del programa. La cabeza es especialmente importante, porque los lados del cuerpo, es decir lado facial y lado nucal, se organizan según cómo esté colocada. Se podría decir que la cabeza informa a la médula espinal y al cerebro con qué patrón de movimiento debe responder.

? ¿Por qué no debemos realizar la terapia justo antes de ir a dormir?

✓ Hay que darle al niño la posibilidad de que pueda utilizar, en su movilidad espontánea, el acceso a los programas motores activados con la terapia. Por ello debería disponer de una hora entre la última terapia e irse a dormir.

? ¿Por qué no se deja realizar el movimiento durante la terapia?

✓ Porque mediante la resistencia en contra del movimiento activado se potencia y se optimiza todo el patrón motor.

? ¿Por qué la terapia es más difícil por la mañana, y se va haciendo más fácil a lo largo del día?

9

✓ El largo descanso nocturno hace que "se oxiden" algunas cosas conseguidas el día anterior. A lo largo del día, y con una distancia de unas cuatro horas, se activan los patrones motores y se quedan disponibles durante un tiempo prolongado. En las veces segunda, tercera y cuarta, se va añadiendo la nueva activación. La transmisión de la información de los estímulos al SNC se realiza entonces más fácilmente, y por ello se pueden activar también con mayor facilidad los patrones motores.

? ¿Puedo activar también movimientos anormales?

✓ Sí, pero solo si no se reconocen los movimientos de compensación, y se potencian en la terapia. Por eso es tan importante un control regular del terapeuta. De ese modo puede usted aprender a distinguir los movimientos compensatorios de las respuestas motoras deseadas.

? Si hacemos la terapia Vojta ¿podemos estar seguros de que los déficits motores no volverán a aparecer en el niño (lactante)?

✓ Eso no se puede prometer, pues el resultado depende de distintos factores, por ej., de si se trata de un tratamiento precoz, de la magnitud de la lesión, de si se activan de forma completa los patrones motores de la locomoción refleja, y de si se ha podido mantener de forma consecuente la dosis de terapia. Pero lo más decisivo es si el niño puede incorporar a su movilidad espontánea el acceso a los programas motores abierto en la terapia.

Por regla general, hay una buena oportunidad de reducir claramente los déficits motores.

9.6.3 La frecuencia en la aplicación y la duración de la terapia

? ¿Cuánto debe durar una sesión de terapia?

✓ La duración de la sesión de tratamiento depende de la edad de la persona a tratar, de la sensibilidad individual y de la resistencia. La resistencia aumenta con la aplicación regular. Se debe tener siempre en cuenta el estado general, la situación del paciente y la distribución de su día. Esto es especialmente importante en los lactantes y, sobre todo, en los prematuros. Hay que evitar una estimulación excesiva, demasiado larga, con la locomoción refleja.

? ¿Por qué tengo que "hacer gimnasia" a mi hijo cuatro veces al día?

✓ Porque después de cada unidad terapéutica se produce un "after discharge" (facilitación a posteriori) de 3 - 4 horas. De esa manera se establece el acceso a los programas motores genéticos innatos. Esto se manifiesta después en la movilidad espontánea, por ej., en una mejor prensión, o habla, o marcha.

? ¿Es malo si algunas veces solo consigo hacer la terapia dos o tres veces?

✓ Si se trata de un lactante eso debería ser la excepción, porque si no, no se puede alcanzar el objetivo terapéutico.

? Mi marido y yo trabajamos durante el día, y el niño está en una guardería. Cuatro veces al día es imposible. ¿Qué debemos hacer?

✓ Trate usted a su hijo durante la semana dos o tres veces, pero de forma consecuente. Pero en el fin de semana realice el programa completo de cuatro veces.

? ¿Por qué es importante la dosis?

✓ En un medicamento es necesario que se mantenga en el cuerpo una determinada concentración del principio activo para que sea efectivo. Algo parecido ocurre con la locomoción refleja. Si se aplica una dosis adecuada varias veces al día, el SNC puede utilizar la red neuronal de forma distinta en cada nueva situación de tratamiento, o puede ampliarla. Se ha demostrado que la dosis es un factor decisivo para estabilizar las conexiones neuronales centrales.

? ¿Qué es necesario para que la dosis sea adecuada?

Para que una dosis sea adecuada es importante que se siga una oferta terapéutica uniforme e individual, y adecuada en el tiempo. Debería ofertarse de igual manera desde ambos lados del cuerpo. Se ha demostrado en la práctica que es indispensable activar los patrones de la locomoción refleja desde ambos lados y de igual manera.

? Si hacemos el tratamiento más de cuatro veces al día ¿podemos conseguir más y acortar así la duración total de la terapia?

✓ No, eso no es posible. Se ha demostrado que la dosis de cuatro veces repartidas en el día aporta el mejor resultado. El niño necesita el tiempo intermedio para incorporar los programas motores disponibles a su motricidad espontánea.

? ¿Cuándo se puede reducir la dosis diaria de cuatro veces al día?

✓ Generalmente se hace una reducción si la terapia sirve para mantener la situación de desarrollo alcanzado. Se debe encontrar en cada caso cuánto distanciar el tratamiento. La oferta varía entre dos o tres veces al día, hasta una o dos a la semana.

También se pueden hacer pausas del tratamiento en niños más mayores.

9.6.4 La relación con el niño

? ¿Cómo puedo motivar a mi hijo para que colabore?

✓ Aplicándole usted la terapia de forma regular, y dando al niño un reconocimiento honesto. Entonces, para el niño la terapia forma parte de su plan diario normal, lo mismo que la higiene corporal, u otras actividades que se repiten diariamente.

? ¿Puedo sujetar a mi hijo de ese modo tan concreto?

✓ Sí, puede. Sujetar al niño de forma específica significa sujetarle de forma segura, y eso le da a su hijo apoyo físico y psíquico.

? Cuando nuestro hijo llora tantas veces al día, me da miedo que los vecinos piensen que no nos ocupamos de él. ¿Qué hacen otros padres en esta situación?

✓ El llanto regular de un lactante durante el día en una casa familiar puede cuestionar a los vecinos. Lo que mejor resulta es que, al informales sobre la necesidad de la terapia, les explique que el niño no llora por dolor, sino porque se tiene que esforzar.

? Me gustaría ser tolerante en la relación con mi hijo y dejarle gran libertad en su desarrollo. Pero en la terapia tengo que poner límites y sujetar al niño ¿no es esto contradictorio? ¿No estoy actuando entonces en contra del desarrollo natural?

✓ La tolerancia y la libertad son de gran valor, pero no tienen nada que ver con el "dejar hacer". Los niños necesitan experimentar los límites para poderse desarrollar de forma sana. Cuanto más joven es el niño, más fácil le resulta esa experiencia y acepta experimentar límites concretos, también con su cuerpo.

? Mi hijo se esfuerza mucho en la terapia. ¿No es eso demasiado para un cuerpo tan pequeño y para su psique tan sensible?

✓ En la terapia, generalmente solo se exige al niño lo que puede hacer. La exigencia de esfuerzo se ajusta a él. Lo decisivo es que el niño aprende a manejar el esfuerzo y a superarlo. Cuando usted se convenza de que esto es positivo para su hijo, el niño se hará más fuerte, tanto corporal como psíquicamente.

9.6.5 Posibles reacciones del niño

? ¿Por qué llora el niño cuando le hago la terapia?

✓ Se trata del llamado llanto de activación. El niño tiene que esforzarse, o quiere hacer algo distinto. Además, se abandonan algunas posturas conocidas y se tienen nuevas experiencias motoras, a las que no está acostumbrado. Lo decisivo es escuchar bien cómo llora el niño y qué expresa con el llanto, para que usted pueda reaccionar de forma adecuada.

? ¿Hago daño al niño si le exijo cosas que no quiere hacer?

✓ El niño todavía no tiene capacidad de valorar el grado y las consecuencias de su alteración motora. Por tanto, no puede valorar el alcance de una decisión en pro o en contra de la terapia. En su conducta, el niño se orienta según sus padres. En la terapia Vojta aprende a manejar las exigencias junto con sus padres. Si los padres están convencidos de que el mejor tratamiento para la alteración motora de su hijo es la terapia Vojta, el niño aceptará la terapia. Es importante una postura consecuente y cariñosa, y una información honesta al niño sobre lo que hace, así como el reconocimiento y la alabanza por el esfuerzo realizado. De ese modo podrá tolerar la terapia. Incluso puede salir más fuerte [Kuo, H. T.; Papoucek, M.].

? ¿Hago daño al niño al aplicarle la terapia Vojta?

✓ Cuando la terapia se realiza bien y se atiende a las necesidades del niño, no debe producirse dolor. El dolor está contraindicado, porque bloquea la transmisión de la información al SNC.

? Estoy haciendo la terapia Vojta a mi hija desde hace algún tiempo. Antes, ella siempre tenía las manos y los pies húmedos y fríos, y la piel morada. Después de la terapia las manos y los pies están secos y calientes. Y la piel también más sonrosada. ¿Por qué se produce este cambio, a pesar de que mi hija tiene que esforzarse mucho?

✓ A la activación del patrón motor pertenece también la actividad vegetativa. Una mejor función muscular supone también una mejor circulación sanguínea. La coloración rosada de la piel muestra que la irrigación sanguínea ha llegado también a la capa más externa del cuerpo. Con esta mejor circulación, las manos y los pies se vuelven más calientes y más secos.

? ¿Por qué cambia la voz de mi hijo durante la terapia?

✓ La terapia Vojta actúa regulando la respiración. La voz es una forma especial de respiración. Por eso, cuando se normaliza la respiración cambia la voz.

? ¿Por qué traga tan fuerte el niño (lactante) durante la terapia, de modo que puedo oírlo? Espontáneamente le cuesta tragar el alimento.

✓ La activación directa de la musculatura de la boca y de la garganta es también parte del patrón motor de la locomoción refleja, por eso se estimula la deglución.

9.6.6 El cambio en la relación entre el niño y los padres

? ¿Afecta la terapia de forma negativa a mi relación con mi hijo?

✓ Al contrario. Los padres refieren que se produce una intensa y profunda interrelación al realizar el trabajo conjunto con su hijo (con el apoyo, quizás, de los rituales agradables que se establecen, como una canción o juego que solo conocen usted y su hijo) [Kuo, H. T.; Papoucek, M.].

? ¿Me va a rechazar mi hijo si le hago esta terapia?

✓ Esto no se observa generalmente. Lo importante es que mantenga una postura leal ante su hijo, es decir, que haya sintonía entre lo que se dice y lo que se hace. Porque, a través de las manos y de la voz del adulto, el niño siente la verdadera postura del adulto.

Si hay correspondencia entre lo que se hace y lo que se siente, entonces se sujeta al niño con las manos de forma segura, y la voz es clara y tranquila, lo que indica al niño seguridad y confianza. El niño puede entonces sentir a sus padres en la terapia Vojta como personas fuertes y cariñosas, en las que puede confiar y a las que puede creer.

? ¿Cómo puedo manejar los celos de mi otra hija, que se pone a molestar aposta en casa durante la terapia?

✓ Se ha demostrado que la situación empeora si se incluyen a los otros hijos en la terapia. Por tanto, no hay que darle ninguna posibilidad de que crea que se necesita su ayuda. También ha dado buenos resultados hacerle algunos ejercicios a la hermana, y dejar un rato del día libre para jugar solo con ella.

? He leído que es muy importante para el desarrollo del niño crear precozmente el vínculo con la persona de referencia. Me preocupa que mi hijo me rechace si le hago la terapia Vojta.

✓ Actuar juntos en situaciones de esfuerzo, como en la terapia, ofrece la posibilidad de crear unión mutua. Se requiere, como en todo, ser consecuentes de forma cariñosa. Ante todo sea usted sincero en la información que devuelve a su hijo, y refleje también de forma sincera su conducta.

9.6.7 Enfermedades y situaciones especiales al comienzo

? Mi hijo tiene parálisis cerebral y comienzo ahora a tratarle con la terapia Vojta. ¿Con cuánto tiempo tengo que contar?

✓ Su hijo necesitará tratamiento durante largo tiempo. En principio debería contar con un espacio de tres meses para notar cambios positivos. Posiblemente necesitará un año con una dosis alta. Entonces se muestran si aparecen más cambios, o si se debe mantener lo conseguido. Entonces habrá que revisar la dosis.

? Mi hijo tiene tres meses, se le ha diagnosticado una alteración moderada de la coordinación central y le han indicado terapia Vojta. ¿Durante cuánto tiempo tendré que aplicarle la terapia?

✓ Seguramente su médico o el terapeuta habrán realizado una exploración y le habrán explicado el resultado. Aplique la terapia durante un tiempo de ocho semanas, o incluso tres meses, con la dosis indicada. Observe y analice con su terapeuta los cambios positivos en ese tiempo. Lo mejor es que tome nota escrita de los resultados porque así podrá compararlos con los de la primera exploración. Después vuelva a realizar el tratamiento durante otras ocho semanas o tres meses. Entonces habrá conseguido posiblemente la mayor parte.

? Mi hija tiene diez años, tiene una escoliosis y lleva un corsé. Tiene que realizar terapia Vojta. ¿Se puede quitar el corsé?

✓ Generalmente el corsé se quita para aplicar la terapia Vojta, porque si no, no se pueden estimular las zonas del tronco y las respuestas motoras no se observan bien.

? Estoy en tratamiento de psicología infantil porque mi hija de cuatro meses parece que no se puede apoyar como debería, ni orientarse de forma adecuada. Tengo que empezar ahora a hacer gimnasia Vojta, porque ella siempre adopta una misma postura. ¿Tengo buenas posibilidades con Vojta de modificar no solo los problemas corporales?

✓ Le enseñarán a usted a ejecutar la terapia, con la que es necesario dar apoyo y orientación. Esto requiere una interacción intensa con su hija. La terapia Vojta le ayudará a usted a resolver los problemas corporales de su hija, para que ella pueda orientarse también hacia el otro lado, ya que este es un paso importante para el desarrollo posterior.

? Nuestro hijo tiene el ritmo sueño-vigilia alterado debido a su deficiencia motora, y por las noches está muy intranquilo. Cuando no se calma, probamos hacerle otra vez la terapia. Y con ello toda la familia tiene la noche tranquila. ¿Se puede proceder así?

✓ Se puede hacer eso. Otros padres también lo han probado con éxito.

? Nuestro hijo tiene tres meses y se atraganta con frecuencia al comer. Parece que tiene dificultades en coordinar la deglución con la respiración. Nuestra terapeuta nos dijo que se podía activar esa coordinación con la locomoción refleja. ¿Es aconsejable dar de comer a continuación de la terapia?

✓ Eso puede tener sentido, porque la terapia Vojta incide en la coordinación de la respiración y la deglución y después puede instaurarse espontáneamente.

? Mi hijo tiene un pie zambo y tiene que llevar una ortesis. Tiene que hacer terapia Vojta. ¿Puedo quitarle la ortesis durante la terapia?

✓ Si. Generalmente se quita la ortesis durante el tratamiento.

? ¿Llevar una ortesis de cabeza excluye aplicar la terapia Vojta? Y, si mi hijo lleva el casco con regularidad ¿puedo hacerle la terapia menos frecuentemente?

✓ El efecto de la terapia Vojta no se entorpece por llevar una ortesis de cabeza. La terapia tiene que aplicarse con la misma frecuencia que si no la llevara.

? Tengo un hijo de cuatro meses y está un poco torcido, pero no impedido. ¿Por qué pone en la receta "alteración motora de la musculatura de las extremidades del tronco y de la cabeza, por ej., hemi, tetra, paraplejia?

✓ Las indicaciones en la receta se hacen siguiendo determinadas categorías del catálogo de enfermedades (en Alemania). Su hijo seguramente tiene una alteración de la simetría y no tiene ninguna discapacidad. Con la terapia Vojta tiene usted una buena posibilidad de corregir esa alteración.

9.6.8 Aportaciones de interés de otras especialidades

? Los puntos de estimulación ¿son los mismos que los de la acupuntura?

✓ No. Las zonas de estimulación no son puntos de acupuntura. De todas formas, en la mayoría de las zonas se encuentran puntos de acupuntura, lo que es interesante. Los puntos de la acupuntura y las zonas de estimulación tienen efectos muy diferentes. Con las zonas se activa un patrón motor, y con los puntos de acupuntura se actúa sobre el flujo de energía de los meridianos.

? He leído que se conoce en la ciencia del deporte que para que se establezca un patrón motor se tiene que realizar ese movimiento miles de veces. ¿Vale esto mismo para la terapia Vojta?

✓ Es perfectamente comprensible que esto sea así en el deporte, porque requiere un alto grado de perfección. Con la terapia Vojta se establece un acceso a los programas motores innatos, y se consigue estabilizar ese acceso. Esto se alcanza, generalmente, teniendo en cuenta la dosis adecuada respecto a la frecuencia y a un determinado intervalo de tiempo.

? ¿Hay investigaciones en relación a posibles alteraciones de conducta más tarde?

✓ Hay investigaciones científicas que se han ocupado de este tema, por ej., las investigaciones de H.T. Kuo y de M. Thiessen-Hutter (> ver bibliografía complementaria).

? ¿Tiene sentido complementar la terapia Vojta con otras terapias?

✓ Sí, tiene sentido. La terapia Vojta puede activar las condiciones motoras y aporta una buena base, por ej., para la logopedia, la terapia ocupacional o la pedagogía terapéutica.

9.6.9 Reacciones del entorno

? ¿Cómo puedo convencer a mi marido y a los abuelos? Ellos piensan que todo esto se arreglará por sí solo.

✓ Intente convencer a su marido para que acuda con usted al terapeuta y se verá obligado a enfrentarse con la alteración motora de su hijo, y hacer preguntas concretas.

Si los abuelos viven en su casa y usted tiene que justificarse diariamente con ellos, puede hacer lo mismo que con su marido. Pero acuerde la cita por separado respecto a la de su marido.

? ¿Por qué es frecuente que los padres tengan que excusarse cuando tratan a su hijo con la terapia Vojta?

✓ Porque es infrecuente exigir esfuerzo a los niños, especialmente a los lactantes. A esto se añade que la locomoción refleja, a primera vista, puede parecer extraña, porque no se anima a los niños a moverse con juegos, como es lo que se espera con frecuencia.

Por el contrario, se les coloca en posiciones de partida que en el momento de ejecutar la terapia no estimulan a jugar, sino que, en combinación con las zonas de estimulación, tienen que activar los programas motores innatos.

9.6.10 El tiempo libre de terapia

? En los tiempos libres de terapia, ¿se puede mover mi hijo libremente, o tengo que corregirle?

✓ El niño necesita sin falta poder moverse libremente en los tiempos libres de terapia, sin corregirle constantemente, para que pueda incorporar por sí solo lo "aprendido" mediante la locomoción refleja.

? ¿Por qué se debe hacer una pausa de tratamiento después de una vacunación?

✓ Esta pausa se realiza sobre todo después de vacunaciones con gérmenes vivos. En el caso de vacunas con sustancias no vivas, basta con reducir la intensidad del tratamiento. Si hay reacciones febriles hay que interrumpir el tratamiento, como en otros casos de fiebre. Para mayor seguridad se debe preguntar en cada caso a su médico.

? A mi hijo hay que movilizarle la articulación superior de la cabeza y después tiene que hacer una pausa de tratamiento. ¿Por qué?

✓ La movilización libera, por así decir, una estructura de tejido que estaba demasiado rígida e inmóvil. Después tiene que relajarse esa situación, antes de seguirle tratando y que pueda utilizar el espacio libre para activar el patrón motor.

9.6.11 Los terapeutas Vojta y las instituciones

? ¿Qué es importante para elegir un terapeuta?

✓ Lo primero es indagar si el terapeuta tiene la correspondiente formación en la terapia Vojta. Para ello tiene que mostrar el certificado de haber superado el curso de "Cinesiología aplicada del desarrollo" según Vojta, otorgado por la Sociedad Vojta Internacional (IVG) junto con el hospital o centro clínico que haya organizado esa formación especializada.

? ¿Puede aconsejar un terapeuta Vojta sobre otras cuestiones más allá de la terapia?

✓ Aconsejar es parte de la tarea que cumple regularmente un terapeuta, y va unida a la terapia. Se refiere por ej., a la elección de materiales de juego y de trabajo, al desempeño de actividades diarias en la familia que requieren una mayor autonomía, o sobre la obtención de ayudas técnicas.

En el caso de los adultos, también puede aconsejar sobre adaptación ergonómica del puesto de trabajo.

? ¿Dónde se puede recibirla terapia Vojta?

✓ La terapia Vojta se ofrece en hospitales o en centros de atención temprana, de forma generalmente ambulatoria. También se puede recibir en centros de fisioterapia con terapeutas específicamente formados en la terapia. Depende de la realidad de cada lugar.

? ¿Cómo se accede a la terapia Vojta?

✓ La terapia Vojta tiene que estar indicada por un médico. Como para otras prescripciones, tiene que haber una clara indicación.

? ¿Dónde se consigue información sobre la terapia?

✓ En la página web de la Sociedad Vojta Internacional (IVG): http/www.vojta.com. Ahí se encuentran otras referencias y también posibles contactos con otros padres.

✓ En la página web de la Asociación Española Vojta (AEVO): www.vojta.es.

Anexo

Tablas

Reptación refleja

La tabla siguiente (> Tab. 10.1) le ofrece indicaciones sobre la aplicación de la reptación refleja.

- Para desencadenar las zonas básicamente hay que reducir o aumentar la presión, cambiar la dirección, variar la combinación de las zonas, o hacer sumación espacial y temporal.
- Concéntrese en un mecanismo de compensación. Ayuda elegir la propia "colocación" respecto al paciente, de modo que se pueda ver el patrón parcial o el signo elegido para observar.
- El desencadenamiento de cada zona tiene respuestas directas y más alejadas; el patrón global (patrón de locomoción) es el resultado de la suma de todas las respuestas.

Tab. 10.1 El patrón global de la reptación refleja (en resumen): signos a observar, movimientos compensatorios, sugerencias prácticas

Signos a observar	Movimientos compensatorios	Sugerencias prácticas
Cintura escapular y brazo del lado facial		
Codo (epicóndilo) aumenta el contacto con el plano de apoyo (fase de apoyo)	El codo pierde el contacto con el plano de apoyo	• Revisar la posición angular del brazo • Variar la presión del estímulo en la zona del epicóndilo • Combinar zonas proximales y distales • Hacer sumación espacial y temporal
Se alisan las arrugas o retracciones alrededor del hombro.	El codo empuja al hombro hacia la oreja o hacia el lado nucal	• Mire si el hombro del brazo facial está centrado cuando se endereza • Combinar la zona del epicóndilo con zonas de la cintura escapular.
La muñeca se queda en la línea del hombro/ cadera	Se extiende el codo, la cabeza se reclina	• Corregir la posición de partida • Prestar atención a la estimulación de las zonas, y a la guía de la cabeza
La cintura escapular se endereza sobre el brazo	No hay enderezamiento de la cintura escapular, el hombro nucal se hunde en el plano de apoyo.	• Combinar de forma alternante el epicóndilo del brazo facial con el acromion del lado nucal, o con la zona del talón.
Columna cervical y cabeza		
La columna cervical se extiende en el eje longitudinal del cuerpo	Reclinación de cabeza, se desvía del eje	• Revisar la colocación sobre la frente del lado nucal
La cabeza se mantiene apoyada en la frente del lado nucal y la nariz está libre	La columna cervical se hiperextiende, el apoyo en la mejilla, boca y nariz no están libres	• Controlar el eje de la columna y la posición de partida de la cabeza, guiar esta con resistencia dosificada • Unir estímulo zonas con la guía de la cabeza
Se extiende la charnela craneo-cervical y cérvico-dorsal	• La charnela craneocervical se gibosa, la cabeza se reclina • La cabeza se apoya en la mejilla	Evitar reclinación/inclinación de la cabeza en la posición de partida y también encontrar la adecuada guía con resistencia de la cabeza
El niño cierra la boca y traga, el lactante deja de llorar por un momento	No hay cierre de boca/deglución, la saliva sale de la boca (sábana mojada)	Con una posición de partida correcta y guiando la cabeza, añadir el estímulo en la zona del suelo de la boca

Tab. 10.1 El patrón global de la reptación refleja (en resumen): signos a observar, movimientos compensatorios, sugerencias prácticas *(Continuación.)*

Signos a observar	Movimientos compensatorios	Sugerencias prácticas
Columna y tronco		
Columna dorsal y tronco se extienden	• La columna dorsal se cifosa, la lumbar se hunde. • La columna se desvía lateralmente del eje	• Estimular a la vez las zonas del tronco y el epicóndilo del lado facial. • Atender al enderezamiento de la cintura escapular sobre el brazo facial
Los espacios intercostales se ensanchan, sobre todo en el lado nucal	Los espacios intercostales se quedan estrechos y la caja torácica aplanada	• Activar con la zona del tronco la musculatura autóctona, y quizás también utilizar la zona pectoral
• La musculatura abdominal ventral y lateral se contrae • Aumenta el diámetro sagital de la caja torácica • Respiración profunda	• Aumenta la lordosis lumbar y la flexión de la pelvis. • El diámetro del tórax es pequeño • La respiración es plana	• En la posición de partida, apoyar el brazo facial con el propio antebrazo • Combinación de zonas: p.ej., talón con espina ilíaca o tronco • Atender a la musculatura abdominal
Pelvis y piernas		
• La pelvis se dirige hacia la pierna nucal (fase apoyo) • El pie se mantiene en línea con cadera y hombro	• La pierna se extiende en rotación interna • El talón se desvía de la línea cadera-hombro	• Corregir posición partida o, p.ej., cambiar la posición de la pierna facial para facilitar la colocación de partida de la pierna nucal • Mantener zona del talón, y combinarla, p.ej, con zonas del lado facial
• La lordosis se alinea • Inspiración y espiración más profundas	• Aumenta la lordosis • Respiración superficial	• Unir la zona del calcáneo con zonas de la pelvis y tronco del lado facial • Tomar quizá la zona del tronco o de la espina
Las arrugas alrededor de la cadera se rellenan, las nalgas aplanadas se redondean	La pelvis del lado facial presiona el plano de apoyo y no se endereza sobre la pierna nucal	• Combinar la zona del tronco, p. ej. con la del talón o el epicóndilo del lado facial. • Sacar la pierna facial fuera del borde mesa y estimular el epicóndilo de la rodilla facial, y poner resistencia a la fase de flexión de la pierna facial, lentificando el movimiento.
• Pierna nucal (fase de impulso): el cuerpo se endereza sobre el codo facial • Pierna facial: realiza la fase de flexión y posteriormente la fase de apoyo	• Pierna nucal: se desvía del eje previamente dado. No se produce ni la fase de apoyo ni la de impulso. • Pierna facial: se extiende y se rota hacia dentro	• Corregir la posición de partida, colocar mejor el pie nucal en el tobillo, estimular más exactamente la zona talón. • Pierna facial: flexionarla al máximo, anticipar fases de relajación/apoyo de la pierna facial • Estimular epicóndilo medial del fémur facial
Brazo y cintura escapular del lado nucal		
El hombro se eleva de la superficie de apoyo	El hombro se queda apoyado presionando sobre la base apoyo	Revisar la posición de partida brazo facial, aumentar o reducir presión en el epicóndilo, cuidando la dirección
• El brazo realiza la fase de flexión en rotación externa y abducción • El codo se mantiene en extensión relajada • La mano se abre empezando por el meñique	• El brazo de aduce y extiende • El codo se extiende o se flexiona con fuerza • La mano no se abre desde el meñique, el puño se abduce hacia lado cubital	• Controlar el enderezamiento de la cintura escapular sobre lado facial • Cambiar las zonas, sin olvidar el acromion y la apófisis estiloides.
RI: rotación interna RE: rotación externa		

El volteo reflejo – 1ª Fase

La tabla siguiente (> Tab. 10.2) le ofrece indicaciones sobre la aplicación de la 1ª fase del volteo reflejo.

- Para desencadenar las zonas básicamente hay que reducir o aumentar la presión, cambiar la dirección, variar la combinación de las zonas, o hacer sumación espacial y temporal.
- Concéntrese en un movimiento compensatorio. Le ayudará elegir su propia "colocación" respecto al paciente, de modo que pueda ver el patrón parcial o el signo elegido para observar.
- El desencadenamiento de cada zona tiene respuestas directas, pero también más distantes; el patrón global (patrón de locomoción) es el resultado de la suma de todas las respuestas.

Tab. 10.2 El patrón global de la 1ª fase del volteo reflejo (en resumen). Signos que hay que observar, movimientos compensatorios, sugerencias prácticas

Signos a observar	Movimientos compensatorios	Sugerencias prácticas
Caja torácica y pelvis		
• La caja torácica se extiende, la pelvis se coloca en posición media entre flexión y extensión • La cabeza se coloca en el eje longitudinal del cuerpo	• El tórax se mueve hacia lado nucal o gira hacia delante • Pelvis: predomina flexión o extensión, no posición media • La cabeza se desvía del eje	• Cambiar o revisar dirección de estímulos • Corregir la cabeza y guiarla (colocación sobre línea nucal) • Durante la estimulación de la zona sujetar el tórax en el lado nucal • Combinar zona pectoral con acromion, y dirigir la presión hacia el hombro nucal • Intentar provocar el estímulo de forma intermitente • Activar desde el otro lado y cambiar hacia el lado inicial
• La pared abdominal se tensa • Las piernas se elevan con posición media en todas articulaciones • Aumenta diámetro sagital (distancia entre esternón y columna dorsal) • Aumentan los espacios intercostales	• Abombamiento del abdomen • Fuerte flexión de las piernas contra el abdomen, se extienden o hacen palanca contra el plano. • Espacios intercostales estrechos, respiración superficial, retracción de esternón y espacios intercostales, elevación de las últimas costillas	
• La pelvis del lado facial se mueve hacia craneal (eje de pelvis se oblicua) • La musculatura abdominal provoca volteo hacia lado nucal • Desplazamiento del peso hacia el hombro nucal	• La pelvis nucal se mueve hacia el lado nucal (posición oblicua en dirección falsa) • Caja torácica y pelvis se giran hacia el lado facial, ningún apoyo en hombro nucal, que se eleva.	• Combinar zona pectoral con la espina ilíaca o con la zona del tronco del lado nucal • Zona pectoral: dirigir la presión hacia la columna dorsal, combinar con zonas del acromion/tronco.
Cabeza y región orofacial		
• La cabeza se coloca activamente en la posición de partida • Comienza el giro de cabeza en el eje longitudinal del cuerpo hacia el lado nucal	• La cabeza se inclina lateralmente y reclina • La barbilla se desplaza hacia adelante y arriba	• Colocar cabeza en posición de partida, girada 30° en el eje longitudinal del cuerpo • Dirigir la presión del estímulo en la zona pectoral hacia columna dorsal media • Aplicar zona pectoral y resistencia de la cabeza (p. ej., línea nucal, pómulo, mastoides del lado nucal • Cuidar la extensión del tronco y el triángulo de apoyo en la espalda • Alinear tronco en el eje del cuerpo • Estimular la base de la lengua a través del m. digástrico o milohioideo
• Ojos: se colocan en posición horizontal, dirigiendo mirada hacia lado nucal • Con resistencia al giro de cabeza se potencia el movimiento de los ojos	• Los ojos no se colocan en horizontal • Movimiento de ojos no están en el eje	
• La cara anterior del cuello se contrae, aumenta la distancia entre la barbilla y el hioides • Se aplana y adelgaza la lengua gruesa • Cierre de la boca (no llanto), el lactante traga • El suelo de la boca se contrae, la voz tensa se abre, se relaja más llena y modulada	• El suelo de la boca se abomba (doble barbilla) • La lengua se empuja entre los labios, o "se pega" al paladar • La voz suena tensa o aguda • La barbilla se desplaza hacia delante o arriba, disminuye la distancia entre barbilla e hioides	

Tab. 10.2 El patrón global de la 1ª fase del volteo reflejo (en resumen). Signos que hay que observar, movimientos compensatorios, sugerencias prácticas *(Continuación.)*

Signos a observar	Movimientos compensatorios	Sugerencias prácticas
Brazo del lado nucal		
El brazo se coloca en el hombro en ángulo recto con el tronco, en RE y abducción	Brazo se extiende con RI en hombro, antebrazo se flexiona o extiende con fuerza, mano en puño	• Corregir posición de partida • Combinar zona pectoral dirigiendo y poniendo resistencia a la cabeza • Añadir alguna zona de la reptación refleja, p.ej, acromion y/o epicóndilo del lado facial
• Codo en posición media, antebrazo pronado • Mano se abre desde el 5º dedo	Codo presiona en la base apoyo y eleva al hombro	
Brazo del lado facial		
El brazo sigue el giro de la cintura escapular, en RE y abducción	Extensión rígida del brazo con RI en el hombro	• Revisar y corregir la desviación del tórax hacia lado nucal • Estimulación zonas: corregir la dirección, intentar estímulo intermitente • Combinar zona pectoral con zonas de la reptación refleja
La mano se abre, la palma de la mano y el pulgar se separan	• Mano en puño con pulgar incluido • El brazo se flexiona rígido	
Giro del tronco		
• El tronco se extiende, el diámetro sagital aumenta, la pelvis se coloca en oblicuo • El hombro nucal se apoya, la musculatura oblicua abdominal gira la pelvis y el tronco	• La pared abdominal lateral se abomba • El abdomen y el ombligo se abomban • La cresta ilíaca pierde contacto con la base de apoyo, espacio hueco entre el tronco y la pelvis	• Controlar posición de partida y ajustar estímulo en la zona (presión, dirección) • Sujetar la caja torácica desde el lado nucal • Combinar zona pectoral y del acromion • Frenar el giro de la cabeza
Pelvis y piernas		
Pelvis en posición media entre flexión y extensión	Pelvis: se mantiene extendida o se flexiona	• Dirigir estímulo pectoral hacia la columna dorsal media • Añadir otras zonas a la pectoral, p. ej., epicóndilo rodilla facial • Estimular zona pectoral y espina ilíaca anterior superior (dirección!)
Elevación piernas en posición media, que se mantiene durante el giro	Las piernas no se pueden elevar a posición media articular	
La cresta ilíaca se mantiene en contacto con la base de apoyo	Cresta ilíaca: pierde el contacto con la base de apoyo	

RI: rotación interna RE: rotación externa

Reptación refleja – 2ª Fase

La tabla siguiente (➢ Tab. 10.3) le ofrece indicaciones sobre la aplicación de la 2ª fase del volteo reflejo.

- Para desencadenar las zonas básicamente hay que reducir o aumentar la presión, cambiar la dirección, variar la combinación de las zonas, o hacer sumación espacial y temporal.
- Concéntrese en un movimiento compensatorio. Le ayudará el elegir su propia “colocación” respecto al paciente, de modo que pueda ver el patrón parcial o el signo elegido para observar.
- El desencadenamiento de cada zona tiene respuestas directas, pero también más distantes; el patrón global (patrón de locomoción) es el resultado de la suma de todas las respuestas.

Tab. 10.3 El patrón global de la 2ª fase del volteo reflejo (en resumen). Signos que hay que observar, movimientos compensatorios, sugerencias prácticas

Signos a observar	Movimientos compensatorios	Sugerencias prácticas
Tronco		
El tronco se extiende en el eje longitudinal, se mantiene en contacto lateral con la superficie	El tronco pierde contacto con la superficie; hueco entre la zona lumbar y la superficie	• Corregir la posición: alinear los hombros y caderas • Ver si la cresta ilíaca está en contacto con la superficie apoyo • Utilizar zonas ventrales y dorsales y combinarlas • Cambios de fase más rápidos
Los espacios intercostales se ensanchan	Espacios intercostales estrechos	
Aumenta el diámetro sagital del tórax	La caja torácica está aplanada (diámetro sagital)	
La pared abdominal se contrae	El abdomen se abomba	
La columna se endereza en el eje longitudinal	Aumenta la cifosis dorsal y la lordosis lumbar	
Cintura escapular y brazo del lado de abajo		
• Apoyo en el hombro de abajo, en zona paso entre hombro/brazo • Brazo en RE, en ángulo recto respecto al tronco, antebrazo pronado, mano abierta	• El brazo de abajo empuja a la cintura escapular hacia delante o hacia atrás • El brazo se extiende en RI y aducción	• Corregir la posición, los hombros uno sobre otro • Se recomienda empezar con las zonas del tronco (estabilidad postural) • Después activar zona del epicóndilo del brazo de abajo • Buscar la extensión de la columna en el eje longitudinal del cuerpo
Aumenta la distancia entre el hombro de abajo y la cabeza, esta se coloca en eje cuerpo	• El hombro se desplaza hacia la cabeza • La cabeza se reclina o la barbilla va hacia el esternón	
Pelvis y pierna del lado de abajo		
• La pelvis y la pierna asumen el apoyo • Aumenta la distancia entre el abdomen y el muslo	• La pierna rota hacia dentro y se aduce • Distancia entre abdomen y muslo se estrecha	• Conseguir estabilizar postura del tronco con las zonas en tórax y pelvis • Variar la combinación de zonas • Sumación espacial y temporal de los estímulos • Además de las zonas del tronco, estimular zona del epicóndilo rodilla de abajo, o epicóndilo medial de la pierna de arriba
La pelvis se contrae	La pelvis se abomba hacia delante	
• Pie en posición media del tobillo (fase de apoyo) • Tobillo en inversión, y flexión de los dedos pie (fase de impulso)	Flexión del tobillo, el calcáneo mira hacia fuera (eversión)	
Cintura escapular y brazo del lado de arriba		
• Brazo en abducción y RE del hombro • Antebrazo en supinación • Mano abierta desde dedo meñique	• El brazo "se pega" al tronco en RI y aducción • En antebrazo aumenta la pronación • Mano cerrada en puño	Combinar zonas del tronco y de la pelvis con p.ej., la zona de la apófisis estiloides del radio
Pelvis y pierna del lado de arriba		
• La pelvis se coloca sobre la cadera de abajo • Pierna en abducción y RE, mostrando movimiento de paso (fase de flexión) • Pie en posición media	• La pelvis se vuelca hacia delante (ventral) • La pierna de aduce • El pie se coloca sobre la base de apoyo	• Combinar la zona pectoral con la espina ilíaca anterosuperior, la zona del epicóndilo medial del fémur • Modificar las posiciones angulares en la pierna de abajo • Si es necesario, utilizar la zona del talón, pero observando la posición del tobillo
RI: rotación interna RE: rotación externa		

La Primera posición

La tabla siguiente (> Tab. 10.4) le ofrece indicaciones sobre la aplicación de la *primera posición*.

- Para desencadenar las zonas básicamente hay que reducir o aumentar la presión, cambiar la dirección, variar la combinación de las zonas, o hacer sumación espacial y temporal.
- Concéntrese en un movimiento compensatorio. Le ayudará el elegir su propia "colocación" respecto al paciente, de modo que pueda ver el patrón parcial o el signo elegido para observar.
- El desencadenamiento de cada zona tiene respuestas directas, pero también más distantes; el patrón global (patrón de locomoción) es el resultado de la suma de todas las respuestas.

Tab. 10.4 El patrón global de la primera posición (en resumen); signos a observar, movimientos compensatorios, sugerencias prácticas

Signos a observar	Movimientos compensatorios	Sugerencias prácticas
Primera posición, a partir de los ocho meses		
• La posición de partida se adopta activamente • La columna se extiende en el eje longitudinal, la pelvis se endereza sobre una u otra pierna dependiendo de la fase del paso	• El tronco se queda apoyado sobre los muslos o entre ellos • La pelvis se flexiona, la columna se cifosa	• Conseguir rápidamente posición partida, para asegurar circulación sanguínea en piernas • Al principio, hacer pausas • Cuidar de que la cabeza no presione la base de apoyo
Respuesta diferenciada en las piernas: pierna nucal en fase apoyo/impulso; pierna facial en fase de flexión/relajación	Ninguna diferenciación, ambas piernas elevan la pelvis a la vez	• Estimular zona tronco (musculatura autóctona de la columna) • Combinar la zona del glúteo medio con guía de la cabeza, u oponiendo resistencia al giro de la cabeza • Cambiar posición angular de la pierna facial • Tomar otras zonas estimulándolas quizá de forma cambiante
La pelvis se mueve según el patrón de locomoción entre flexión y extensión	Pelvis muy extendida, lordosis lumbar	Combinar la zona del glúteo medio de forma alternante con zona del talón, o epicóndilo medial del fémur facial
La pelvis se mueve en los planos frontal y sagital en el enderezamiento sobre pierna nucal, también en el plano transversal (tridimensional)	La pelvis está inclinada, rígida, con movimiento limitado en las caderas	• Pensar en el bloqueo de mm. isquiotibiales • Estimular la zona de la espina ilíaca combinándola con la zona del talón • Sumación de estímulos
La cabeza se coloca en el eje longitudinal del cuerpo	La cabeza está inclinada o reclinada	• Corregir posición partida • Corregir la postura anormal de la cabeza desde la línea nucae, y estimular p.ej. zonas del tronco y pelvis de forma alternante
Brazo facial: apoya la cintura escapular (fase apoyo), ésta se endereza sobre el hombro centrado, el impulso viene de la pierna nucal (fase impulso)	• El brazo pierde apoyo en el epicóndilo, se extiende o flexiona • La cintura escapular no se endereza sobre brazo • Hombro no centrado, no hay fase de apoyo	• Corregir la posición angular del brazo • Estimular zona del epicóndilo, p.ej. con zona del tronco o con zona del borde medial de la escápula del lado facial

Tab. 10.4 El patrón global de la primera posición (en resumen); signos a observar, movimientos compensatorios, sugerencias prácticas *(Continuación.)*

Signos a observar	Movimientos compensatorios	Sugerencias prácticas
Hombro y brazo del lado nucal		
El hombro se eleva del plano	El hombro queda apoyado en plano	• Controlar el brazo facial • Estimular el epicóndilo • Combinar con la zona del tronco u otras
El brazo adopta fase de flexión del paso en RE y abducción	El brazo aumenta la RI y se extiende	Estimular de forma alternante la zona del acromion y la apófisis estiloides con otras zonas

RI: rotación interna RE: rotación externa

Glosario

Abducción	Movimiento de separación respecto al centro del cuerpo
Adducción	Movimiento de aproximación hacia el centro del cuerpo
Aferencia	Información conducida hacia el SNC desde la periferia
Activar	Poner en marcha para provocar un mayor efecto
Sistema nervioso autónomo	Controla funciones vitales como la respiración, digestión, metabolismo
Facilitación	Procesos de adaptación del SNC que producen una mejor transmisión de la información
Ganglios basales	Núcleos subcorticales en el fondo del cerebro
Sistema motor	Todos los órganos del cuerpo relacionados con el movimiento, como el esqueleto, la musculatura y el sistema nervioso
Displasia broncopulmonar	Inmadurez de los órganos respiratorios
Receptores de distensión	Fibras nerviosas especializadas de la musculatura, de los tendones y las fascias, que registran los cambios de longitud
Diagnóstico diferencial	Conjunto de todos los diagnósticos que se consideran alternativos para explicar los síntomas clínicos o los hallazgos médicos
Eferencia	Información conducida desde el SNC a la periferia
Estadios del desarrollo	Periodos en los que generalmente aparece un determinado desarrollo
Eversión	Giro hacia fuera del pie (el movimiento se produce en la articulación mediotarsal del tobillo)
Fascias	Capa fina tendinosa de los músculos
Feedback	Información de respuesta, por ej., al SNC, de un movimiento producido
Fase fija de un movimiento	Mantenimiento de un momento del movimiento, por ej., una determinada posición angular , que asegura una información favorable del estímulo
Plano frontal	En posición del pie, plano vertical que se extiende de uno a otro lado del cuerpo y lo divide en parte anterior y posterior
Patrón global	Participación de todo el cuerpo en un movimiento, incluyendo, por ej., el fondo postural
Fondo postural	Postura necesaria para que sea posible el enderezamiento y los movimientos dirigidos
Hipertonía	Aumento de la tensión, p.ej., de los músculos
Hipotonía	Tensión excesivamente disminuida, p.ej., de los músculos
Parálisis cerebral infantil	Se refiere a una lesión del cerebro durante su desarrollo (antes o después del nacimiento)
Inversión	Giro hacia dentro del pie (el movimiento se produce en la articulación mediotarsal del tobillo)
Cinesiología	Ciencia que estudia el movimiento
Esquema corporal	Imagen de recuerdo en el SNC de, por ej., la experiencia de la postura y el movimiento
Marcha cruzada	Locomoción en la que las fases de los pasos cambian en una determinada secuencia
Cifosis	Flexión de la columna vertebral, "jibosidad"
Reacciones posturales	Pruebas para valorar en los lactantes la coordinación central
Linea nuchae	Protuberancia del hueso occipital, en la nuca
Lordosis	(Hiper)extensión de la columna
Movimientos en masa	Movimientos indiferenciados y no dirigidos de todo el cuerpo en respuesta a un estímulo, por ej., en los recién nacidos
Ontogénesis humana	Desarrollo del individuo humano desde el óvulo hasta la madurez sexual
Filogénesis humana	Evolución del hombre desde la filogénesis (evolución de los seres vivos)
Metámeras	Segmentos iguales colocados de forma contigua, por ej., en la distribución de la musculatura del tronco y de los nervios que parten de la columna (Biología)
Unión neuromuscular	Conexión entre el nervio y el músculo
Sistema nervioso periférico	Nervios desde su salida de la columna vertebral

Plasticidad del SNC	Desarrollo funcional del sistema nervioso central
Ontogénesis postural	Desarrollo postural del individuo
Reactibilidad postural	Capacidad del SNC de reaccionar al cambio de postura adaptándose a él, por ej., al desencadenar las reacciones posturales.
Reflejos primitivos	Respuestas características a determinados estímulos que llegan al cerebro y que proceden de antigua organización jerárquica filogénica del SNC
Pronación	Giro hacia dentro (del antebrazo/ muñeca o de todo el pie)
Sensación propioceptiva	Percepción a través del sentido de posición y de postura
Rehabilitación	Máxima recuperación del estado de salud para poder realizar la integración social y laboral
Reclinación	Hiperextensión de la cabeza
Reproducible	Repetible con el mismo resultado
Receptor	Célula especializada delos órganos sensoriales, por ej., del ojo , oído, pero también de la piel y de los músculos, que transmiten el estímulo al SNC
Sagital, plano sagital	El plano sagital es vertical y discurre de atrás hacia delante ; divide el cuerpo en una mitad izquierda y derecha
Diámetro sagital	Diámetro que discurre de delante a detrás, po ej., el del tórax va desde el esternón hasta la columna
Sensomotricidad	En el SNC, influencia recíproca entre lo sensorial (input) y lo motor (output)
Sensorial	Recepción de sensaciones con ayuda de los órganos sensoriales y de los centros nerviosos
Setting	Setting externo: mantenimiento de condiciones, acuerdos u obligaciones (Psicología). Setting interno: acuerdo interno, por ej., con lo que uno hace
Espasticidad	Aumento del tono muscular con resistencia tipo resorte a la elongación y que cede de repente, en la mayoría de la musculatura postural; aumento de los reflejos propioceptivos fásicos y disminución de los reflejos exteroceptivos.
Estereotipias	Expresiones motoras, verbales o mentales repetidas durante mucho tiempo siempre de la misma forma y que se mantienen.
Supinación	Giro hacia fuera (del antebrazo/ muñeca o de todo el pie)
Sinapsis	Zonas especializadas de contacto / conexión entre las prolongaciones nerviosas, en las que el estímulo nervioso pasa de una neurona a otra
Transversal, plano transversal	El plano transversal está en posición horizontal y divide al cuerpo en una porción superior y otra inferior
Tuber frontale	Prominencia del hueso frontal, en la zona lateral de la frente
Sistema nervioso central (SNC)	Cerebro y médula espinal
Vegetativo	Referido al sistema nervioso vegetativo

Bibliografía

Bibliografía utilizada

[1] Bachmann K, Das motorische Wunder, Geo 1999; 8:23-34

[2] Benninghoff, A, Denkhahn D Anatomie, 17ª ed. München: Elsevier; 2008

[3] Birbaumer N, Schmidt R. Biologische Psychologie. 5ª ed. Heidelberg: Springer; 2003

[4] Brisch KH. Bindungstörungen. 13ª ed. Stuttgart: Klett-Cotta; 2005

[5] Brunet M et al. A new hominid from the upper miocene of Chad, Central Africa. Nature 2002; 418 (july): 144-151

[6] Costi GC, Radice A, Raggi A et al. Vojta seven postural reactions for screening of neuromotorial diseases in infant. Research on 2382 cases. Ped. Med Chir 1983; 5 (1-2): 59-65

[7] Debrunner U, Jacob HAC. Biomechanik des Fusses. Stuttgart: Thieme; 1998

[8] Deetjen P, Speckmann EJ. Physiologie. München: Elsevier, Urban y Fischer; 2004

[9] Engert F, Bonhoefer T. Dendritic spine changes associated with hippocampal long-term synaptic plasticity. nature 1999; 399:66-70

[10] Grillner S. Locomotion in vertebrates: central mechanisms and reflex interaction. Physiolog. Rev. 1975; 55 (2): 247-304

[11] Hanser H (ed). Lexikon der Neurowissenschaften. Heidelberg: Spektrum Akademischer verlag; 2000

[12] Jung, M. Symmetriestörung im Säuglingsalter: Eine Effectivstudie zur Vojta-Therapie bei infantiler Haltungsasymmetrie. Tesis doctoral. Halle: Universität Halle; 2011

[13] Kandel ER, Schwarz JH et al. Neurowissenschaften. Heidelberg: Springer; 1996

[14] Kapandji IA. Funktionelle Anatomie der Gelenke. 5ª ed. Stuttgart: Thieme; 2009 (En español: *Cuadernos de fisiología articular.* Barcelona: Toray-Masson)

[15] Laufens G, Poltz W. Aktuelle genetische Erkenntnisse zur Lokomotion - insbesondere zur angeborenen Lokomotion. Phys. Med. Rehab. Kuror 2016; 26(1): 17-21

[16] Laufens G, Reiman G. Unwillkürliche Lokomotions-elemente. Pt-Zeitschrift für Physiotherapeuten 2012; 64:6-18

[17] Magnus R, de Kleijn A. Körperstellung. Berlin: Springer; 1924

[18] Pearson KG, Misiaszek JE, Fouad K. Enhancement and resetting of locomotor activity by muscle afferents. Ann N Acad Sci. 1998; 16 (860):203-215

[19] Pelster J. Stimmbandparesen bei Risikokinder und Krankengymnastische Behandlung nach Vojta. Brixen: Congreso/Seminario de otoño de Pediatría;1990

[20] Rosenkranz K, Rothwell JC. Modulation of propioceptive integration in the motor cortex shapes human motor learning. J Neurosci. 2002 Jun 27; 32 (26): 9000-9006

[21] Schmidt RF, Thews G. Physiologie des Menschen. 29ª ed. Heidelberg: Springer; 2004

[22] Vojta V. Die zerebralen Bewegungstörungen im Kindesalter. 6ª ed. Stuttgart: Hippokrates; 2000. (Trad. español: *Alteraciones motoras cerebrales Infantiles.* 2ª ed. Madrid: Morata; 2004)

[23] Vojta V, Peters A. Das Vojta-Prinzip. 3ª ed. Heidelberg: Springer, 2007. (Trad. en español. *"El descubrimiento de la motricidad ideal"*. Madrid: Morata; 2011)

Bibliografía complementaria

Bakker DA, Richmond FJR. Muscle spindle complexes in muscles around upper cervical vertebrae in the cat. J. Neurophysiology. 1982; 4:1-19

Bastig DU. Einfluss der Vojtatherapie auf die seelische Gesundheit und das Interactionsverhalten von Mutter und Kind. Discurso inaugural. Heidelberg: Rupprecht-Karl Universität; 1993

Bowlby J. Bindung als sichere Basis . 3ª ed. München: Reinhardt; 2014

Brisch KH. Bindung und frühe Störung der Entwicklung. 2ª ed. Stuttgart: Klett.Cotta; 2012

Fuchs W, Heinritz W. Lexikon der Soziologie. 5ª ed. Heidelberg: Springer; 2011

Gopnik S, Kuhl P. Forschergeist in Windeln - Wie Ihr Kind die Welt begreift. München: Ariston; 2000

Grassmann KE, Grassmann K (eds). Bindung und menschliche Entwicklung. J Bowlby, M. Ainsworth und die Grundlagen der Bindunstheorie. Stuttgart: Klett-Cotta; 2003

Irrgang B. Lehrbuch der Evolutionären Erkenntnistheorie. München: Reinhardt; 2000

Jansen F, Streit U. Fähig zur Körpenkontakt. Heidelberg: Springer; 2015

Juul J. Vier Werte, die Kinder ein Leben lang tragen. München: Gräfe und Unzer; 2012

Kingsley EP. Welcome to Holland. O.O: Eigenverlag; 1987

Kolb B, Whisaw IQ. Neuropsychologie. 2ª ed. Heidelberg: Spektrum Akademischer Verlag; 1996

Kuo HAT. Steuerung der vissuellen Aufmerksankeit in vorsprachlichen Mutter-Kind - Interaktion mit neurologisch auffällingen und unauffällingen Säuglingen. Tesis doctoral. München: Ludwig-Maximilian-Universität; 1992

Laufens G, Seitz S, Staenicke G. Vergleichend biologische Grundlagen zur angeborenen Lokomotion, insbesondere zum "reflektorischen" Kriechen nach Vojta. Krankengymnastik 1991; 43 (5): 448-456

Mayr E. Das ist Biologie. Die Wissenschaft del Lebens. Heidelberg: Spektrum Akademischer Verlag; 1998

Moeller ML. Die Wahrheit beginnt zur zweit. Die Liebe ist das Kind der Freiheit. 35ª ed. Reinbek: Rohwolt; 2010

Papousek M. Vom ersten Schrei zum ersten Wort. 5ª ed. Berna: Hubber; 2008

Prekop J. Die Rolle der Mutter in der Familie des behinderten Kindes. Bad Säckingen: Interessensgemeinschaft Arthrogryposis e.V.; 1993

Prekop J. Ich halte dich fest, damit du frei wirst. Die Festhalttherapie. 10ª ed. München: Kössel; 2008

Prekop J. Schweizer C. Kinder sind Gäste, die nach dem Weg fragen. 10ª ed. München: Kösel; 2001

Prekop J, Schweizer C. Unruhige Kinder. Ein Ratgeber für beunruhigte Eltern. 6ª ed. München: dtv; 1997

Rogge JU. Kinder brauchen Grenzen. 10ª ed. Reibeck: rororo; 2010

Sager TD, Delgado MR et al. Task Force on Childhood Motor Disorders. Pediatric 2003; 111: e89-e97

Shaftel FR, Shaftel G, Weinmann W. Rollenspiel als soziales Entscheidungstraining. Stuttgart: UTB; 1978

Sanders R, Klann N (eds). Bindungsentwicklung, Beratung aktuell 2005; 3:140-160

Stern D. Die Lebenserfahrung des Säuglings. 10 ed. Stuttgart: Klett-Cotta; 2011

Stern D. Mutter und Kind - die erste Beziehung. 5ª ed. Stuttgart: Klett-Cotta; 2006

Storch V, Welsch U, Wink M. Evolutionsbiologie 3ª ed. Heidelberg: Springer; 2013

Thiesen-Hutter M. Psychologie und Neurophysiotherapie Vojtas. Stuttgart: Enke; 1992

Vojta V, Schweizer E. Die Entdeckung der idealen Motorik. München: Pflaum, 2009 (Trad. en español: *"El descubrimiento de la motricidad ideal"*. Madrid: Morata; 2011)

Winterhoff M. Warum unsere Kinder Tyrannen werden. München: Goldmann; 2009

Witte H, Prenschoft H. Dynamik der Wirbelsäule: Nicht stehen, sondern gehen. Bochum: Institut für Anatomie der medizinischen Fakultät der Ruhr; 2001

Índice de materias